Georg Groddeck
Dokumente und Schriften

Herausgegeben von Otto Jägersberg
im Elster Verlag Moos

Georg Groddeck

Der wilde Analytiker, Es-Deuter, Schriftsteller,
Sozialreformer und Arzt aus Baden-Baden

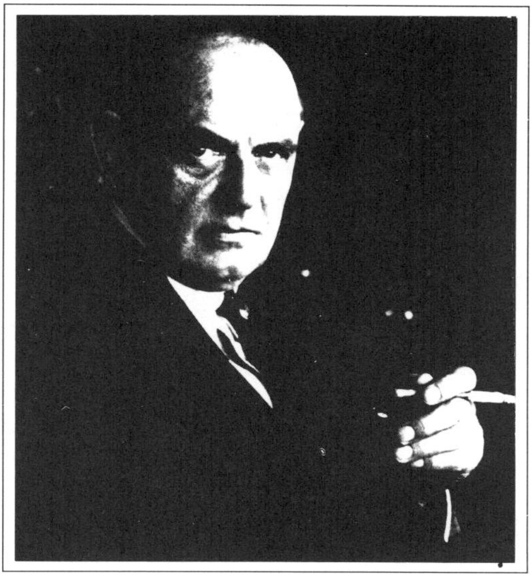

Dokumente und Schriften

Herausgegeben von Otto Jägersberg
im Elster Verlag Moos

1. Auflage 1984

D 758 Bühl-Moos

Hersteller und Satz: Reinhard Amann, Leutkirch
Druck und Bindung: Kösel, Kempten
ISBN 3-89151-003-9

Denn nicht wir wissen, es ist allererst ein gewisser Zustand unsrer, welcher weiß.

Kleist

Schicksal, das bin ich selbst, und Zwang erkenne ich nicht an.

Groddeck

Inhalt

Vorwort . . . . *8 – 9*

Chronik . . . . *11 – 16*

Album . . . . *17 – 105*
Dokumente und Erinnerungen

Magda Knoch, Wenn er nur das verzwickte Schriftstellern lassen würde . . . . 28 – 71

Agnes Koch, Klare Rechnung, sauberer Tisch, weniger Sorgen, weniger Streit . . . . 72 – 85

Ingeborg Bachmann, Entwurf einer Kritik über Groddeck . . . . 86 – 91

Sándor Ferenczi, Der Seelensucher . . . . 92 – 102

Julius Stern, Nachruf . . . . 103 – 105

Groddecks . . . . *106 – 119*
Groddeck-typische Stellen aus den Werken

Baden-Badener Angelegenheiten . . . . *120 – 134*

Knallpots . . . . 120 – 121

Automobilwesen . . . . 121 – 123

Der I. Kongreß für Psychotherapie . . . . 123 – 125

Naunyn über die Lichtentaler Allee . . . . 125 – 129

So war Baden-Baden . . . . 129 – 132

In eigener Sache . . . . 132 – 134

Aus der Arche . . . . *135 – 191*

Die Arche . . . . 136 – 141

Freitag und 13. . . . . 141 – 142

Für Schulunterricht in der Liebe . . . . 142 – 147
Eine Frage an die Tierkundigen . . . . – 147
Reichsgesundheitswoche . . . . 147 – 149
Zur roten Gesundheitswoche . . . . 149 – 151
Kleinigkeiten:
Hähnchen und Sparbüchse . . . . 151 – 153
Zahn und Maus . . . . 153 – 156
Eine Neujahrspredigt über das Arbeiten . . . . 156 – 159
Über Tränen . . . . 159 – 163
Die Sieben . . . . 164 – 167
Wir sollen nicht, wir sind . . . . 167 – 170
Fremdwörter . . . . 170 – 171
Geistiges Eigentum . . . . 171 – 173
Das Es und die Evangelien . . . . 173 – 187
Nochmals das Es und die Evangelien . . . . 187 – 191

Nachwort . . . . *191 – 197*
Otto Jägersberg, Groddeckwitterung

Der Herausgeber dankt . . . . *198 – 199*

Vorwort

Dieses Groddeck-Buch will den weltberühmten Mann ein wenig heimholen und auch wieder zu einer Baden-Badener Angelegenheit machen. Groddeck hat sich reichlich um das Städtchen gekümmert; er hat seine Angebote erheblich erweitert, seinen Ruhm vermehrt, seine Schönheit propagiert. Wenn sie ihm in Gefahr schien, weil in der Allee die Knallpots unterwegs waren oder Bäume fielen, hat er aufgeschrieen. Freilich ohne Erfolg. Er war das Opfer kleingeistigen Geschwätzs und berufsschädigender Nachreden. Die Nazis verboten seine Bücher, die Nachkriegsdeutschen vergaßen sie. Noch stehen Häuser, in denen er lebte und arbeitete. Aus dem von ihm mitgegründeten Volksbildungs- und Diskussionsklub wurde die Volkshochschule, die von ihm mitgetragene Baugenossenschaft plant in ihrem Büro in der Ooswinkel-Siedlung weiter „gesunde, preiswerte und schöne Wohnungen", seine Vortragsabende und Gesprächsrunden an Mittwoch- und Samstagabenden in der Marienhöhe leben noch in einer Veranstaltungsreihe der Bäder- und Kurverwaltung, die das Mittwochsgespräch heißt, nur der damals so notwendige Konsumverein – auch an seiner Gründung hatte er wesentlichen Anteil – ist verschwunden, um unsere Versorgungslage kümmern sich heute die Unternehmen Aldi und Penny. Auf Spaziergängen entdekken wir noch manchmal an den Giebeln der übriggebliebenen Villen Inschriften, die von ehemaligen Sanatorien künden. Kleine Betriebe, 10 bis 20 Betten, jeder von einem Arzt geführt, der seine Besonderheiten hatte. Der eine setzte auf die lauen Wasser und Ruhe, der andere auf Sonnenbäder und Diät. Da wir gelernt haben und leicht alles besser wissen, wissen wir auch, was an diesen Häusern besser war als an unserer schönen neuen Stadtklinik. Wie es in Groddecks Sanatorium zuging, können wir jetzt lesen. Die Aufzeichnungen von Magda Knoch erscheinen hier zum ersten Mal, ebenso die Erinnerungen von Agnes Koch.

Der schöne Entwurf von Ingeborg Bachmann aus ihrem Nachlaß zeigt die Reaktion einer den medizinischen Wissenschaften Fernstehenden auf die Lektüre von Groddeck-Büchern, die Besprechung von Sándor Ferenczi die eines bedeutenden Psychoanalytikers; aus dem Nachruf von Julius Stern sprechen die Gefühle eines Freundes.

In den „Groddecks" findet der unvorbereitete Leser eine Sammlung von Zitaten, die mir für Groddecks Art und Weise exemplarisch sind.

Die bisher nicht nachgedruckten Beiträge Groddecks aus seiner in kleiner Auflage erschienenen Privatzeitschrift „Die Arche" aus den Jahren 1925 – 1927 zeigen neben den Neigungen zu und Leiden an Baden-Badener Angelegenheiten die Vielseitigkeit seiner Interessen, Einfälle und Ansichten.

Ich wünsche, daß mit diesem Lesebuch neue Groddeck-Leser gewonnen werden und bereits mit seiner Welt vertraute zusätzliche Anregungen erfahren können.

O.J.

Chronik

1866 am 13. Oktober wird Georg Groddeck in Bad Kösen an der Saale geboren. Der Vater, Sohn des damaligen Bürgermeisters von Danzig, ist Arzt. Die Mutter entstammt einer Germanistenfamilie. Georg ist ihr fünftes Kind.

1878 kommt Georg Groddeck auf die Fürstenschule Schulpforte, die der Vater seiner Mutter geleitet und sein Vater besucht hat. Frühere Schüler: Fichte, Klopstock, Nietzsche... „Damals in den Jahren 1878 – 1884 war das Leben des Alumnats noch ziemlich klösterlich; wir durften, wenn wir nicht zu große Sünder waren, sonntags für zwei Stunden die Klostermauern verlassen. Ich habe stets zu den Sündern gehört und wohl fünf Jahre von den sechsen meiner Internatszeit ohne Sonntagsspaziergang verbracht; was ich gesündigt habe, war nicht des Redens wert, ich habe geraucht, Karten gespielt, Tee gekocht, mich so oft wie möglich betrunken, bin über die Mauer geklettert, geprellt wie der Schuljargon es nannte; vor allem war ich maßlos faul und ein geschworener Feind meiner Lehrer; wenn ich jetzt zuweilen die rührseligen Ergüsse lese, mit denen frühere Schulkameraden der Kerle – so wurden sie genannt – gedenken, wundre ich mich; in mir ist kein Funke von Dankbarkeit." (Arche)

1885 studiert Groddeck in Berlin Medizin. Dissertation 1889 bei Ernst Schweninger, Bismarcks Leibarzt, „Über das Hydroxylamin und seine Verwendung in der Therapie der Hautkrankheiten." „Meine Promotion zum Doktor gehört zu meinen größten Erlebnissen, wie ich denn noch heutigen Tages meinen Doktortitel für den ehrenvollsten halte, den es in der Welt gibt, für den, der größer ist als der des Kaisers und Königs. – Die hohe Einschätzung der Doktorpromotion war zum Teil durch die Familientradition begründet. Mein Vater promovierte in der Revolutionszeit 48 – 49. Er wählte als Thema zu seiner Doktorarbeit: 'Die demokratische Krankheit, eine neue Wahnsinnsform.' Der große Saal der Berliner Universität reichte nicht aus, um die Masse der Opponenten zu fassen." (Arche)

1890 Assistent bei Schweninger in Berlin. „Schweninger bevorzugte die Physiotherapie und verschrieb selten Medikamente. Tyrannisch griff er in das Leben seiner Patienten ein. Er war ein rauher, unnachgiebiger, temperamentsprühender und bis zur Brutalität eigenwilliger Charakter, der einzige Mann in ganz Deutschland, von dem Bismarck sich etwas sagen ließ." Martin Grotjahn

1891 Militärarzt in Brandenburg und bis 1895 in Weilburg an der Lahn.

1896 wieder Assistent bei Schweninger in Berlin. Heirat mit Else, gesch. von der Goltz, geb. Neumann. (1871 – 1942). 1901 Geburt der gemeinsamen Tochter Barbara (1901 – 1957).

1897 kommen das Ehepaar Groddeck und seine Schwester Lina nach Baden-Baden. Lina eröffnet in der Kapuzinerstraße 8 eine Pension „für Gesunde und Kranke". Die ärztliche Betreuung besorgt Georg Groddeck, der noch eine Praxis in der Luisenstraße 22 unterhält.

1899 kauft Lina die Villa Marienhöhe. Das Sanatorium Groddeck eröffnet 1900.

1901 Die Groddecks beziehen das Haus Yburgstraße 15, in dem Groddeck auch praktiziert.

1902 „Ein Frauenproblem". Verlag Naumann, Leipzig. Groddecks erstes Buch. Bibliophile Aufmachung; hymnisch-pathetische Sprache.

1903 Tod der Schwester Lina.

1905 „Ein Kind der Erde", Roman in 2 Bänden mit autobiographischen Elementen, bei Hirzel, Leipzig.

1909 Groddeck beginnt Vorträge im „Volksbildungs- und Diskussionsklub Baden-Baden" zu halten.
In der Frankfurter Zeitung erscheint in Fortsetzungen die Novelle „Der Pfarrer von Langewiesche". Die Geschichte eines Berufsverbotes; das Thema ist mit soghafter Konsequenz ausgeführt. Erste Buchausgabe 1981 im Verlag Stroemfeld / Roter Stern, Frankfurt.
„Hin zu Gottnatur", Hirzel, Leipzig. Eine Sammlung von Vorträgen über Sprache, Natur, Kunst, Frauen . . .

1910 Vortragszyklus „Leben und Tod" im Badener Volksbildungs- und Diskussionsklub.

„Tragödie oder Komödie?“ Eine Frage an die Ibsenleser. Hirzel, Leipzig.

1911 Gründungsversammlung des Baden-Badener Konsumvereins. Groddeck wird für 21 Jahre Vorsitzender des Aufsichtsrates. Erstes Ladengeschäft in der Büttenstraße. Die Idee verbreitet sich in der Region; 1919 gibt es 5000 Mitglieder und 12 Ladenlokale.

1912 am 11. Juli Gründungsversammlung der „Gemeinnützigen Baugenossenschaft Baden-Baden“ im Löwenbräu. Groddeck ist bis zu seinem Tode Vorsitzender des Aufsichtsrates.

1913 „Nasamecu“ (Natura sanat, medicus curat). Der gesunde und der kranke Mensch, gemeinverständlich dargestellt. Verlag Hirzel, Leipzig. Neuausgabe 1984, „Die Natur heilt“, Fischer Taschenbuch 6776.

1914 Groddeck leitet das Lazarett im Badischen Hof. Nach kriegsmedizinischen Auseinandersetzungen mit Vorgesetzten, 1915 Entlassung.
Trennung von seiner Frau Else. Neue Lebensgefährtin Emmy von Voigt, geb. Larsson.
Regelmäßige Vorträge in der Marienhöhe für Patienten und Gäste.

1917 Beginn des Briefwechsels mit Freud. „. . . gestatten Sie mir zunächst Ihnen meinen warmen Dank für alles auszusprechen, was ich durch das Studium Ihrer Schriften empfangen habe. . .“ (Groddeck–Freud, Briefe über das Es, Fischer Taschenbuch 42 117)

1918 „Satanarium“, Privatzeitschrift im Selbstverlag, 23 Nummern.
„Mit der Herausgabe dieser Blätter bezwecke ich dem Menschen Gelegenheit zu geben, seine Qual unbehindert, ohne Scham und Scheu hinauszuschreien. Der einzige Ort, wo man so schreien kann, scheint mir die Hölle zu sein; deshalb nenne ich diese Zeitschrift ‚Satanarium‘.
Zwischen dem Schrei der gequälten Kreatur klingt das Lachen der Teufel. Aller Art von Teufelei sei darum hier Platz gewährt.
Jenseits von Gut und Böse zu stehen, scheint mir begehrenswert. Das hat man im Himmel oder in der Hölle. Den Himmel kann ich mir nur als Wohnstätte ganz Zufriedener denken. Damit verbindet sich aber für mich eine Vorstellung von Langeweile; gelegentlich muß ich auch schelten dürfen, also ziehe ich die Hölle vor.

Das Einzige worin Menschen gleich wohnen können, sind Luftschlösser, sagt der Baumeister Solness. Was für Luftschlösser sollte man wohl im Himmel bauen? In der Hölle aber könnte man einem sogar dies moderne Europa in ein wohlgefälliges umbauen. Das Satanarium ist das Reich der Lüge. Der Herausgeber hat die Ansicht, daß nur Lügen wahr sind. Er öffnet hiermit jeder Phantasie Tür und Tor und bittet die Leser, in diese Zeitung Wahrheiten hinein zu lesen und nicht etwa in ihr Lesenswertes oder gar Belehrendes, Förderndes, Bildendes zu suchen. Denn über der Pforte des Satanariums steht: Laßt alle Logik schwinden.
Dein Selbst lacht über dein ich und seine losen Sprünge."

1920 wird Groddeck Mitglied der Internationalen Psychoanalytischen Vereinigung. „Einer seiner Beiträge wurde dazu ausersehen, auf dem Psychoanalytischen Kongreß im Haag 1920 verlesen zu werden. Anstatt ihn vorzulesen, stürzte Groddeck sich in seiner provozierenden, masochistischen Art mit dem Satz 'Ich bin ein wilder Analytiker' in einen spontan gehaltenen freien Vortrag. Einige der Anwesenden haben überliefert, daß er zunächst sein Bettnässen analysiert habe und dann zu freien Assoziationen übergegangen sei. Die Leute waren über seinen ersten Auftritt schockiert." Grotjahn. Vortragsreisen Groddecks in Deutschland, Holland, England, Skandinavien.

1921 erscheint im Internationalen Psychoanalytischen Verlag in Wien „Der Seelensucher". Psychoanalytischer Roman. Begeisterte Besprechung von Alfred Polgar im Berliner Tageblatt. Zweite Auflage des Seelensuchers 1922. Neuausgabe 1983, Limes Verlag.

1923 „Das Buch vom Es", Psychoanalytische Briefe an eine Freundin, im Internationalen Psychoanalytischen Verlag, Leipzig, Wien, Zürich. Neuausgabe 1961, ab 1979 als Fischer Taschenbuch 6367.

1925 bis 1927 erscheint die Privatzeitschrift „Die Arche" halbmonatlich.

1926 Sechs Vorträge Groddecks in der Lessinghochschule Berlin: „Das Es und die Psychoanalyse", „Der Alltag", „Krankheit", „Behandlung", „Industrie, Wissenschaft und Kunst", „Das Es und die Evangelien".

Im April findet in Baden-Baden der I. Allgemeine ärztliche Kongreß für Psychotherapie statt; über 500 Teilnehmer.
Zum 60. Geburtstag Groddecks erscheint ein Widmungsheft seiner Freunde in der „Arche".

1927 veröffentlicht Groddeck in der „Arche" Fortsetzungen zum Seelensucher. Neuer Vortragszyklus an der Lessinghochschule: „Vier Lehrbücher der Psychoanalyse: Ring des Nibelungen, Peer Gynt, Faust, Struwwelpeter".

1928 Vortragsreise in England; die medizinischen und psychologischen Fachleute hofieren Groddeck.

1929 Vorträge in Frankfurt und Berlin.

1930 Vorträge in England und Dresden vor Psychoanalytikern. „Aus dem Rahmen fiel der öffentliche Vortrag Groddecks, ‚Struwwelpeter'. Die Bilder des alten Kinderbuches wurden einer akrobatischen, wahllos zugreifenden, oft mit erschütternder Intuition in weite menschliche Zusammenhänge treffenden Flut von Deutungen ausgesetzt, die sich über ein teilweise stutzig werdendes, teilweise mit aggressivem Gelächter antwortendes Publikum ergossen." Gustav Bally.

1931 Vorträge über „Massage" und „Das Zwiegeschlecht des Menschen".

1933 „Der Mensch als Symbol". Unmaßgebliche Meinungen über Sprache und Kunst, erscheint im Internationalen Psychoanalytischen Verlag. Neuausgabe 1973 bei Limes, heute auch als Fischer Taschenbuch 42 174.

1934 „Groddecks gesundheitliche Beschwerden, die mit der Insuffizienz seines Herz-Kreislauf-Systems zusammenhingen, wurden durch eine seit März 1934 bestehende äußerst schmerzhafte Nervenentzündung am Bein kompliziert. Er geriet zu jener Zeit auch gelegentlich in psychische Ausnahmezustände, war verwirrt und entwickelte die Vorstellung, Hitler verkörpere den guten Führer, den Deutschland an sich braucht, der aber von schlechten Ratgebern auf die antisemitische Spur geführt worden sei. Er, Grod-

habe die Aufgabe, Hitler darüber zu informieren. Außerdem entwickelte er eine Plan, mit Hilfe Hitlers ganz Deutschland vom Krebs zu befreien. Groddeck verfaßte Briefe an Hitler, die jedoch von seinen Angehörigen zurückgehalten wurden." Herbert Will.
Groddeck stirbt am 11. Juni in Knonau in der Schweiz.
13. Juni, Trauerfeier im Krematorium Zürich.
15. Juni, Beisetzung auf dem Stadtfriedhof Baden-Baden.

Ach, liebe Freundin, erst seit ich mich mit Analyse beschäftige, weiß ich, wie schön das Leben ist. Und es wird täglich schöner.

Groddeck

Album

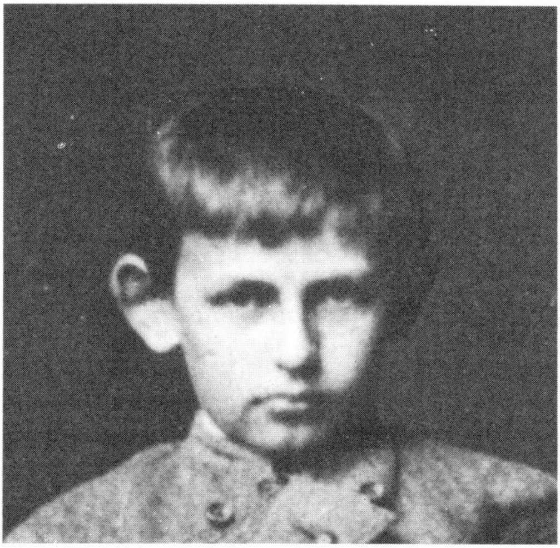

„Ich habe mich oft gefragt, was die eigentliche Ursache dafür gewesen ist, daß ich solch freudlose Jugend gehabt habe... Zu verschiedenen Zeiten habe ich mir verschiedene Antworten gegeben. Zuletzt fand ich heraus, daß es die Trennung von Lina war. Ich war damals elf Jahre alt, da brach das Unglück über unser Elternhaus herein. Es waren die Folgen der Gründerzeit: mein Vater hatte sich auf Bauspekulationen eingelassen, die damit endeten, daß er alles verlor, was er besessen hatte, sein Haus, in dem ich geboren und aufgewachsen war, kam unter den Hammer, alle Möbel, an denen mein Herz hing, wurden versteigert, meiner Eltern und Geschwister Wesen und Leben änderte sich, aber das alles war es nicht. Es war der Verlust dieses einen Menschen, meiner Schwester. Sie wurde, noch ehe der Haushalt aufgelöst wurde, noch ehe ihr und mir irgend etwas bekannt war, zu meinem Onkel Koberstein und Tante Bertha gegeben. Das hat mich traurig gemacht... Ich habe noch manchen Abschied erlebt, keiner hat solche Folgen gehabt. Alles, was später an Groll sich ansammelte, wenn jemand freiwillig oder gezwungen sich von mir schied, konnte nur in derselben Weise weiterwirken... die Wunde vernarbte nicht, sie wurde immer von neuem aufgerissen, und weil das schmerzte, wurde ich vorsichtig, nicht mißtrauisch, dazu fehlt mir jede Fähigkeit. Aber ich wurde schweigsam und verschlossen, im tiefsten Sinne einsam, zurückweichend vor der Entscheidung, einer, der sich selbst zwingt zuzuschauen, während ihn heißes Verlangen zum Mithandeln treibt." (Lebenserinnerungen)

„Man hat mich ein paar Mal konterfeit, und jedesmal hieß es, es sei nicht bequem, mich abzubilden, weil mein Gesichtsausdruck so wechsle. Ich muß es wohl glauben, denn die zahlreichen Photographien aus früherer Zeit – jetzt entschließe ich mich nur schwer zu der Folter des Photographierens – sind untereinander so unähnlich wie möglich. Nach meinem und nach dem Urteil von Leuten, die mich gern haben, existieren fünf Bilder, die den echten Ausdruck meines Wesens zeigen. Das erste ist ein Gruppenbild von uns fünf Geschwistern. Es stellt mich als zehnjährigen Knaben dar, stehend mit etwas gesenktem Kopf; der traurig verträumte Blick geht von unten nach oben in die Ferne. Das Bild wurde als Überraschung für meiner Mutter Geburtstag gemacht. Schon damals wußten oder ahnten wir alle, daß uns das Elternhaus verloren gehen werde, und meine Mutter hat sich schon damals mit Plänen getragen, sich von Mann und Kindern zeitweilig zu trennen, um als Gesellschafterin oder Leiterin eines verwaisten Haushalts zum Lebensunterhalt der Familie beizutragen, wie sie es zwei Jahre später tatsächlich versuchte. Ich bringe mit dieser dunklen Vorahnung der kommenden Trennung von der Mutter, wohl dem schrecklichsten und folgenschwersten Ereignis meines Lebens, die Tatsache zusammen, daß ich nicht die leiseste Erinnerung an das Photographieren selbst habe, obwohl ich zum ersten Mal bewußt den Vorgang erlebte. Dagegen besinne ich mich genau des Augenblicks, wo meine Schwester Lina und ich heimlich aus dem Fenster stiegen, um ohne Mamas Wissen zum Photographieren zu gelangen, ebenso auf den Moment, wo wir fünf Geschwister in dem Warteraum des Photographen versammelt waren. Ich muß aus vielen Gründen annehmen, daß auch meine drei älteren Brüder durch jenes Fenster gestiegen sind, ja, daß sie uns geholfen haben, aber ich habe es vergessen. Ich bin infolge meiner psychoanalytischen Denkweise genötigt anzunehmen, daß ich unwillkürlich die Vorahnung der Trennung im Zusammenhang mit dem Steigen aus dem Fenster gebracht und beides in den Tiefen dumpf und unklar als symbolischen Geburtsakt erlebt habe. Von meinen Brüdern trennen mich fünf bis elf Jahre, die ich jünger bin als sie, dagegen bin ich mit meiner Schwester ziemlich gleichaltrig, so daß ich sie fast als Zwillingsschwester aufgefaßt habe. – Das Zusammensein im Warteraum ist dann die für die Empfindung des Knaben tragisch wirkende Entfremdung der Kinder von der Mutter; sie sind von ihr verlassen, auf sich selbst verwiesen.

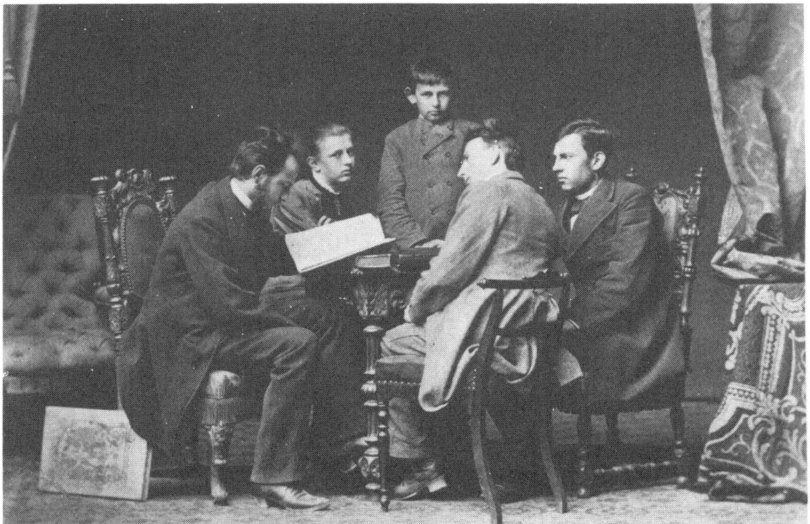

Ich vermute, daß zwei andere Gelegenheiten, bei denen das Springen aus einem Fenster das einzige ist, was mir im Gedächtnis geblieben ist, ebenfalls auf Grund symbolischer Ideenverbindung mit meiner Vertreibung aus dem Paradies des Mutterleibes in der Erinnerung festgehalten worden sind: es betrifft beide Male junge, von mir, dem sehr kleinen Knaben angebetete Mädchen etwa im Alter von 16 Jahren, und beider Namen, Margarete und Martha, fangen mit demselben Buchstaben an wie das enthusiasmierende Wort Mama. Der Zeit nach liegen diese Ereignisse früher als das Photographieren. Sie müssen ungefähr mit der Periode zusammenfallen, in der ich das Puppenspielen aufgab, dagegen mit meiner Schwester leidenschaftlich ein Familienspiel trieb, das ich seltsamer Weise niemals anders als Mutter und Kind genannt habe, obwohl ich dabei den strengen Vater spielte. Ich kann bis auf den heutigen Tag Phantasien verfolgen, in denen ich mir eine Mutter ihre Tochter strafend vorstelle. Ich zweifle nicht daran, daß ich selbst diese Mutter bin, und wenn ich das mit dem eigentümlichen Verhalten meines Es gegenüber Schwangerschaft und Kind zusammenstelle, mit der Neigung, einen aufgetriebenen, dicken Bauch bei dem Zusammensein mit Müttern und Kindern zu bekommen, mit der Feindschaft, die ich kleinen Knaben gegenüber empfinde und die sich regelmäßig in eine Zuneigung verwandelt, so bin ich geneigt anzunehmen, daß die weibliche Seite meines Wesens, die der Mutter und des unentwickelten, liebesunfähigen Mädchens besonders stark veranlagt ist. Ich halte das, nicht bloß meines ärztlichen Berufes wegen, für den die mütterliche Veranlagung Vorbedingung ist, für einen Vorteil: die Vereinigung verschiedener Geschlechts- und Altersgemeinschaften, sofern sie in Harmonie stehen, erleichtern es den skeptischen Standpunkt festzuhalten, unbeteiligt und doch beteiligt zu sein, selbst viele Gefühlswelten zu haben und viele fremde zu erleben.

Den träumerisch-traurigen Ausdruck des Bildes halte ich im Gegensatz zu vielen anderen Gelegenheiten, bei denen ich geschauspielert habe, für echt. Daß ich ein Muttersöhnchen war, weiß ich; die Jahre zwischen 10 und 16 Jahren waren es aber auch, in denen ich von meinen Verwandten mit den Worten: Seht, da kommt der Träumer her, begrüßt wurde. Ich habe nur spärliche Erinnerungen an diese Verdrängungsperiode, die wenigstens einigermaßen ihren Abschluß in einer schweren Scharlacherkrankung fand; ein Könner im Verdrängen bin ich wohl frühzeitig geworden, bin es immer geblieben und bin es wohl noch."

(Die Arche, 1925)

„Was mag der 17jährige Knabe so krampfhaft von sich ferngehalten haben, daß er sich Krankheiten schuf, die selbst der Flüssigkeit, ja fast der Luft den Eingang verwehrten. Einen schwachen Anhalt gibt mir die Tatsache, daß ich noch jahrelang nach meiner Genesung die Zahl fünf nicht aussprechen konnte, fünf ist meine eigene Zahl, ich bin der fünfte Groddeck. Es ist die Hand und der Tod für mich. Das f wurde zu einem undeutlichen n-Laut, ein Zischen durch die Nase halb n, halb f war es. F, das ist das Zeichen der Gerte, das ist das Schlagen. Und ich weiß, daß nach dem Scharlachfieber viele Jahre lang die halbwachen Träume vom Schlagen verschwunden sind, mit denen meine Kindheit angefüllt war. Kurz nach meiner Genesung ergriff mich, als ich zur Schule zurückgekehrt war, die erste tiefe Leidenschaft, eine Knaben-Liebe, die in sich selbst verzehrte, ohne zu wissen was sie wollte. Eine Änderung war vor sich gegangen, die in der Erkrankung ihren Wendepunkt hatte; eine Wiedergeburt mit der Neuerwerbung einer Mutter, mit der Wahlverwandtschaft zu einem Bruderfreund und mit dem Öffnen meiner Augen für Welt und Licht. Damals habe ich sehen gelernt, was sich nach außen daran kennzeichnete, daß ich von einem Museum Berlins ins andere lief und heißhungrig ganze Welten von Farbe und Form mit den Augen verschlang."
(Die Arche, 1925)

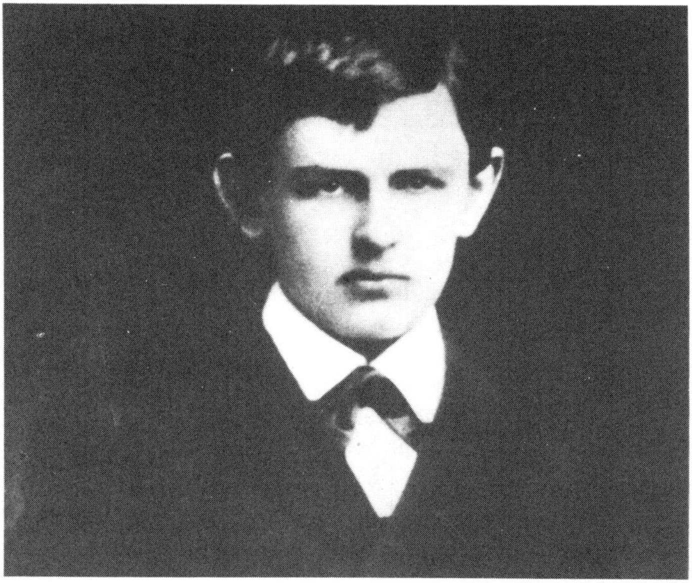

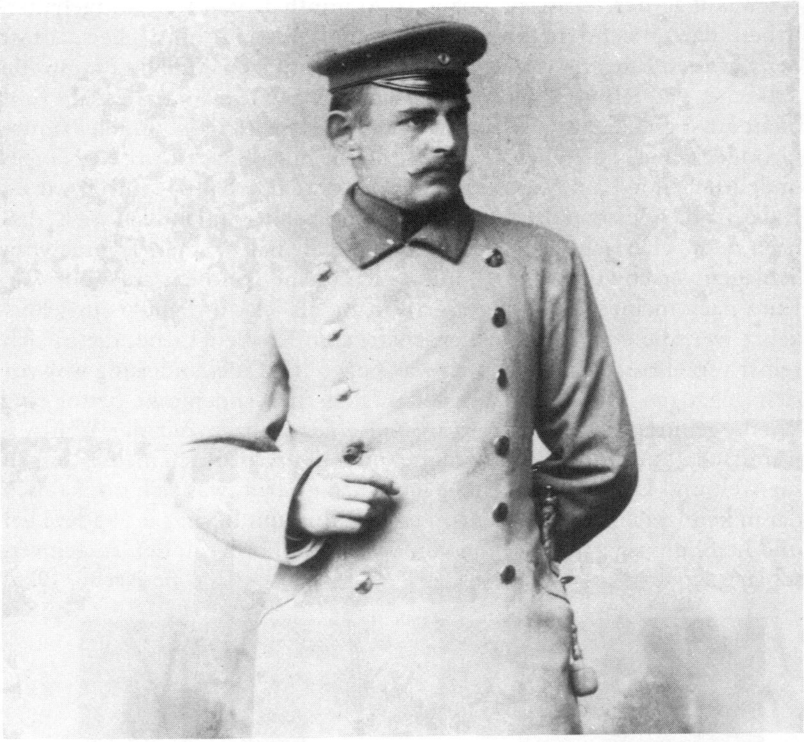

„Im Frühjahr 1885 verließ ich mit dem Reifezeugnis in der Tasche die Landesschule Pforte, um in Berlin am Wohnort meiner Eltern Medizin zu studieren. Kurz nach meiner Ankunft zu Hause hatte mein Vater einen Schlaganfall, er starb im September desselben Jahres. Am ersten Oktober trat ich als Studierender der militärischen Bildungsanstalten ein und siedelte in das alte, jetzt lange abgerissene Gebäude der Pépinère über. Am ersten April wurde ich der sechsten Kompanie des Kaiser-Alexander-Regiments zugeteilt, um das halbe Jahr mit der Waffe abzudienen, zu dem Studierende der Medizin verpflichtet waren...

Die Schwere der Hand ist mir geblieben: Meine Hände und Arme bewegen sich beim Gehen kaum, ich habe mir in meiner militärischen Dienstzeit viel Mühe gegeben, die Arme im Takt des Marschschritts zu bewegen, es ist mir aber nur mäßig gelungen. Und nun gar meine Handschrift; sie ist die eines achtjährigen Kindes..." (Lebenserinnerungen)

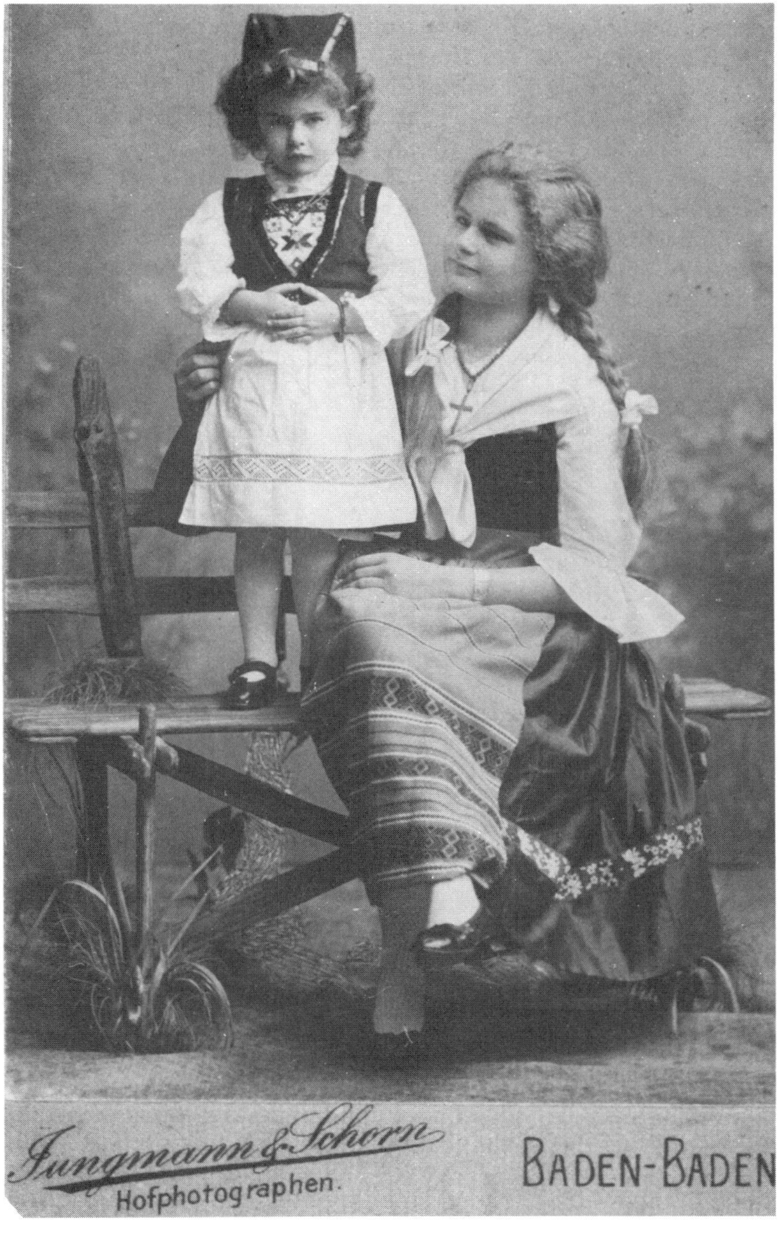
Jungmann & Schorn
Hofphotographen.
BADEN-BADEN

„Else, Tochter eines Obersten aus dem Magdeburgischen und einer Fabrikantentochter von der Lausitz, erhoffte sich von dem Leben mit Dr. Groddeck ein interessantes Dasein..." Joachim von der Goltz (Anerkannter Autor im 3. Reich, Dramaturg am Theater Baden-Baden; Nationale Dramen, Kriegslyrik, Kriegstagebücher, Romane, Novellen...) über seine Mutter, die Groddeck 1896 heiratet. 1901 wird Groddecks einziges leibliches Kind geboren, Barbara. „1914 kam Groddeck zu der Überzeugung, daß er mit seiner Frau Else, die in immer tiefere Melancholie versank, nicht mehr leben könne. Anfangs war sie ihm eine zweite Mutter gewesen, doch dann zog sie sich von ihm zurück und kapselte sich ganz in ihre eigene Welt ein. Sie trennten sich, aber der Krieg zögerte ihre Scheidung um viele Jahre hinaus..." Martin Grotjahn, 1971.

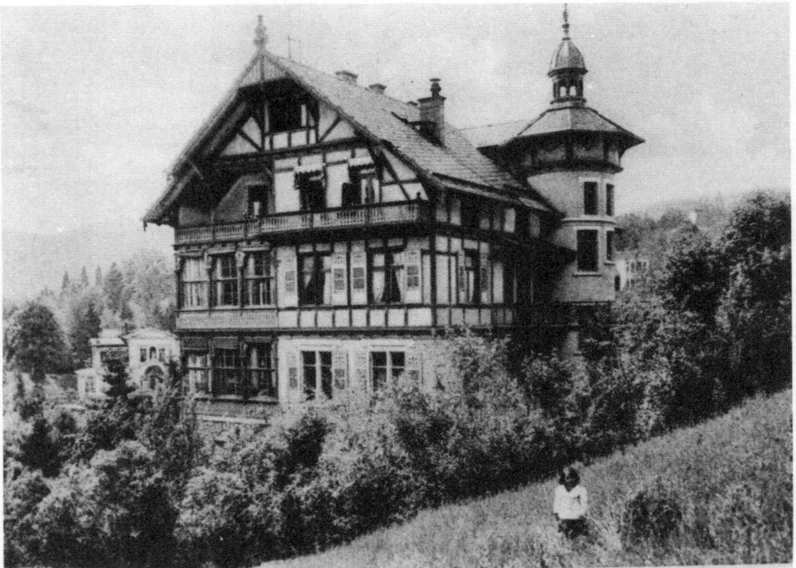

Sanatorium Groddeck. Villa Marienhöhe.

Um 1900 gibt es in Baden-Baden drei Groddeck-Betriebe. Lina und Georg Groddeck betreiben in der Kapuzinerstraße eine Pension mit ärztlicher Betreuung. Dann eröffnet Lina in der Werderstraße 16 (Villa Monbijou) ihre Pension Groddeck. Georg Groddeck richtet sich eine ärztliche Praxis ein in der Yburgstraße 7, später in der Yburgstraße 15 (heute Hermann-Sielcken-Straße). Aus Bad Kösen kommt der „Ärztliche Assistent“ Georg Wolfram Groddeck und eröffnet in der Lichtenthaler Straße ebenfalls eine Pension.

Lina Groddeck kauft 1899 das Haus Werderstraße 14, die Villa Marienhöhe. Anfangs als Pension weiterbetrieben, dann als Sanatorium geführt, beginnt Groddeck im Frühjahr 1900 mit der Behandlung von Patienten in der Marienhöhe.

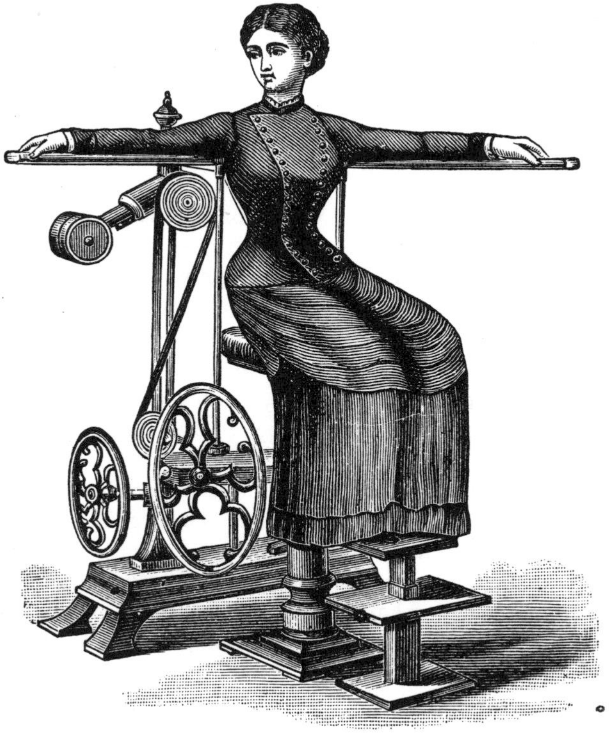

Hackung, Streckung, Walkung und Schwingung.

Beispiele der mechanisch-therapeutischen Gymnastik, wie sie zur Zeit Groddecks in Baden-Baden angewendet wird.

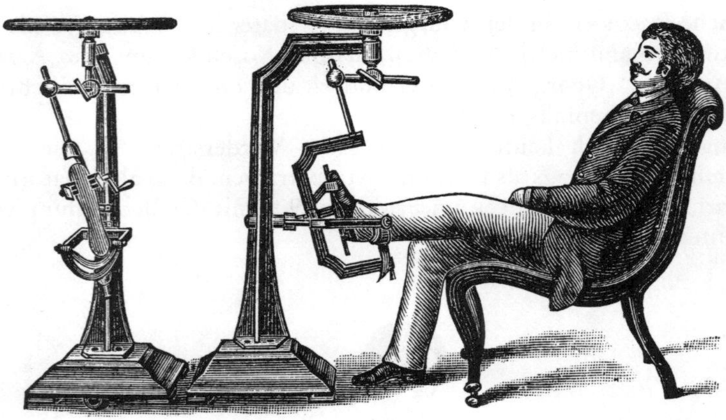

Groddecks Massage-Technik beschreibt 1898 der Augenarzt Hermann Cohn:

„Sie wurde in ganz eigenartiger Weise von SCHWENINGER und GRODDECK persönlich ausgeführt, und zwar dreimal täglich, einmal vor dem Frühstück, einmal vor dem Mittag- und einmal vor dem Abendbrot, jedesmal eine Viertelstunde lang. Der Patient liegt flach auf einem Sopha mit etwas an den Leib angezogenen Oberschenkeln und gebeugten Knien, um die Bauchmusculatur zu erschlaffen; den Hinterkopf unterstützt der Kranke mit seinen Händen. Es handelt sich jedesmal um drei Arten von Massage, die ich Puffen, Kneifen und Bauchbeknieung nennen möchte.

Zuerst pufft der Arzt mit der geballten Faust die Gegend der Magengrube, schwach beginnend und immer stärkere Püffe versetzend, schließlich die Faust so tief als möglich in die Magengrube hineindrükkend, wobei der Kranke sich bemühen muß, möglichst tief zu athmen. Das ist in den ersten Tagen kaum mehr als fünfmal möglich, so anstrengend ist die Zwerchfellbewegung bei dieser Art von Druck; allmälig aber gewöhnt sich der Kranke daran, 20mal hintereinander trotz dieses Faustdruckes Athem zu holen.

Hierauf kommt das Kneifen. Der Arzt fasst die fetten Hautdecken des Bauches so breit als möglich horizontal zwischen seine beiden Hände und zerquetscht die Fettträubchen derselben so kräftig, daß braune und blaue Flecken auf der Haut entstehen. Dabei wimmern und wehklagen die Kranken sehr; es ist der schmerzhafteste Theil der Procedur.

Endlich springt der Arzt in ganzer Person auf den Leib des Patienten, so daß seine beiden Knie tief in die Magengrube hineindrücken. Der Arzt bleibt in hockender Stellung auf dem Kranken so lange, bis dieser anfangs 5-, 7-, 10-, zuletzt 30mal tief Athem geholt hat. Es ist dies eine Gymnastik des Zwerchfells, wie sie bei keiner anderen Art der Massage möglich ist und die nach SCHWENINGER ganz wesentlich zum Schwunde desjenigen Fettes beiträgt, welches Herztätigkeit und Athmung störend beeinflußt.

Anfangs glaubt der Kranke natürlich, daß er eine solche Cur täglich dreimal nicht aushalten könne. Allein „Les anguilles aiment d'être écorchés", sagen die Franzosen, und in der That, die Aale lieben es schließlich, wenn sie geschunden werden; die Kranken sehnen sich am Ende nach dieser Procedur. Sie macht freilich im Anfang auf den Zuschauer einen ganz unheimlichen Eindruck. Als ich und andere Collegen sie zum ersten Male sahen, trauten wir unseren Augen kaum. Man glaubt, die Därme müssen bei dieser Bauchbekknieung zerquetscht werden, oder die Herzthätigkeit müsse, namentlich bei Herzfehlern, ungünstig beeinflußt werden. Das ist aber durchaus nicht der Fall; natürlich kann man nicht den ersten besten Masseur für diese Methode nehmen, nur ein geübter Arzt selbst, der Puls und Athmung zusammen beobachtet, und der bei alten Resten von Blinddarmentzündung die Gegend des Typhlon vorsichtig vermeidet, darf eine solche Massage vornehmen, denn er kann den Druck nach Bedürfnis variiren. Dr. GRODDECK versteht diese Art der Massage ganz besonders gewandt und exact auszuführen.

Ich habe bei keinem der Kranken, die in der Pension in dieser Weise massiert wurden, einen Schaden entstehen gesehen. Natürlich sind die Kranken nach solcher Massage sehr müde und sollen auch ruhig noch eine Zeit lang auf dem Sopha liegen bleiben."

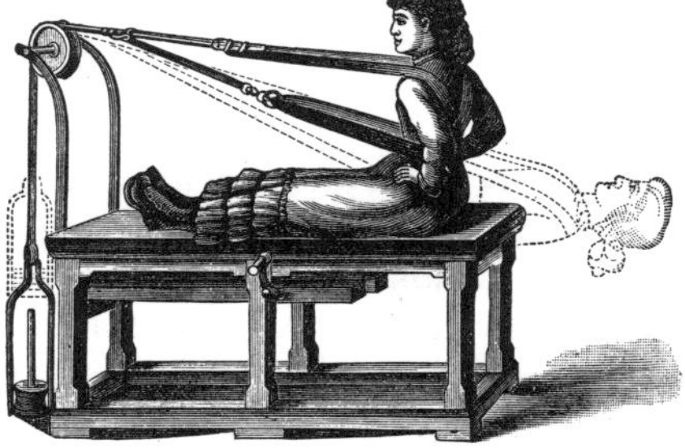

Wenn er nur das verzwickte Schriftstellern lassen wollte!

Erinnerungen und Briefe von Magda Knoch

Magda Knoch und Agnes Koch haben ihre Erinnerungen 1961 aufgeschrieben; angeregt wurden sie von Lawrence Durrells Büchlein über Groddeck (Limes Verlag, Wiesbaden 1961)

Es war ein schöner fröhlicher Anfang als ich im Sommer 1909 zu Dr. Goddeck in sein Sanatorium zog.

Zuerst kaufte ich mir in Heidelberg ein kornblumenblaues Kostüm, das mir niedlich zu Gesicht stand und worin ich hoffte, dem absonderlichen Herrn zu gefallen. Agnes holte mich von der Bahn, brachte mich zu seinem Hause in der Yburgstraße. Dort wurde es nun ein nettes Frage- und Antwortspiel. Aber als ich etwas prahlen wollte, wo und was ich alles als Krankenpflegerin gelernt hätte, kam der kalte Guß: „Das interessiert mich gar nicht, darauf lege ich keinen Wert", und noch einmal solch eine kalte Abfuhr, daß ich merkte, der ist aus ganz anderm Holz geformt. Dann aber kam das schöne Wort: „Wissen Sie, daß Sie die besten und bedeutendsten Frauen in Baden-Baden zu Freundinnen haben?" Ich wußte es. – „So wollen wir es miteinander versuchen."

Und dann kam eine wunderschöne Zeit für mich, in der ich nur Freundlichkeit und Güte erfuhr, und vor allem ein wunderbares Vertrauen, an das ich noch heute mit tiefer Dankbarkeit denke.

Ich gebe nun z. T. hier wieder, was ich in den Briefen an meine Mutter geschrieben habe. Aus allem spricht ein dankbares Glücksempfinden, daß ich zu diesem Arzt gekommen bin, dessen ganzes Wesen Menschengüte und Großherzigkeit ausdrückte.

Dortmund, 8. Juli 1909

...Agnes holte mich von der Bahn und brachte mich zu seiner Privatwohnung, die weitab vom Sanatorium liegt. Ich wurde in sein Arbeitszimmer geführt, alles wunderschön. Dann erschien ein unglaublich häßlicher Mensch im gelben Leinenanzug. Das war er! Er schilderte mir alle Schwierigkeiten etc. Er hat etwas sehr Bestimmtes, Überzeugendes, famos für einen Arzt: ein sehr guter Mensch scheint er zu sein. Meine

Vorgängerin ist das ganze letzte Jahr krank und arbeitsunfähig gewesen. Sie hat immer ihre beiden Söhne bei sich gehabt im Sanatorium und blieb bis vor 6 Wochen dort. Er hat gar nicht nach meinem Anfang gefragt. Daß ich zu Deinem Geburtstag ging wäre ganz selbstverständlich, darüber brauchten wir gar nicht zu reden, ich wäre überhaupt in allem und allem ganz frei und selbständig, könnte regieren und disponieren, wie ich wollte. Nur das sollte ich wissen, daß immer und überall meine Bestimmungen auch die seinen wären, daß er stets unbedingt zu mir halten würde und wär's auch gegen alle andern. Wir müßten überhaupt eins sein. Er mit seinen Kanten und Schroffheiten könnte sich mir nicht mehr anpassen, aber ich müßte mich ganz in seine Art hineinleben. Er wünschte, daß unser Verhältnis zueinander nicht ein rein geschäftliches sei, sondern ein sympathisches und persönliches

Meine Hauptaufgabe ist, den Kranken immer Mut und Lebensfreude zu geben, sie seien oft sehr unglücklich und ich könnte viel dort wirken, wenn ich wollte und das Talent dazu hätte. Ich sagte ihm, daß ich einen guten und ernsten Willen dazu hätte, ob das andre auch, müsse sich dann zeigen. Er sagte, daß ich mein Leben einrichten könne, wie ich wolle: entweder ich könne über allem schweben und nichts tun oder die unentbehrliche Seele des Ganzen sein. Das seien die zwei Pole, zwischen denen mein Wirkungskreis sich bewegen könne. Ich habe nicht gesagt, daß der zweite Pol mein Ideal verkörpere, wie ich meinen Lebensberuf gestaltet haben möchte, aber im Herzen habe ich mir gelobt, daß mein Streben und Wirken dahin steuern soll, den Leidenden wirklich wert zu sein, dadurch daß ich ein wenig Freude und Licht in ihr Leben bringe.

Baden, 2. August 1909

...Eben habe ich mein einsames Mahl eingenommen, jetzt ruhen die Gäste d. h. sofern sie nicht massiert werden, ich kann also keine Besuche machen und will Dir erzählen, was es zu erzählen gibt. Es ist schon soviel und ist doch erst ½ Tag vergangen. Von meiner Ankunft schrieb ich schon, ich hatte ein trauliches Plauderstündchen mit Agnes und Emmy. Mutter, Du kannst sehr glücklich sein, daß ich dies Haus habe, es ist ein Extrageschenk für mich... Ich habe einstweilen nur provisorische Zimmer, die „Flucht“ ist mir noch nicht geöffnet. Die Möbel meiner Vorgängerin, ihr Hund und Vogel sind noch hier und werden erst diese Woche abgeholt. Dann muß noch neu eingerichtet werden. Wieviele Zimmer ich bekomme, weiß ich noch nicht. Frau H. hatte in der Tat eine lange Flucht, aber ich hab ja leider keine Söhne.

Die Mädchen zeigen mir alles aufs freundlichste. Sie haben wohl ein bissel Angst vorm neuen Kurs, merken aber, daß der Stab, den ich schwinge, eher „sanft“ wie „wehe“ heißt. Um ½8 Uhr ist Morgenkaffee, natürlich jeder solo. Dann ging ich in die Küche zu Emilie und habe lange mit ihr geredet. Hierauf ließ ich mir von Tina das Baden zeigen und um 9 Uhr kam der Doktor, mich zu begrüßen. Wir gingen auf mein Zimmer und besprachen meine Pflichten. Er entschuldigte sich wegen der unwürdigen Wohnung (und dabei sind es zwei sehr schöne Zimmer mit gedecktem Balkon!) und war sehr nett und liebenswürdig. — (Nebenan wird ein Baroneßchen massiert und schreit immer au, au!) Der Doktor hat auch viele Patienten in der Stadt und kommt erst gegen 11 Uhr ins Haus und bleibt bis gegen 5 Uhr. Ich fing nun an, meine Besuche zu machen. Alle freuten sich, daß ich da bin und begrüßten mich sehr liebenswürdig. Es sind 7 Holländerinnen und Holländer da, alle sehr fein und liebenswürdig, eine Dame von hier, 2 Stock-Engländerinnen (kein Wort deutsch), eine Belgierin (nur französisch), eine Dame aus Leipzig, 2 aus Barmen, 1 aus Düsseldorf. Ich war aber erst bei sechs. Jetzt wappne ich mich für die Engländerinnen! bei der Französin saß ich schon ¼ Stündchen, sie spricht rasend schnell, aber wir verstanden uns gut. Ich glaube, ich werde mich nicht über zu wenig Arbeit beklagen können, schon das viele Geschreibsel! bis ich mich dahineingefunden: vier dicke große Bücher führen, Rechnungen schreiben, abmelden, anmelden, Präsenzlisten, Küchen- und Diätzettel, Inventaraufnahmen, hu! hu!, bis mir das alles im Kopf sitzt. Und dann der Haushalt, die Zimmer und die Gäste! Es scheint mir ganz viel zu sein, wenn auch der Dr. das alles für nichts achtet. Ich merkte schon: ihm gibts der schlafend, und er denkt, daß es andern auch so geht, aber ich muß mich erst gehörig hineinarbeiten, es wird wohl manchen Tropfen Schweiß kosten.

Doch ist am Ende nur die erste Zeit schwierig, die Maschine läuft ja gut, das neue Rädchen muß nur erst lernen, gut mit zu laufen.

Abends. Nun ist der erste Tag zu Ende! Natürlich bin ich nicht befriedigt, ich hätte 1000mal mehr tun müssen, wenigstens kenne ich jetzt alle Gäste, fand in den Engländerinnen 2 reizende fröhliche Menschenkinder, aber beide sehr elend. Ich mußte gleich Tee mit ihnen trinken. Dann war ich noch bei einer Fr. Dr. K.; eine Krankenschwester aus Barmen ist selig, eine verflossene Kollegin in mir zu finden. — Es ist momentan ein feiner angenehmer Kreis. Ich sehe in der Hausliste viele sehr vornehme Namen: Fürst Bismarck, Fürstin Bismarck, S. H. Erbprinz von Meiningen etc. Ich kriege eine Gänsehaut! — Alle Patienten haben unbegrenztes Vertrauen zu ihrem Dr. Begeisterung und Liebe. Er tut ja auch Wun-

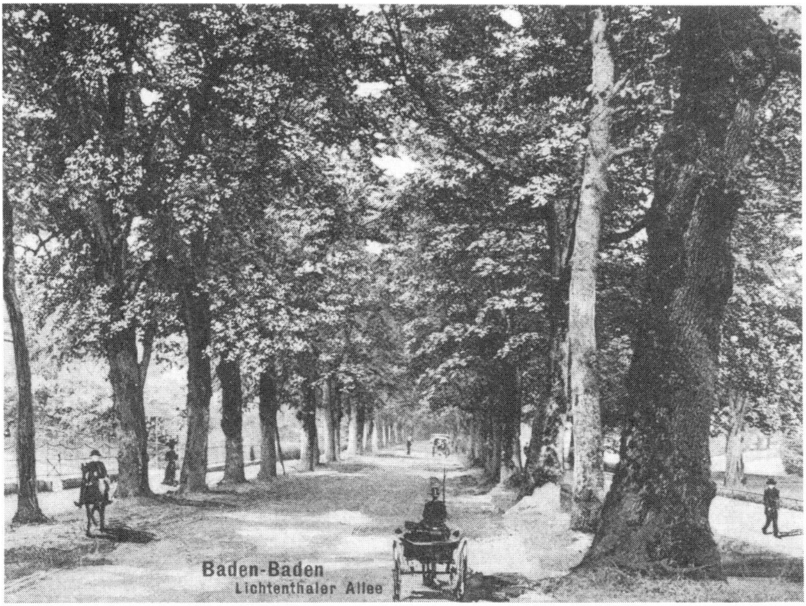

der mit seinen Kuren — tut ihnen wohl, die Schwester der Frau Dr. K. z. B. hat acht Jahre keinen Fuß mehr aus dem Haus gesetzt und wandelt jetzt täglich im Garten umher. Er scheint von einer Hingabe und Aufopferung zu sein, das ist schon mehr wie allgemeine Menschenliebe. Wer ihn kennt, kommt am liebsten wieder, das sehe ich aus den Listen. Kinder, ich bin in gute Hände gekommen! Hat man zu ihm viel Vertrauen, so setzt er wieder auch ein rührendes Vertrauen in andere. Es war naiv und rührte mich, wie er mir Geld und Bücher übergab, er hat dabei so etwas Weltfremdes, Kindliches, Unpraktisches und ein unbedingtes Vertrauen. Er will gern das Personal im Lohn erhöhen und zwar soll ich das nach 2-3 Wochen tun. Es soll geschehen, als von mir aus, damit sie mich alle recht gern hätten.

Nun muß die Leiterin eines Sanatoriums zuerst danach schauen, mit dem Personal in eine gute Verbindung zu kommen. Da war es gar nicht nötig, daß ich ängstlich zitterte. Sie waren alle schon viele Jahre beim Dr., und jede wäre für ihn durchs Feuer gegangen, was ich auch bald getan hätte. Es war ein besonders schönes Verhältnis zwischen dem Dr. und seinen Angestellten. Tina, das Bademädchen und die Köchin waren schon 12 Jahre da. So war es natürlich, daß der Dr. mich bat, sie mit etwas Rücksicht zu behandeln. Die Köchin blieb bis zu ihrer Heirat und bekam nur ein einziges Mal einen Küchenkoller. Mit Tina, deren Posten sehr verantwortungsvoll war, verband mich eine herzliche Freundschaft. Sie blieb dem Doktor treu bis ans Ende.

Ich erfuhr in all den Jahren immer wieder ergreifende Beweise von hochherziger Güte und vornehmer Gesinnung des Dr.. Wieviele Patienten waren umsonst im Sanatorium und wurden von ihm mit der gleichen Hingabe und Treue behandelt wie die fürstlichen Patienten. Daß er dabei immer in Geldsorgen steckte, ist begreiflich.

Ich fand in Haus und Küche vieles vernachläßigt, was wohl auf das lange Kranksein meiner Vorgängerin zurückzuführen war. Es mußte vieles erneuert und ersetzt werden. Der arme Dr. stand dem allem hilflos gegenüber: „Ich verstehe nichts von solchen Dingen und überlasse es ganz Ihnen, machen Sie alles, wie Sie es für richtig halten." Wie glühend wünschte ich, sein Vertrauen zu verdienen und ihm wirklich eine Hilfe zu werden, die er von mir erwartete. Er erhoffte viel von mir, weil ich die Freundin von Agnes bin und sie gesagt hatte, ich könne es. Sie war mir all die Jahre die beste treueste Hilfe und Ratgeberin. Es war ja durchaus nicht immer leicht in der verantwortungsvollen Tätigkeit, weil der Dr. dies unbedingte Vertrauen in mich setzte und sehr viel von mir erwartete.

Baden, 5. Aug. 1909

... Vorgestern sagte der Dr.: „Ich bin wirklich sehr neugierig, wie es mit Ihnen gehen wird." Er scheint noch sehr skeptisch zu sein. Man kann darüber auch erst nach Wochen urteilen. Wenn die Gäste erst gewechselt haben und ich gelte als Alteingesessene, muß sich zeigen, ob es geht.

Nun will ich Euch mal einen Tag beschreiben. ¼ vor 7 Uhr stehe ich auf, trinke Kaffee, schreibe und lese. Von 8 – 9 bin ich in der Küche, mache die Stundenpläne etc. Die meisten Patienten müssen stündlich essen, immer etwas Neues, Nettes. Dafür werden richtige Stundenpläne geschrieben. Um 9 Uhr wird gewogen. Nachmittags schaue ich mich nach den Patienten um. Wenn ich mich ihnen richtig widmen will, kann der Tag nochmals so lange sein. Jedes Zimmer im Haus ist besetzt, die Mädchen haben sehr viel zu tun. – Im Durchschnitt ist der Pensionspreis ohne ärzliche Behandlung 12 Mark, doch steigt er je nach Zimmer bis auf 18 Mark und fällt – nach den Vermögensverhältnissen – bis auf 0,00 Mark. Diese weitgehende Noblesse ist köstlich. Schwester G. vom Roten Kreuz war im Frühling mit einer kranken Dame als Pflegerin hier, sehr überarbeitet. Der Doktor hat ganz aus sich aus auch sie in

Behandlung genommen und beim Abschied sie heimlich eingeladen, in ihrem Urlaub ganz umsonst 6 Wochen zur Kur zu kommen. Daß solche Patienten für ihn durchs Feuer gehen werden, ist begreiflich!

Alle Mahlzeiten nehmen die Patienten für sich in ihren Zimmern ein. Die Verpflegung ist einfach, aber sehr abwechslungsreich, um 9 Uhr abends bekommt jeder noch sein Schüssele Kompott.

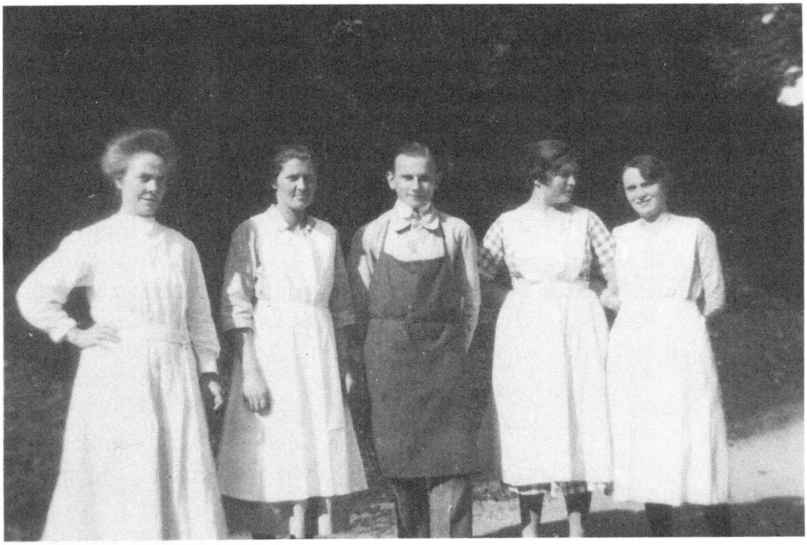

Das Personal. Tina links.

Um 8 Uhr abends erscheint Tina, das Bademädchen, bei mir und ich trage alle Verordnungen für den nächsten Tag, Ausgaben etc. ein. Dann erscheint Emilie, die Köchin, zur Besprechung, schließlich Willi, der Hausbursche, sein „Sach" vortragen. Zuletzt kam heute noch der Dr. und machte Verordnungen. Er arbeitet kolossal. Von morgens 8 Uhr bis 5 Uhr ist er hier im Hause, oft kommt er abends noch einmal und bleibt bis ½ 10, massierend, tröstend, ratend, helfend. Wann er seine Bücher schreibt, ist mir unerfindlich. Ich schicke nächstens Eva eins, sie soll das letzte Kapitel „vom ewig Weiblichen" nicht allein lesen, man muß gemeinsam sich empören und begeistern . . .

Mit den Mädchen komme ich sehr gut aus, alle sind einzig nett und tun, was sie mir von den Augen ablesen können. Tina, das Faktotum des Hauses, eine Perle, ist heute tief gekränkt, weil ich Verordnungen ausführen muß, die sie bisher zu tun hatte. Wir werden uns aber schon darüber einigen, denke ich, denn wenn es heißt: „Der Doktor will es", schweigt alles, selbst Tina. Es sind ganz reizende Patienten hier, ja wenn es immer so wäre! Da sind zwei Engländerinnen, so voll natürlicher Herzensgüte und Anspruchslosigkeit, die feinsten Menschen, die man sich denken kann. Ich glaube, daß in einem Hause, dessen Bewohner zumeist aus solchen Charakteren bestehen, ein unzarter oder unfeiner Ton unmöglich wäre. Baronesse v.I. war während des Mittagessens wieder bei mir, damit ich nicht so allein sei. Sie ist die erste Patientin des Doktors vor 12½ Jahren. Sie ist eine ältere Dame, die mit ihrem sehr kranken Körper noch enorm viel leistet. Sie erzählte mir von ihrer sozialen Tätigkeit etc. Hier sind edle Menschen, von denen ich viel lernen kann. Ich meine, ich müsse immer danken.

Baden, 9. August, 1909

... Ich muß allerlei anschaffen an Leinen und Silber, es macht mir viel Freude, da der Doktor zu allem bereit ist und auch alles gern tut und schön hat ... Ich höre hier viel Trauriges, viel Leid, Kummer und Sorge verbirgt sich oft hinter heiterer Miene, aber ich sehe auch viel wahre Seelengröße.

Baden, 18. September 1909

... Hier war während meiner Abwesenheit alles gut gegangen. Der Doktor empfing mich: „Sie sind endlich wieder da?"

Der schwer nervösen Dame war es sehr schlecht gegangen, sie war glücklich über meine Rückkehr. Donnerstag früh aber gab es eine schreckliche Szene, mir zittern noch die Knie, wenn ich daran denke. Ich habe sie dann nach Oos gebracht, ihr Mann wurde telegraphisch gebeten, ihr entgegenzukommen, hoffentlich ist sie gut angekommen. Der Dr. ist ganz ruhig dabei, weil ihr Zustand auf Hysterie beruht. Mich hat die Sache furchtbar mitgenommen; aber wie froh war ich, daß ich wieder da war! Donnerstag kamen Engländerinnen, „Mylady", eine sehr vornehme, reizende liebe Dame mit ihrer Jungfer. Natürlich muß ich ihr sehr viel Zeit widmen, da ich englisch spreche ... Auf Montag bin ich zu Groddecks eingeladen. Hoffentlich brauche ich nicht mit ihm zu streiten, das ist so anstrengend, da unsere Ansichten so sehr verschieden sind, und ich nie gelernt habe, wissenschaftlich zu denken und dies klar wiederzugeben. Ich kämpfe und rede und zermartere mein Gehirn und überzeuge doch nicht. Er kommt dann immer hinterher und fragt, ob ich auch nicht böse bin. – Donnerstag war es ihm sehr arg, daß ich die Aufregungen hatte. Immer wieder versicherte er mir, wie leid es ihm sei. Er ist immer freundlich und höflich gegen mich; nur ists mir manchmal anstrengend, ich bin das scharfe Denken nicht gewöhnt. Aber es ist mir heilsam und nützlich, ich bin im Grunde froh über den Zwang. Jetzt soll ich die Ilias lesen von Grimm, 2 dicke Bände, ich lachte ihn aus, als ob ich nichts zu tun hätte wie lesen! Aber nach und nach werde ich schon hineinkommen. Er fragte mich, wie es käme, daß ich trotz Krankenpflege noch allerlei Interessen hätte. –

Ich erzähle von Frau Erbslöh, die in ständiger Angst lebte, in kein Konzert, kein Theater zu gehen wagte, keine Gemeinschaft, auch die der Ehe, war ohne Angst für sie. – Nach langer psychoanalytischer Behandlung drang der Doktor auf die Ursache aller Ängste, die in einem verdrängten Erlebnis frühester Kindheit lag. Diese Patientin, die Jahr für Jahr wiederkam, war glücklich und erlöst und mir bis zu ihrem Tode in inniger Freundschaft verbunden, die sich gründete in der Dankbarkeit zum Doktor. – 1918 schreibe ich von ihr: „Wenn der Staat sozialdemokratisch wird, dürfen seine Bürger wohl barfuß laufen." Ich ging abends mit Frau E. barfuß auf den Merkur und wieder zurück. Ich habe mit ihr viel Schönes und Übermütiges unternommen, so daß die Badener Zeiten immer Höhepunkte wurden in ihrem sonst sehr schweren Leben. Ihr einziges Kind war taubstumm.

Eine wunderbare Heilung erlebte unser Herr P., den wir alle besonders gern hatten. Er hatte auf beiden Augen eine Entzündung der Netzhaut und er fürchtete Ablösung und Erblindung. In dieser Not kam er vertrauensvoll zu unserm Doktor, der nun durchaus kein Augenarzt war, aber als kluger Psychologe suchte und forschte, warum die beiden Augen erkrankt waren. Nach langer Behandlung fanden Arzt und Patient die Ursache in einem verdrängten Erlebnis seiner Jugend. Als Hütebub im Tirol hatte er im Übermut versucht, einem am Wegrand stehenden Kruzifix die Augen mit Steinen auszuwerfen, bis es ihm gelang. Hernach habe ihn das oft abends beunruhigt – die Familie war streng katholisch –, schließlich aber habe er die Geschichte „ ganz vergessen", „verdrängt". Die Augen wurden dank des Doktors Behandlung und des Patienten unbedingtes Vertrauen ganz gesund. Für mich war es wie ein biblisches Wunder: „Dein Glaube hat dir geholfen."

Die Liebe der zwei alten Damen de Bruyn zum Doktor rührte von der Hilfe her, die er ihrem schwer herzkranken Bruder erwiesen hatte. Während des Baues einer großen Brücke in Holland hatten ihm die dortigen Ärzte jede weitere Arbeit daran verboten und völlige Ruhe für das kranke Herz verordnet. Unglücklich über sein „unnützes Leben" kam er zum Doktor, dessen Rat war: „Bauen Sie Ihre Brücke fertig". Der Doktor wußte wohl, daß dies Werk das Ende bedeuten würde. Aber er schenkte dem Schöpfer desselben noch eine glückliche Zeit und die Vollendung seines großen Werkes. Als die Brücke eingeweiht wurde, sank ihr Erbauer tot auf ihr nieder. Die Familie hatte nur Dank für unsern Doktor.

Noch von einem Fall möchte ich erzählen, der mir des Doktors rührend selbstlosen ärztlichen Helferwillen zeigte.

Es kam eine schwer morphiumsüchtige Krankenschwester aus dem Krieg zu ihm, am ganzen Körper kaum eine Stelle ohne Nadelstich. Sie bat den Doktor um Hilfe und Rettung, ein armes unglückliches Geschöpf. Der Doktor erklärte ihr, es gäbe zwei Wege zur Heilung: lange Entziehungskur in einer Anstalt oder bei ihm in drei Tagen sehr schmerzhafte Gewaltkur. „Bitte behalten und heilen Sie mich". –Nun kamen drei furchtbar schwere Tage und Nächte. Der Doktor ließ sie nie allein. Tag und Nacht lösten wir beiden uns ab bei ihr, die in ihren Schmerzen wimmerte und schrie und mir versicherte: „Hätte ich das gewußt, würde ich den Doktor nie um Hilfe gebeten haben." Und er saß nachts bei ihr und hat ihr wohl wunderbar geholfen und sie beruhigen können, ich hörte sie nie schreien. – Sie blieb, natürlich ohne Bezahlung, hernach noch lange bei uns, wurde Aufseherin im Bruchsaler Zuchthaus, hat sich sogar noch verheiratet, ist aber früh gestorben. – Der Doktor sprach nur mit großer Hochachtung von ihr. Ohne Morphium hätte sie die Arbeit im Krieg nie leisten können.

Baden, 14. Oktober 1909

. . . Der Schloßgärtner schenkte mir fünf Äpfel mit der Weisung, sie mit Verstand zu essen. Als ich das einer holländischen Patientin erzählte, meinte sie: „Och, da müssen Sie aber noch lange warten." Wir haben das Haus noch recht besetzt. Heute reiste Lady Edmonstone mit ihrer Jungfer ab. Sie hat mich sehr herzlich auf ihr Schloß in Schottland eingeladen. Sie war sehr zufrieden mit ihrer Kur hier. Es war das erste Mal, daß sie etwas für ihre Gesundheit tat. Sie kam hier zu der Erkenntnis, daß wir zuweilen Stille brauchen für die Seele; ihr Leben ist voll Unruhe und Konvention. – Die Dame, die morgen geht, kam im Rollstuhl, konnte keinen Schritt gehen. Jetzt geht sie täglich allein spazieren. Aber der Doktor hat kein Vertrauen zu diesen wunderbaren Erfolgen. Er fürchtet, daß sie nach wenigen Wochen wieder ganz gelähmt ist, da die Ursache im Gehirn läge.

Ich glaube wirklich, daß der Doktor für manche ein Lebensretter ist und als Arzt hervorragend. Wenn er nur das verzwickte Schriftstellern lassen wollte.

Gegen mich ist er immer gleich freundlich und höflich, sein Vertrauen rührt mich oft, es hat etwas fast Kindliches. Heute meinte er, es sei das Beste, er setze mir eine feste Summe aus für Reparaturen etc. und ich machte es nach meinem Gutdünken, er verstände zu wenig davon.

Baden, 21. November 1909

Vorgestern kam ein vornehmer alter Engländer auf Krücken, will hier gehen lernen und kommt, fürchte ich, viel zu spät. Der Doktor hat ihm gleich eine Krücke fortgenommen, ob er aber zum Schluß auch die zweite ins Feuer werfen kann? Der Doktor ist köstlich, so einfach und entschieden bei den Patienten. Er nahm mich zu der ersten Konsultation beim Engländer mit, zeigte mir alle kranken Teile und erklärte mir . . .

Der Doktor ist eine Doppelnatur, er ist mir hier im Sanatorium lieber, milder, freundlicher und – selbstloser als daheim.

Freitag reist der Doktor nach Berlin, wo am 27. abends eine große Versammlung ist mit Vorträgen und Diskussion über sein letztes Buch „Hin zu Gottnatur". Er will tüchtig in die Diskussion eingreifen.

Ich habe dem Doktor vorgerechnet, daß ich mit 3000 M für Reparaturen und Neuanschaffungen nicht auskommen könne. Er hat mich ausgelacht und getröstet über meine Sorgen und mir für diesmal 6000 M gegeben, aber dann muß ich immer mit 3000 M auskommen.

Baden, 28. November 1909

Zwei alter Holländerinnen wohnen hier, die nächsten Freunde vom Doktor und seine treuesten Verehrer, für uns alle die Tanten de Bruyn. Um seinetwillen sind sie hierher gezogen. – Erzählte ich schon von unserer 225pfündigen Russin? Sie hat in der Schweiz eine Fremdenpension „Malgrétout" (!), in die niemand geht. Sie war reich und vornehm und hat nun nichts mehr. Kommt zweimal im Jahr wochenlang und findet offnes Haus und Herz beim Doktor. In ihrer Armut will sie immer schenken; sie hat unter der kolossalen Hülle ein Herz wie Gold.

An meinem lieben alten Engländer freue ich mich täglich, er ist solch feiner alter Herr, und seine Frau, die anfangs so brummte, ist auch so liebenswürdig geworden.

Der Doktor versteht es fabelhaft, die Menschen richtig zu nehmen. Er ist ein wahrhaft g u t e r Mensch. Er ist nie kleinlich und die rührende Liebe und Verehrung seiner zwei großen Stiefkinder spricht deutlich von ihm und seinem Wesen.

Baden, 8. Dezember 1909

...Es war ein böser Schrecken für uns alle, als unser guter alter Engländer das Bein brach und ein großes Unglück für den Mann. Gerade sah man Erfolg von des Doktor Behandlung - und nun muß er in den festen Verband! Heute kam Prof. Beck aus Karlsruhe, den der Doktor hergebeten hatte. Morgen wird er ihn selbst per Auto ins Karlsruher Krankenhaus bringen. Diese Sache lastet schwer auf uns. — Glücklicherweise ist seine Frau hier. In dieser ernsten Zeit zeigt sie ihre wahre, vornehme Natur. Kein Wort der Klage oder gar des Vorwurfs, nur Bedauern mit Tina, bei der das Unglück im Badezimmer passierte und nur Dank für alle Mühe.

Eine amüsante Geschichte passierte mir in diesen Tagen. Frl. v. d. Vies war sehr betrübt, daß sie abreisen mußte, ehe der Doktor von Berlin zurückkam. Ich versprach, ihr genau über den Vortragsabend zu berichten, der übrigens ziemlich belanglos verlief. Ich machte ihr eine blödsinnige Schilderung von dem kolossalen Erfolg des Doktors, schwindelte das Blaue vom Himmel herunter und trug die Farben daumendick auf. Die gute Seele glaubte alles und ihre Familie auch! Zuerst bekam der Doktor ein ihm unverständliches Telegramm, dann einen ihm noch dunkleren Brief, adressiert an seine Exzellenz Geheimrat Dr. Groddeck, in dem ihn Frl. v. d. V. immer in der dritten Person und Exzellenz anredet. — Da mußte ich beichten und meine Strafe ist, daß Frl. v. d. V. meinen Brief dem Doktor schicken soll. Es ist schrecklich, denn von dem Kohl macht sich kein vernünftiger Mensch einen Begriff. Ich bin gespannt, ob der Doktor sich totlacht, oder ob er über meine Lügenhaftigkeit entsetzt ist und mir heimleuchtet. Ich zittere noch heimlich. — Der Doktor reist am Abend des 14. nach Dresden, da werde ich viel zu tun haben, da ich einige Massagen übernehmen muß, die er mir noch zeigt. — Glücklicherweise haben des Doktors Frau und er sich königlich über den Brief amüsiert. — Der Doktor ist immer sehr freundlich, er traut mir gar nicht zu, daß ich ihn lächerlich machen wollte. Der Doktor und ich nehmen einander nicht so leicht etwas übel, wir werden sehr gut miteinander fertig.

Baden, Weihnachten 1909

Gleich kommt eine arme Frau mit ihren drei Kindern. Eine reizende Bescherung habe ich ihnen aufgebaut, ganz wie daheim, mit Speckters Fabeln „Heinrich von Eichenfels“ und vielen guten nützlichen Dingen. Wir freuen uns alle unbändig darauf. Überhaupt wird es sehr schön bei uns, wir sind schon in ganz weihnachtlicher Stimmung. Es ist mir eine

Herzensfreude, ein frohes Fest für andere zu bereiten... Donnerstag mache ich alles fertig, damit Freitagmorgen der Doktor alles sehen kann. Er freut sich besonders über die Armenbescherung, die erste im Sanatorium. — Für den ersten Festtag bin ich auf Nachmittag und Abend zu Doktors eingeladen. Ich sagte dem Doktor, daß ich ihnen noch so fremd sei und gerade Weihnachten nicht störend dazwischen sein wollte. Da meinte er aber, dann sei es Zeit, daß ich ihnen allen bekannt würde.

Februar 1910

Der Doktor will dies Jahr keine Vorträge halten. Er sei zu müde. Ich hoffe aber, sie würden ihn etwas beleben. Ich will ihn noch einmal bitten, vielleicht tut er es dann doch, über Ibsen-Dramen. Ich merke, daß er ein wenig gebeten sein will.

Baden, 15. März 1910

Gestern waren die beiden Freundinnen wieder bei mir und wir lasen Rahel. — Wir hören auch alle drei die Vorträge bei Herrn Doktor, die so sehr interessant sind. Natürlich ist seine Auffassung der Ibsenschen Charaktere entgegengesetzt von der anderer Leute, so regt er gewaltig zur Diskussion an. Der Vortrag über Rosmersholm war erschütternd. Bitte erzähle Eva, daß nach Groddeck Rebecka ganz schuldlos an Beatens Tod ist. Sie nimmt die Schuld auf sich, um Rosmer zu halten, und geht in den Tod, weil sie in ihrer Heldengröße, als wahrhafter Adelsmensch nicht mehr in diese Welt paßt. Leider kann ich in wenigen Worten das nicht so wiedergeben, ich bin auch durchaus nicht unbedingt überzeugt, daß diese Ansicht die von Ibsen ist. Groddeck begründet seinen Glauben an ihre Schuldlosigkeit mit ihrem Horchen. Der Eindruck dieses Vortrages war für mich erschütternd. Nächsten Freitag hören wir über die Wildente.

Gustchen K. ist seit gestern da. Sie wohnt im 4. Stock nach der entgegengesetzten Seite wie ich, und heute Mittag hörte ich sie schreien, als sie unter des Doktors großen Händen war. Ihre Nerven sind sehr krank und ihr ganzer Körper ist sehr leidend. Ich hoffe aber doch, sie schreit nicht alle Tage so arg. Im übrigen ist sie amüsant und dem Doktor gewachsen. Er möchte sie gerne so weit bringen, daß sie wieder wie ein normaler Mensch zu Hause leben kann, ohne beständige Sanatoriumssucht. Gegen die Geräusche im Kopf kann er nichts tun. Das hat er gleich gesagt. Sie lebt in beständiger Angst vor Geräuschen, Uhren, Türen, Stimmen etc.. Nun ist unser Haus leider sehr dünn gebaut, was auch der Doktor vor mir oft beseufzt hat. Als Gustchen sich darüber beklagte, warf er sich in die Brust: „Ich bin stolz auf die Hellhörigkeit in meinem Hause.“ — So verstand er es meisterhaft, jedem Vorwurf mit freundlichem Humor die Spitze abzubrechen, so daß nie eine Mißstimmung im Hause entstehen konnte. Ich war Zeuge eines Gesprächs zwischen ihm und einer reichen Holländerin. Sie klagte über eine gar hohe Rechnung, und sie sei doch seit Jahren als gute Freundin immer wieder gekommen. Darauf der Doktor: „Ja, gerade deshalb müßten sie noch viel mehr bezahlen aus Dank und Freundschaft.“ Da war sie geschlagen, lachte herzlich und zahlte mit Freuden, soviel er wollte.

(Eine andere Holländerin beklagte sich in der Kriegszeit, daß sie gar nicht zunähme. Der Doktor entgegnete ihr: „Wenn alle Deutschen jetzt dünn werden, braucht Holland bei uns nicht dick zu werden. Das kann es daheim tun.“)

Heute kam ein Oberstleutnant, der nach einem Sturz so böse ist, daß er entsetzlich flucht und schimpft, seine Frau mit Vasen bewirft und seinen Pfleger ohrfeigt und prügelt. Im nächsten Moment ist alles vergessen, bis der übernächste wieder einen maßlosen Wutanfall auslöst. Abends betet seine Frau mit ihm und hält ihm wie einem kleinen Kinde seine Unarten vor, die er dann tief bereut. (Der Oberstleutnant verließ uns nach mehreren Wochen so brav und still, ohne Fluchen und Wutausbrüche. Aber wir vermißten ihn doch.)

Der Landwirtschaftsgärtner, auf den ich große Hoffnungen für den Garten setzte, versteht sich nur auf Weizen, Zuckerrüben und Kali, er kennt weder Vergißmeinnicht noch Kirschen. Das ist eine Enttäuschung.

19. März 1910

Heute ging es heiß her: Marie goß sich kochend Wasser übers Gesicht, der Landwirtschaftslehrer bekam Herzzustände und wollte sterben. Gustchen K. wollte abreisen, ein Ofen im neu gemalten weißen Zimmer rauchte bis alles unsichtbar geworden, die Frau Generalin klagte über Langeweile, Ida bekam Angina, die Stundenfrau ein krankes Kind, gleichzeitig winkten beim Doktor „Gespenster“ und „Wildente“. Und da er sich mit diesen Geistern abgab, mußte ich mich hier mit all den bösen Geistern durchschlagen, mit kranken Mädchen und rauchenden Öfen. Heute wird hier die Kunstausstellung eröffnet.

Baden, 25. März 1910

Heute ist Karfreitag. Ich habe mir diesen Tag mal Ruhe und Zeit genommen für meine Kranken. — Morgen reist unser Verlagsbuchhändler Dr. Hirzel ab. Er war ein angenehmer Gast, immer zufrieden und liebenswürdig. Er will jedes Jahr wiederkommen. Er verlegt alle Schriften des Doktors. Als ich ihn bei der Ankunft in sein Zimmer führte, hob er den großen Teppich ein wenig auf, wischte mit dem Finger über den Boden und sagte: „Sie haben gutes Personal."

Gestern hatten wir leider den letzten Ibsenvortrag „Baumeister Solneß". Vielleicht läßt er auch diese Arbeiten drucken. Es ist ja recht schön, daß er schriftstellert und auch Erfolg hat. Aber es hat auch seine Schattenseiten, insofern seine Interessen und Freuden sich immer mehr darauf konzentrieren. Ich halte es für meine Hauptaufgabe, ihm wieder Freude am Sanatorium und seiner Arbeit einzuimpfen. Ich habe jetzt angefangen, wieder mit zu massieren. Ich habe immer Angst, daß er das Sanatorium eines schönen Tages an den Nagel hängt, dann steh ich armer Tor und bin so klug als wie zuvor.

15. April 1910

Als der Doktor mir ein Kompliment machte, ich würde ewig jung bleiben wie meine Mutter, sagte ich, daß meine jugendliche Mutter und ich gar in die Schweiz zusammen reisen möchten, da meinte er, das würde ganz gut gehen.

Baden, 23. April 1910

Gustchen K. ist sehr schwierig und zeitraubend. Der Doktor sagte heute, daß ich an ihr mein Christentum beweisen solle. — Der Doktor macht sich nichts daraus, daß Eva immer so müde ist. Er findet es die natürliche Folge eines verkehrten Lebens und hofft, daß sie nun bald aufwärts schreitet. — Übermorgen hält der Doktor seinen Vortrag „Über die Erziehung der Frau". Ich hege die Befürchtung, liebste Mutter, daß Du uns nicht so ganz richtig erzogen hast, wenigstens scheint es, daß Du vergessen hast, uns allerlei Wichtiges zu sagen. Arme Mutter! Und wir sind mit Dir doch ganz zufrieden.

Baden, 23. Mai 1910

Eben bin ich im Begriff auf die Höhe zu gehen. Agnes, die Engländerin und ich wandern auf die Hornisgrinde, die 1166 m hoch ist (Freitag lag noch Schnee oben) und von dort zum Mummelsee. Die Hundseck erst mit Auto, dann fünf Stunden wandern. Es ist ein Wetter so schön wie noch nie. So kann es herrlich werden. Die gute Agnes geht mit uns, um uns zwei zu führen und zu schützen. Für die Engländerin ist dieser Tag das größte Ereignis. Sie machte gestern ihr Testament.

Zum Doktor-Kittel

Man kam im Plenum überein,
Der Doktor könnt noch schöner sein.
Ihm fehlt zu seines Amtes Bürde
Entschieden noch des Kleides Würde.
Mit Zittern und mit bangem Zagen
Ward ihm ein Arztrock angetragen.
„Ein Arztrock“, rief er da, „o Graus!
Dann säh ich wie ein Arzt ja aus!
Doch bleib ich gerne jung und schön,
Ihr dürft mir einen Kittel nähn,
Ihr dürft ihn auch recht hübsch besticken,
Das wird dann mich und Euch beglücken.
Die Kranken sollen mich nicht scheuen,
Mein Anblick soll ihr Herz erfreuen.
Wie damals, als in Kindertagen
Ich solche Kittel hab getragen.
Doch kommt mir nicht mit Maß und Elle,
Dann streike ich gleich auf der Stelle.“
So sprach er kühn. — Und nun begann
Das Sorgen um den großen Mann.
Da haben sich viele dran probiert,
Mündlich und schriftlich ward studiert.
Die Hauptperson ist Frau de Bruyn,
Sie hofft den Doktor zu erfreun.
Sie nimmt zur Stütze Fräulein Knoch,
Die weiß manch guten Ratschlag noch.
Zeigt wie in Dortmund hoch patent
Der Chef erschien im Doktorhemd.
Doch Doktor Groddeck will ein Gewand,
Wie es kein zweites gibt im Land.
Man wendet sich an „Hoffmanns Söhne“,
Doch da hat keiner Sinn fürs Schöne.
Man eilt und fragt nun den Herrn Pitz,
Doch ach auch dem fehlt jeder Witz.
Frau Doktor wird nun eingeweiht.
Die gleich erfreut ein Hemde leiht.
Was hilft's, man steht trotzdem bedrückt,
Weil absolut kein Kittel glückt.

Fräulein Ittersum schickt unter Schmerzen
Ein Bild, das ihr liegt sehr am Herzen.
Das zeigt uns wie vor 20 Jahr
Schön wie Apoll der Doktor war.
Was damals aber ließ ihn schön
Das will ihm jetzo gar nicht stehn,
Ist's weil sich Moden ändern gründlich?
Ist's weil was damals schlank, jetzt ründlich?
Was nützt das liebevolle Sticken?
Der Kittel will und will nicht glücken.
Weiß niemand denn das rechte Mittel
Zu schaffen hier den rechten Kittel?
Leis lächelnd schon der Doktor denkt:
„Wie sind sie alle doch beschränkt!
Den Kittel wie ein Kinderkleidchen
Bringen nicht zustande meine Leutchen,
Kein Kittel wie für Straßenkerle.
Da holt doch mal Frau Koch, die Perle."
Doch ach, voll Schrecken merket man,
Daß auch Frau Koch nicht alles kann.
Der Doktor wurde ganz geniert,
Sie hat zu tief ihn dekolltiert.
Auch hier kein Hoffnungsstrahl zu sehen,
Frau Koch schwebt nur auf Geisteshöhen.
Der Doktor seufzet ach und weh,
„Ob ich wohl nie den Kittel seh?"
Selbst Tina die doch sonst so klug,
Hat hierfür nicht Verstand genug.
Sie scheinen alle blind und taub,
Die letzte Rettung bleibt Herr Daub!
Der große Doktor wird ganz klein
Und läßt das Schneiderlein herein.
Der mißt nun gründlich lang und breit,
So kam zustand des Doktors Kleid.
Zu geben ihm den letzten Schick,
Frau Erbslöh knüpft noch einen Strick,
Steckt in die Tasche noch ein Tuch,
Jetzt ist er wahrlich schön genug.
So haben viele Köpf und Hände
Gesorgt, geschafft für dieses Hemde.

Wenn Männer es auch halfen bauen,
Das Beste kam doch von uns Frauen.
Wir nähten und stickten den Wunsch hinein,
Mögest Du im neuen Kleid der Alte uns sein.
Und uns bewahren im neuen Gewand
Deine gute helfende Doktorhand.

Baden, 24. Mai 1910

Die Fahrt nach Gernsbach mit dem Auto war wundervoll. Aber Gretchen und ich sind zu der Erkenntnis gekommen, daß wir noch nicht reif sind fürs Autofahren. Die Angst ist noch größer als der Genuß. Gut, daß wir keine Männer haben, die uns Autos schenken.

Baden, 7. Juni 1910

Meiner Engländerin will ich zum Abschied Holzschuhe und einen kleinen Eimer schenken. Sie soll nämlich auf des Doktors Befehl daheim jeden Morgen um fünf Uhr aufstehen und die Kühe melken. Diese goldige kleine Frau werde ich schmerzlich vermissen.

Baden, 7. September 1910

Man hatte dem Doktor eine Zeppelinfahrt schenken wollen, er hat aber abgelehnt, auch unser Gedicht hat ihn dazu nicht inspirieren können, wenn es ihn auch freute. Sie luden dann mich ein zu einer herrlichen Fahrt über den Schwarzwald. — Bei uns ist viel Wechsel, aber angenehme Bekannte sind gekommen. Frau von Eeghen, die wunderschöne Suffragette, wohnt neben mir, sie liegt den ganzen Tag auf der Terrasse. Es ist eine entzückende Frau, die viel leidet, nicht nur körperlich. Sie ist eine herrliche Frau, von der ich viel lerne. Sie ist durch schwerste Kämpfe in ihrer Ehe hindurchgegangen und hat sich jetzt solch tiefes Glück daraus gerettet. Sie sagt, daß sie es nur Herrn Doktor verdanke, der sie auf den rechten Weg gebracht habe, als sie sauer und verbittert geworden wäre. Und jetzt ist die Frau wie lauter Sonnenschein.

Am bewunderungswürdigsten ist mir eine Dame, die die schlimme Gicht hat. Die Hände sind ganz unförmig, die Finger haben keine Gelenke mehr und alles schmerzt. Und diese Kranke ist wie ein freundlicher, sanfter Engel und immer fleißig. Sie ist Schriftführerin eines großen Vereins und hat täglich viele Bogen zu schreiben unter unsäglichen Mühen und Schmerzen. Ihre zwei Schwestern teilen sich in ihrer Pflege, aber sie versichern mir: wir wechseln nicht, weil es der einen zu viel wird, sondern weil jede das Glück haben soll... Ich bin immer wieder dankbar hier zu sein. Ich habe eine große Selbständigkeit und Freiheit und als Chef einen selten noblen guten Menschen. — Ich hatte in diesen Tagen eine kleine Auseinandersetzung mit ihm, wobei ich im Zorn allerlei heraussprudelte. Anderntags kam er und sagte, daß er beschämt sei, etwas gesagt zu haben, was mich so böse hätte machen können. Er habe es aber ganz anders gemeint, doch kränke ihn ein offenes Wort nicht. Ich solle immer gleich sagen, wenn er unartig sei, damit ja keine Mißverständnisse aufkämen. Ich glaube nicht, daß ein andrer leicht so gesprochen hätte.

Baden, 23. September 1910

Unser Hausdiener hat Liebeskummer, und hat sich einen Revolver gekauft und das Theresle, unser kleines Küchenmädchen, weint und zittert in Ängsten. Jetzt will er nach Paris. Ich muß einen neuen anlernen und dabei ist mir ziemlich dunkel, was er zu tun hat. O, wäre ich doch eine tüchtigere Hausfrau! Der Doktor sagt allerdings, es sei genug, wenn ich meine eine Gabe, den Menschen angenehm sein durch Freundlichkeit und Freudigkeit ordentlich nutzte und weiter ausbildete; aber mich deucht, ganz genug ist das doch nicht im Leben.

8. November 1910

Aus England schreiben sie mir immer, daß ich mit dem Lord spazieren gehen möchte und ihn zu kleinen tea parties mit andern Damen in mein Zimmer bitten möchte. Aber es regnet andauernd und er hat doch so unglaubliche Manieren! und seine nails sind immer noch in deep mourning about King Edward.

30. November 1910

Der Doktor hält jetzt seine Vorträge über „Leben und Tod". Der erste war gestern über den „Wert und die Kraft des Religiösen im Leben und Sterben." – Ich befürchte, der Mann wird nie populär, wonach doch sein Sehnen geht(?). Seine Frau hat immer solche Angst, daß sie nie mehr in seine Vorträge geht, aber er sagt viel Schönes, Wahres und Gutes.

30. November 1910

Ich habe schon vier Briefe abgeschickt. Es ist immer an so viele Patienten zu schreiben, die so viele Wünsche haben. Eine will regelmäßig über des Doktors Befinden Nachricht haben, die andere den Inhalt und Erfolg seiner Vorträge, die dritte den Namen eines Putzpulvers, die vierte ein Rezept für Schleimsuppe haben und so gehts weiter ins Unendliche. — Persönliches: Ich lese jetzt in einem ungeheuer interessanten Buch: „Psychologie des Verbrechers während der Strafe und nach der Entlassung“ von einem Staatsanwalt Wulffsen in Dresden. Ich wollte Mariechen könnte lesen, was er über die geistigen und seelischen Bedürfnisse der Gefangenen schreibt. — Staat und Gesellschaft sorgen selbst, daß das sittliche Empfinden abgestumpft wird. Kann man es glauben, daß im Jahr 1905 über 10000 Kinder unter 14 Jahren bestraft wurden? Daß noch jetzt mehr als 300000 Kinder in Betrieben arbeiten, die unter Gewerbeaufsicht stehen? Unser Lord gehört zu einem Gerichtshof und hat auch die Gefängnisse seiner Grafschaft zu inspizieren. Er hat sich das Werk von Wulffsen angeschafft und läßt mich ein wenig teilnehmen. Ich bedaure recht, daß er fortgeht, er ist ein gescheiter, angenehmer Mensch, aber die Hoftrauer hat er doch nicht abgelegt. – Freitag hält der Doktor einen Vortrag über die soziale Frage.

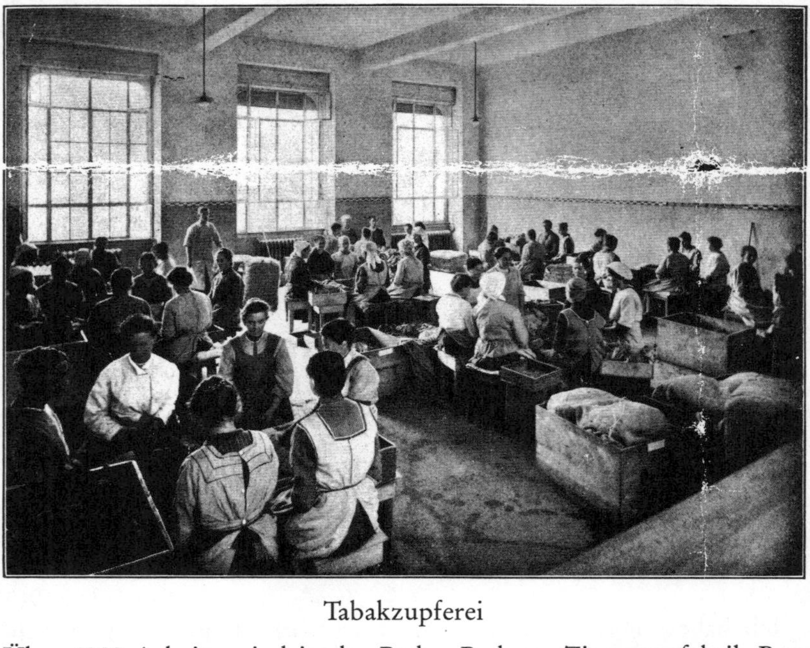

Tabakzupferei

Über 1000 Arbeiter sind in der Baden-Badener Zigarettenfabrik Batschari beschäftigt. (Aus der badischen Tabakindustrie kommt die überwiegende Mehrheit der Lungenkranken des Landes.)

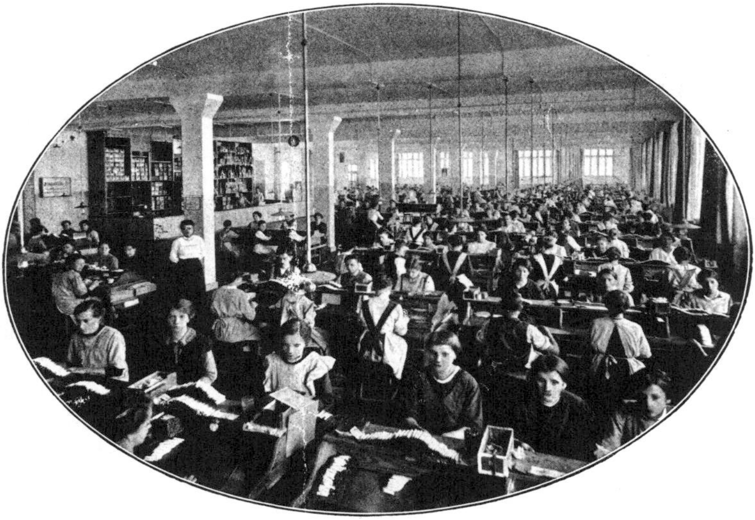

Einer der Handarbeitssäle

Die Illustrierte Zeitung feiert in den Kriegsjahren den „mustergültigen“ Betrieb (was er im Verhältnis zu anderen zweifellos war):

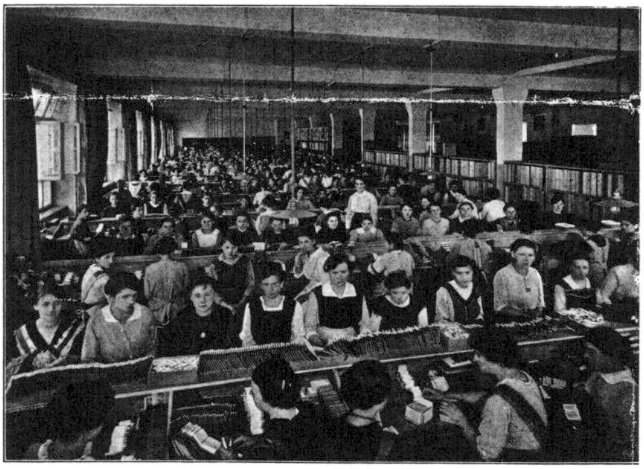

Zigaretten-Packsaal

Das Volk der Denker hat inzwischen bewiesen, daß es mit seinem Denken und Forschen nach und nach alle Gebiete erfassen und gerade durch sein gewöhntes gründliches Nachdenken auch Industrie und Technik auf höhere Stufen heben konnte.

Baden, 19. Februar 1911

Nach Ferien daheim in Detmold. Um 6 Uhr kam ich hier an, meine treue Agnes holte mich ab. Hier war wirklich froher Anfang. Das Haus blitzt und blinkt, alles ist entzückend schön. Ich freue mich in meines Herzensgrund wieder hier zu sein. Es ist wirklich eine freundliche Arbeitsstätte. – Seit Donnerstag ist ein Ehepaar hier, unser Krankenkassenkontrolleur, ein prächtiger Sozialdemokrat. Hütebub ist er gewesen. Bei seiner Mutter hat er lesen und schreiben gelernt. Er ist ein feiner Kopf und gut und tief ist, was er sagt. Er macht einen guten Anfang im neuen Jahr. Herr Doktor schätzt ihn sehr. Er sagte einmal in diesem Winter: „All meine Vorträge halte ich im Grunde nur für diesen Mann, seine Meinung will ich hören und an seiner Achtung liegt mir." Nun kam der Doktor dahinter, daß dieser Mann überarbeitet war, eine Netzhautentzündung gehabt hatte und in Sorge um sein Augenlicht lebte. Sofort lud er ihn ein und seine Frau auch, da sie ihr erstes Kind erwartete und nicht allein zu Hause sein sollte. – Gestern kam noch ein Herr D. aus Amsterdam: 250pfündig mit Platzkrankheit, dem ich zuweilen den Arm zu einem kleinen Spaziergang bieten werde. – Der Doktor ist guter Dinge. Es war ihm ganz recht, daß ich bis gestern fortblieb. Meine Mädchen sind halt Perlen.

13. März 1911

Tina war die ganze Woche krank. Es ist ganz nützlich, wenn man einmal selbst die Arbeit der Angestellten tun muß. Man schätzt sie weit höher ein. – Eva ist tapfer und geduldig. Jede Stunde ißt sie etwas: um ½8 Uhr Thee und Butterbrot, und dann so fort: Ei, Datteln und Feigen, Sardellenbrötchen und Milch, Pudding, Pumpernickel mit Gervaiskäse, Suppe, Mittagessen, Anchovisbrötchen, Creme. Kaffee und Butterbrot, Apfel, Schinkenbrot, Milch, Abendbrot mit Milch, Kompott. — Sie darf nichts länger tun als ½ Stunde, dann muß sie wieder liegen ohne zu lesen. Sie meint, so materiell habe sie sich die Sache nicht vorgestellt, von geistiger Anregung merke sie nichts! Es wurde ihr schwer: „Lieber wollte ich selbst gegessen werden, statt immer essen, essen müssen."

2. April 1911

Eva soll immer ruhen, und je weniger sie tut, umso lieber ist es dem Doktor. Wenn sie materiell veranlagt wäre, und keine Seele hätte, würde sie bei der jetzigen Lebensweise eine nudeldicke Deern, aber, aber – eine kleine Brise und die glatte Fläche kräuselt sich - eine stärkere Luftströmung – und die kleinen Wellen schäumen, um hernach ganz dunkel, still und gräßlich gottergeben dazuliegen. So schwankt das Gewicht einstweilen auf und ab. Aber wir haben alle drei guten Mut.

7. April 1911

Ich glaube bestimmt, daß diese Zeit für Eva sehr nützlich ist. Es ist mit der Gewichtszunahme ja nicht sehr glänzend, 8 Pfund bis jetzt, weil sie nur ¾ Ltr. Flüssigkeit in 24 Stunden nehmen darf. Ich glaube zwar, daß diese Zunahme nun von guter Dauer ist. – Der Doktor glaubt ja, daß alle Beschwerden im Leib nur von der Magerkeit herrühren. Ich bin immer erstaunt, wie richtig er sie beurteilt, ohne daß ich ihm irgend etwas sage. So hat er schnell entdeckt, daß mit Strenge nichts zu erreichen ist. Sie sei eine solch kampfbereite Natur, die sich Strenge gegenüber sofort in scharfe Opposition stellen würde. (Er hat es selbst erfahren). So ist er auch der Ansicht, daß sie ganz falsch gelebt habe, sie habe ihren Körper immer aufgepeitscht zu Taten, zu denen er sich gar nicht eigne. Die unglückselige Sucht etwas zu leisten, habe sie unbefriedigt und ruhelos gemacht. Sie würde nie erreichen, daß sie wirklich etwas leiste, dazu sei ihr Körper nicht disponiert. Man müsse nichts wollen, was andern zukäme. – Diese Sucht sei künstlich in sie hineingelegt und genährt. Es sei für uns und Eva ein größeres Glück, wenn sie untätig, fröhlich und sonnig sei, als wenn sie eine Tätigkeit ausübe, bei der sie nur seufzen würde, weil es doch schief ausgehe. Er hofft ihr seine Lehre noch in Fleisch und Blut einzuimpfen. Aber auch wir möchten uns gewöhnen, sie nur als Freudenspender und Sonnenstrahl zu betrachten. was in seinen Augen die wertvollste Leistung einer Frau ist. Eva sei nur unglücklich, weil sie sich beständig Pflichten auferlege, die sie nicht erfüllen könne. So ginge sie immer mit einem schlechten Gewissen durchs Leben. – Es ist rührend, wie er sich um sie bemüht, und sie glaubt an ihn und gibt sich die größte Mühe immer fröhlich zu sein und immer zu essen, die zwei Forderungen, die alle Tage mit größter Energie an sie gestellt werden. Sie soll soweit kommen, daß sehr fatale Menschen und Ereignisse ihre schöne ruhevolle Seele nicht mehr stören, sondern, daß sie in Zorn und Ärger und Enttäuschung, bei Kopf- und Bauchweh fröhlich bleibt und ißt. Ob wir soweit kommen? – Morgen kommt für Eva, die nie Zeitungen liest, eine Überraschung: Der Zeppelin fährt über Baden. Was wird sie sagen?

April 1911

Fräulein von Pustau ist ein reizendes junges Mädchen. Sie sitzt entweder bei mir oder bei Eva unentwegt plaudernd. Sie plant, mit Eva eine große Farm einzurichten, sie gibt das Geld und Eva die Arbeit. Alles, was die Farm hervorbringt, ist natürlich für den Doktor bestimmt. Als erstes hat sie einen wunderschönen russischen Windhund für 700 Mark gekauft und geht sehr stolz mit ihm spazieren. Sie passen gut zusammen. Nur schade, daß sie selbst ein kleiner Windhund ist, auf den nicht für 5 Pfennig Verlaß ist!

14. April 1911

Wir haben jetzt drei alte lahme Damen, die mit Krückstöcken bewaffnet vorm Hause auf und abwandeln. Jede hinkt nach einer andern Seite, und sie sind immer voll Humor. – Der blinde Musikprofessor ist mit seiner Frau abgereist, aber die liebenswürdige dicke Römerin ist noch da, immer heiter, immer zufrieden, eine famose Frau, nur – zu dick. – Wir haben verschiedene Damen, die jede Woche 1-2 Milchtage machen (1 Liter Milch, sauer oder süß in 24 Stunden) und dies das ganze Jahr strikt durchführen, um sich vor Fettsucht zu bewahren. Es ist wirklich nichts Besonderes dabei, man muß es nur still tun und nicht darüber sprechen, dann gehts schon.

Die wunderbare Errettung unseres Herrn Doktors

Eine wahre Historie so geschehen im Wonnemonat anno domini 1911

Hört ihr Leut und laßt euch sagen,
Was sich gestern zugetragen.
Höret, was dem besten Mann
Schreckliches passieren kann.
Als der Doktor wohlgemut
Wallt nach Haus mit Stock und Hut.
Plötzlich durch die Luft daher
Saust'ne Kugel zentnerschwer.
Und sie stürzt sich, o Graus,
Auf die Treppe vor dem Haus.
O wie leicht konnt das Geschick
Ihm zerschmettern das Genick.
Doch ein Zufall holder Art
Hat den guten Mann bewahrt.
Durch der Grazien frohes Spiel
Er in schnellere Gangart fiel.
So entging er ahnungslos
Diesem graus'gen Todesstoß.
Und die Patienten hocherfreut

Sind erfüllt von Dankbarkeit.
Auf diesem Bilde wird gezeigt,
Wie der Dank zum Himmel steigt.
Denn hätt' die Kugel ihn zerschlagen,
Müßte man sich weiter plagen
Mit Verstopfung und mit Gicht.
Und das möchte niemand nicht.

Darum preist in tiefer Rührung
Diese freudenreiche Führung,
Bringet drum in froher Wandlung
Das Gefühl zu tätiger Handlung.
Sehet wie die frohe Schar
Bringet Freudenopfer dar.
Folgt der Begeisterung auf dem Bild,
Dann ist die Büchse schnell gefüllt.

Diese mit Bildern geschmückte Moritat, ob gesungen oder sonst wie vorgetragen, erinnere ich nicht mehr, diente den Patienten dazu, des Doktors Helferwillen mit einer wohlgefüllten Büchse ein wenig materiell zu unterstützen.

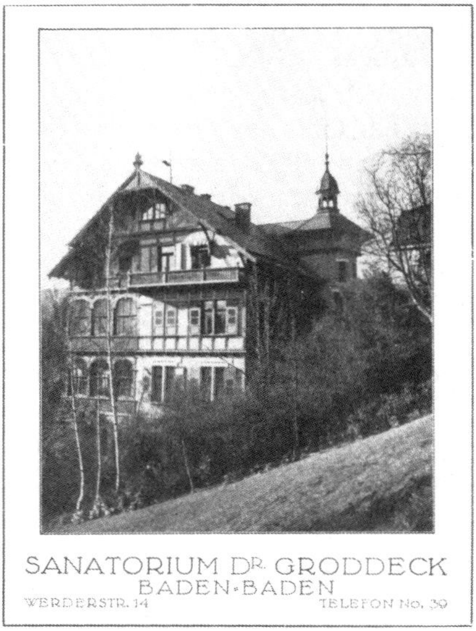

Das Sanatorium

wurde im Jahre 1898 von dem Unterzeichneten gegründet und steht seitdem unter dessen Leitung. - Es hat eine erhöhte freie und ruhige Lage 5 Minuten vom Walde und vom Kurhaus ententfernt. - Sämtliche Zimmer haben die schönste Aussicht. - Das Haus ist bis auf eine kurze Unterbrechung im Winter das ganze Jahr geöffnet. Aufgenommen werden Kranke aller Art mit Ausnahme von Geisteskranken und Kranken mit ansteckenden Leiden.

Da nur 15 Patienten zur Zeit Aufnahme finden können, ist eine besonders eingehende und sorgfältige — kombinierte psychische und physische — Behandlung gewährleistet. - Bäder und Massage im Hause. Außer dem leitenden Arzt, der die Kranken täglich behandelt, ist ein Assistenzarzt tätig.

Dr. med. Georg Groddeck.

23. Juni 1911

Wir lassen jetzt einen Prospekt drucken. Der Doktor hatte ihn aufgesetzt nach seiner weltfremden, naiven Art, so daß ich sehr viel daran geändert und gestrichen habe. So hatte er z.B. geschrieben, daß die wirtschaftliche Leitung in den Händen von Fräulein Knoch läge etc.! 1000 Exemplare sollten gedruckt werden. Wenn nun auch jährlich 100 verschickt werden, so bin ich doch für etwa zehn Jahre gedruckt. Das schien mir zu riskant. Ich sollte auch meinen Namen mit darunter setzen. Dieser von ihm verfaßte Prospekt zeigte so recht, wie weltfremd, harmlos und gutmütig dieser Mann ist. Er wollte mir dadurch eine recht hohe Stellung verschaffen. Im Detmolder Haus ist immer viel Besuch. Eva zu Haus.

16. Juli 1911

Der Doktor hofft, daß Eva jetzt die Feuerprobe besteht und beweist, daß sie gelernt hat, daß sie und ihr Wohlbefinden und die Erhaltung ihrer Kräfte wichtiger sind als die Unterhaltung Eurer Gäste. Er will die nächsten Zettel scharf kontrollieren daraufhin.

Baden, 24. August 1911

Morgen abend ist Diskussionsklub. Der Doktor liest jetzt Hamlet vor mit Auslegung. Wir versprechen uns sehr viel davon.

August 1911

Kochs sind in diesen Tagen mit ihren zwei Pensionären in den Bergen. Sie haben einen reizenden Holländer, Neffen der Tanten de Bruyn für zwei Monate und ein reizendes junges Mädchen für vier Wochen. Und nächste Woche landet unsere spleenige Frau Tack bei ihnen und will sich häuslich niederlassen bei ihnen. Der Doktor hatte sie herausgesetzt. Wenn es nur gut geht, sie ist so verlogen und gefährlich. Als ich aber zu Agnes ging, um ihr in des Doktors Namen abzuraten, hatte sie schon abgemacht. Wenigstens nahm sie meinen Rat noch an, 8 Mark täglich zu fordern. Sie nimmt ein großes Risiko und eine schwere Aufgabe auf sich. Seit Agnes keine Rosen mehr zu machen hat, geht es ihr viel besser.

Baden, 9. September 1911

Ich habe sehr arbeitsreiche Tage. Heute abend sind meine Füße so müde wie in den schönsten Schwesterntagen. Von früh 7 Uhr bis jetzt 10 Uhr abends gings unaufhörlich treppauf und treppab. Neben mir in dem großen Zimmer liegt ein schwerkranker Herr, rührend anspruchslos und lieb, aber er macht doch viel Sorge. Seine Frau ist auch sehr elend hier. – Frau T. aus Berlin, die schon an und für sich so zeitraubend ist, liegt mit Fieber und einer Hornhautentzündung im Dunkel und schimpft wie ein Rohrspatz. Ihr Schwiegersohn, Herr v. Z. versorgt sie treu mit Lektüre, die sie aber jetzt nicht lesen darf. – Ganz oben unter dem Dach liegt die holländische Dame, deren Schwägerin in diesen Tagen wegen Gattenmord vor Gericht steht. – Die kleine Baronesse liegt auch sehr elend. Jeder Winkel im Haus ist besetzt, das ist sehr erfreulich. Hoffentlich bleibt es drei Monate so.

Baden, 8. Oktober 1911

Ich habe in der Tat sehr viel zu tun jetzt. Und doch bringe ich meine Tage zu wie ein Geschwätz. Der liebe Gott würde gewiß sehr unzufrieden sein mit meinem Tagewerk. – Unsere Amerikaner reisen nach drei Monaten endlich morgen ab und nehmen bei dieser Gelegenheit einen dicken Steinblock von meinem Herzen. Es waren sehr schwierige Patienten und sind nach drei Monaten uns noch ebenso fremd wie am ersten Tag. Ich glaube doch, daß ich mir redlich Mühe mit ihnen gab, aber es blieb nur beim Wollen. Die eine zerstörte immer sofort, was man bei der anderen mühsam gebaut. Die Mutter hat ein Heim für verwahrloste Frauen und hat sich nicht um ihre Tochter gekümmert.

Baden, 27. Oktober 1911

Wir sind überbelegt. Ich habe schon mein Schlafzimmer geopfert und schlafe hinter einer spanischen Wand in der einen Hälfte meines Eßzimmers. Es ist rührend eng, so wie es unsere Urgroßmütter hatten, aber ich schlafe gut, was will man mehr. – Lady Elisabeth ist gerade wie unsere Eva, sagt der Doktor, sie ist ein reizendes Geschöpf, aber viel zu lebhaft und dabei so zart, shy and sweet. Sie haßt Rechnungen und Geldsorgen und liebt Geldausgeben. Sie möchte wie ihre Schwestern die armen Armenier pflegen und wird schon bei einem Spaziergang von 20 Minuten halb ohnmächtig und ganz in der Kunstausstellung. Sie muß immer Zettel schreiben und sich ganz langsam bewegen. Ganz wie Eva, sagt der Doktor. Übrigens soll Eva im Frühling wiederkommen, sie hätte als echtes Weib das Gehorchen noch nicht gelernt, trotz der 10 Wochen! – Wir vermuten, daß Agnes hier noch mal ein Denkmal bekommt mit Dr. Groddeck am Sockel. Das ganze Kränzchen ist gegen Agnes ihre „revolutionäre“ Tätigkeit. Sie sind alle langweilige und ruhige Staatsbürger.

Baden, 1. Dezember 1911

Agnes und der Doktor schweben in Seligkeiten, sie gründen einen Konsumverein und haben es immer furchtbar wichtig miteinander.

29. Dezember 1911

Ich habe gar keine Eile mit meiner Urlaubsreise, lernte so gerne noch ein Mädchen an, hülfe so gern noch England, Dänemark und Holland sich einzuleben. Aber der Doktor drängt plötzlich. Er hat es mit der Angst bekommen, ich könnte das tun, was allen Angestellten von Staatswegen verboten sein sollte: „Krankwerden“. Nie hätte seine Seele solch schwarzen Gedanken gedacht, bis er neulich bei mir ein Tropfenglas entdeckt, das ich von Agnes und Eva zu Weihnachten bekam. Er fragte: „Was ist das“? ich: „Arsenik“. Er ergreift das Glas, stürzt hinaus, ich ringe mit ihm, schreie: „3 Mark hat es gekostet!“ Aber schon strömt das kostbare Naß in den Garten als Belebungsmittel für Efeu und Wein. Nun folgt eine lange Rede über Kurpfuscherei, Weiberweisheit, Giftmischerei, Erbschleicherei. Das letztere ging auf Eva, von der er weiß, daß sie mein Buch über Goethe gern erben möchte.

Baden, 16. Februar 1912

Dadurch, daß Tina gleich nach meiner Rückkehr abreiste, habe ich sehr viel mehr Arbeit. Ich gebe den ganzen Vormittag Bäder. Das letzte bekommt der kranke Däne; dann muß es 20 Grad im Badezimmer sein und er stöhnt noch über den Eiskeller. Früh fange ich mit dem einzig netten Engländer an, der Arme hat Muskelschwund. Die Arme baumeln am Körper, als gehörten sie nicht dazu, der Kopf fällt immer nach vorn. Er ist immer heiter, dankbar und zufrieden. – Köstlich ist die 63jährige Frau Th., die eine gräßliche Angst vor dem Doktor hat. Mit 63 Jahren muß sie auf einmal lernen, selbständig zu werden. Immer hatte sie Jungfern, die sie bedienten und hier muß sie auf einmal alles allein tun, was ihr manche Träne kostet. Alle Patienten trockne ich nach den Bädern ab, sogar die gesunde, dicke Fräulein W.. Nur die arme Frau Th. muß sich ganz allein abtrocknen und hat dazu noch die Zitterkrankheit. Gestern war große Komödie: sie sollte sich auf den Boden legen und allein wieder aufstehen. Energisch erklärte sie: „Ich tu's nicht, ich will es nicht." Eine halbe Stunde dauerte der Kampf zwischen ihr und Herrn Doktor. Dann tat sie es ganz artig und fiel hernach selig mir um den Hals und küßte mich, weil sie einmal nicht ihren Willen gekriegt hatte. Dienstag kommt Frau H. aus Krefeld, die seit acht Jahren Gesichts-Nervenschmerzen hat, recht spät! Ihre Tochter bleibt eine Woche bei uns. So haben wir viele Patienten, zu denen ich gern für ein Plauderstündchen ginge, weil sie einen schweren Packen zu tragen haben.

Herr und Frau Doktor sind gestern wieder in ihre eigene Wohnung gezogen. Frau Dr. hatte noch nie hier in der Marienhöhe gewohnt und hat gemeint, es wäre hier ein bißchen second rate. Jetzt war sie ganz begeistert und wäre gern noch ein paar Wochen geblieben. Jeden Abend schickten sie, ich möchte zu einem Plauderstündchen kommen.

Baden, 1. März 1912

Nach dem Tode des Schwagers: Die guten alten Damen de Bruyn sind rührend gegen mich. Es war ihnen so leid, daß ich nicht zu Euch konnte. Da haben sie mir in ihrer Güte 100 M geschenkt, damit ich trotz der Ferne etwas für Euch tun könnte. Gelt, das ist gut? Ich bin so glücklich, daß ich sie Mariechen schenken kann. Herr und Frau Doktor lassen Euch sehr grüßen, sie sind voll warmer aufrichtiger Teilnahme.

16. März 1912

Die arme Frau Geheimrat H. hat immer so furchtbare Gesichtsnervenschmerzen, die alle Energie und Widerstandskraft lähmen. Der Doktor ist ganz verzweifelt, daß sie selbst bei der Behandlung gar nicht mithilft. Der Patient muß mithelfen – muß wollen.

Baden, 22. März 1912

Wir haben das ganze Haus besetzt. Viele ganz neue Patienten, wie einen lieben älteren Philosophieprofessor aus Graz, einen Mineralogen aus Heidelberg, eine niedliche oberflächliche junge Offiziersfrau, die unglücklich ist, daß wir keine Romane von der Eschstruth haben und mit „Junker Jürgen“ vorlieb nimmt. Aber Frau Tr. ist wieder im Lande, sechs Tage hat sie es im Hotel ausgehalten. Nun treibt die Sehnsucht sie wieder in unsre Arme. – Wir haben viele Kranke mit schwierigen Diäten und ich muß in der Küche viele Tränen trocknen. Meine neue sehr nette Köchin schwebt immer in tausend Ängsten, trotzdem sie Anna Fertig heißt und das neue Küchenmädchen zittert und weint den ganzen Tag. Sie heißt Angelika und findet sich schwer in ein irdisches Küchenleben. So lebe ich zumeist in der Küche tröstend, ermutigend, helfend. Ich habe sehr viel zu tun und bin froh, daß zu Ostern einige abreisen. – Wenn nur die Dänen wirklich fortkommen! Sie wollen am Gründonnerstag nach Kopenhagen abreisen. Natürlich geht er ungeheilt fort, hatte wohl manchmal leichtere Tage, aber es ist doch ein elendes Leben. Ich habe den Doktor bewundert, wie er durch all die Monate dem Mann Mut gemacht hat. Die Frau weiß nicht, wie es auch nur einen Tag ohne den Doktor gehen soll. Große Freude erlebt unser Doktor an dem Engländer mit Muskelschwund. Er kann den Kopf wieder hochhalten, man fühlt wieder eine Muskelbewegung am Arm und die Beine sind fest und stramm. Unter tausend Fällen erlebt man das einmal! Er ist durch Lady Elisabeth zu uns gekommen. Diese ist, seit sie fort ist, immer gesund. Die Familie ist überströmend vor Dankbarkeit.

1914

Nun begann im August der Erste Weltkrieg und damit änderte sich auch im Sanatorium das ganze Leben, wie ich es in meinen Briefen berichte. Unterhaltung und die zeitraubende persönliche Hingabe an die Patienten mußten ein wenig in den Hintergrund treten vor der allgemeinen Not und der helfenden Arbeit für die Soldaten. Agnes und ich übernahmen sofort mit anderen Helferinnen den Bahnhofsdienst in Oos. Wir versorgten die zur Front fahrenden Soldaten mit Kaffee und Zigaretten. Alles geschah noch in heller Begeisterung, was wußten wir denn vom Krieg und seiner wirklichen Not und Qual? Was wußten wir von den furchtbaren Opfern an Menschenleben, die ein Krieg forderte? Uns war jeder Soldat wie ein Held und guter Freund. – Noch war Ottheinrich Schüler und wir glaubten an ein schnelles Ende. Nur der Doktor war sehr ernst und sprach gleich das Wort vom „Weltkrieg" aus. Für mich begann die beglückende Pflegearbeit. Dr. Groddeck übernahm gleich anfangs ein Lazarett. Der große Saal im Badischen Hof wurde mit den ersten Verwundeten und Kranken belegt, die nun mit größten Aufopferungen vom Doktor neben der Arbeit im Sanatorium betreut wurden. – Während im ersten Jahre noch niemand an ernste Lebensmittel-Knappheit dachte, meldete sich 1915 und in den folgenden Jahren diese Not immer mehr und regierte dann leider zumeist meine Zeit, Kraft und Gedanken. – Ich schreibe darüber in meinen Briefen, sowie auch über die schöne Arbeitszeit im Lazarett. Der Doktor und ich arbeiteten dort mit großer Freude, bis die Pflichten im und für das Sanatorium so sehr überhand nahmen, daß sie mich zurückriefen. Der Doktor legte die Behandlung später auch nieder. – Ob der Badische Hof nach dem Bau weiterer Baracken nicht mehr gebraucht und wieder Hotel wurde, ob des Doktors Auffassung von Behandlung und Heilung der Patienten mit derjenigen der Militärärzte nicht übereinstimmen konnte? Im Sanatorium erwartete ihn jedenfalls übergenug Arbeit. – Weitere Briefe von 1912 und 1913 fehlen.

Baden, 2. August 1914

Mein kleines Hausmädchen bekam die Nachricht, daß ihre vier Brüder eingezogen seien. Der Doktor entließ sie auf ihre Bitte sofort. Den andern sagte der Doktor, er kündige niemanden, aber wer in die Heimat will, darf es. Sie bleiben aber vorerst alle. Unser Vitus, der Hausbursche ist eingezogen.

8. Oktober 1914

Der Doktor hatte das Lazarett im Bd. Hof übernommen, in dem wir ihm halfen: Im Lazarett ist es augenblicklich ruhiger. Ich gehe morgens ½8 Uhr hin und bleibe bis ½ 2 Uhr dort. Im ganzen geht es unsern Leuten ganz ordentlich. Auch die mit den schweren Verletzungen erholen sich sichtlich. – Eine große Erleichterung ist mir, daß unsre gemütskranke Patientin ihre Mutter zur Gesellschaft bekam. – Eine große Angst ist damit von mir genommen.

Baden, 23. Oktober 1914

Unsere Verwundeten sind arg lieb. Ich bin totunglücklich, daß ich sie verlassen muß. Aber das Sanatorium wird zu anspruchsvoll. Heute haben sich der Herzog und die Herzogin von Meiningen, geb. Feodora von Hohenzollern für ein paar Wochen angemeldet, bei uns im Haus zu wohnen. Ich werde die Angst und Gänsehaut gar nicht mehr los. In unserm Haus, wo es doch an allem fehlt, was eine Kaisertochter- und Schwester braucht. Ein Graf Eulenburg und Graf Mirbach fragten schon vorige Woche nach Zimmern. Ach wie viel lieber bliebe ich bei meinen Bayern! Wie soll ich nur kochen wochenlang? Hu!

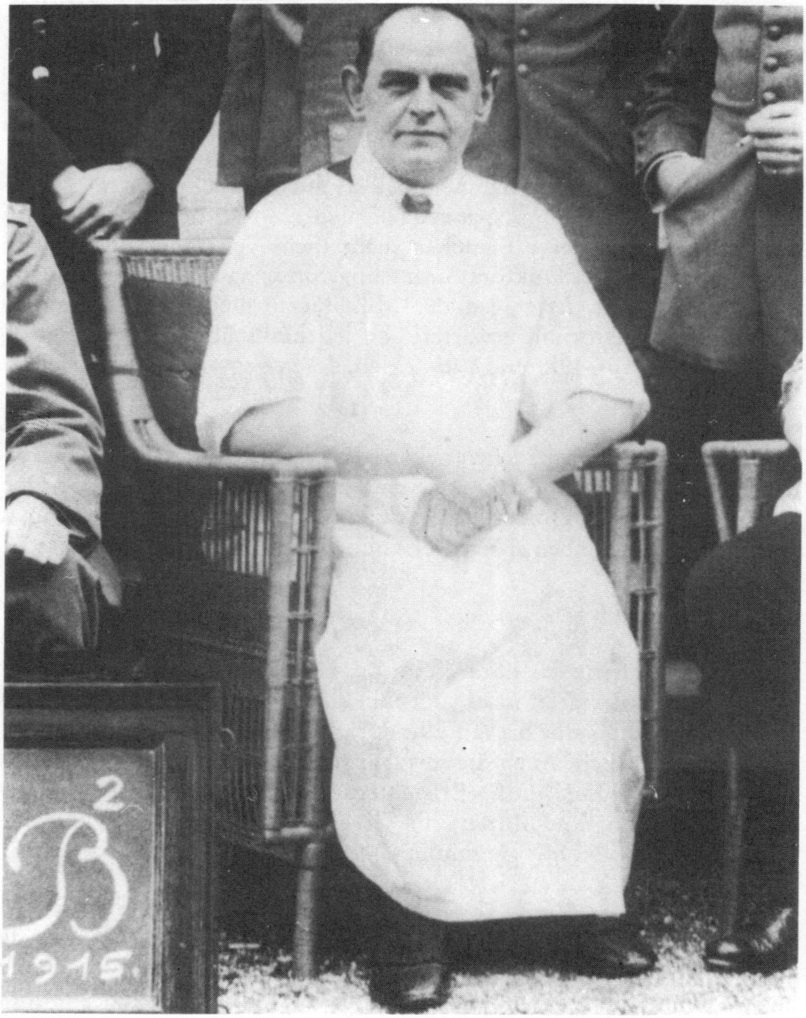

Groddeck führt das Lazarett wie sein Sanatorium, gerät schnell in Konflikt mit seinen Vorgesetzten, und wird – trotz Fürsprache dankbarer Patienten, wie Schwester und Schwager des Kaisers – aus dem Kriegsmedizindienst entlassen.
Groddeck im Satanarium, Nr. 4/1918:
„Der Arzt hat kein Recht patriotisch zu sein... Die deutschen Ärzte, und wohl auch die die der fremden Völker, haben Verrat an sich selbst geübt; sie haben sich dazu hergegeben, dem Staat Menschen zurecht zu machen, damit er aus ihnen Mörder macht und damit sie für ihn gemordet werden. Salus aegroti suprema lex.“

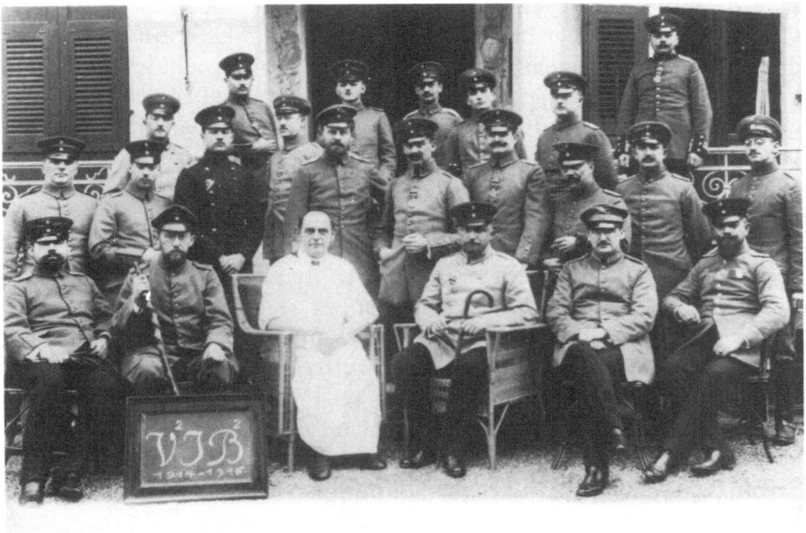

Baden, 15. November 1914

Der Herzog ist nun seit Dienstag da. Alles geht gut und nach Wunsch, und wenn ich Stunden seufzend über Kochbüchern saß, so wird dies und die Arbeit meiner Köchin schön belohnt durch die wiederholten täglichen Meldungen „von oben nach unten“, es schmeckte oder war vorzüglich. Sonntag kommt die Herzogin. „Da wirds anders“, sagt der Kammerdiener. Wenn ich es nur mit der Etikette richtig mache! In Etikettenfragen war ich gänzlich unerfahren. Darin half mir der Doktor gar nicht. Er war selbst sicher in seiner unbekümmerten Natürlichkeit. – Frau Tr. reiste heute ab, dafür kommt Herr v. Sch., dessen sechs Brüder im Felde stehen. Jetzt muß der Doktor diesen siebten schnell von schwerer Krankheit heilen, damit auch er hinaus kann, er will nicht allein zurückbleiben.

19. November 1914

Übrigens meine Hohheiten rühmen alle Tage, wie gut es ihnen schmeckt, und sie essen tüchtig. – Ottheinrich, der als Wandervogel jeden verachtete, der Alkohol trank oder eine Zigarre rauchte, schrieb aus dem Krieg er habe einen ½Ltr. feinen Likör gefunden und mit einem Kameraden geteilt. Arme Mutter Agnes ringt die Hände und rauft die Haare! Vitus fand zur selben Zeit eine Kuh! Ach, wie viel lieber sähe Agnes ihren Jungen an der Kuh als an der Likörflasche trinken! Gleichzeitig schrieb er betrübt, daß seine schöne Uniform schon ganz dreckig sei. „Die Kugeln und Granaten regen mich nicht im geringsten auf". – Agnes hat sich jetzt in den Baracken verpflichtet und muß morgens und nachmittags dorthin gehen. – Im Lehrerinnenheim sind zwei Erzieherinnen aus Paris, von denen die eine nichts mitnehmen durfte, alle Ersparnisse blieben auf einer Pariser Bank. Agnes hat ihrer Liesel sofort französische Stunden geben lassen, um ihr zu helfen. Ich muß an Roseggers Wort denken: Mit den Armen zu teilen sein letztes Stück Brot – dies Wunder der Liebe ist nur den Armen vergönnt. – Ottheinrich hatte zu Weihnachten geschrieben, er steht an sehr gefährlicher Stelle, ist schon einmal wie durch ein Wunder mit einem Streifschuß davongekommen. Er schreibt, die Mutter möchte seinem Freunde sagen, daß sein Gebet nicht vergebens sei. – Agnes grämt sich sehr um ihren Jungen. Jetzt hilft sie wieder in unserm Lazarett, muß wenige Stunden tüchtig schaffen und ist dann frei für den Tag. Mir ist es sehr beruhigend, daß sie ins Lazarett kommt, dann gehe ich ruhiger in den Urlaub.

Baden, 1. Dezember 1914

Wir schließen also nicht, Herr v. Sch. will auch über Weihnachten bleiben. – Der Herzog bleibt noch 14 Tage, Frau de B. mit Mann noch drei Wochen. So werde ich gerade an Weihnachten reisen können, wenn mein hoher Chef einwilligt??

Weihnachten 1914

Mittwochabend zünde ich meinen Mädchen ein Bäumchen an. Sie bekommen aber nur einen Kuchenteller und statt wie sonst zwei nur einen 20-Mark-Schein. Ich hatte jeder schon vor 4 Wochen ein Paket für einen Soldaten beschert. Herr Doktor meint auch, sie müßten auch merken, daß Krieg ist. Da hat er ganz recht. Er bezahlt allen weiter den Lohn, Krankenkasse etc., sie haben das gute reichliche Essen und merken in nichts im täglichen Leben, daß Krieg ist. – Eine große Freude war mir, daß der Herzog ihnen ein wirklich fürstliches Trinkgeld hinterließ. Er gab mir für die sechs 280 M, die ich dann ihren Leistungen entsprechend verteilte; das war ein Jubel! Die Mädchen, besonders die Küche, hatten eine Heidenarbeit für diese Gäste. So gönnte ich allen diese Freude am Schluß von Herzen. Es ist auch in der ganzen Zeit kein Mißton gefallen oder eine Klage laut geworden. Im Gegenteil, unzählige Male wurde der Kammerdiener in die Küche geschickt, um der Köchin ein Lob zu überbringen. Herr v. Schw. ist unser Sorgenkind, aber auch ein Quälgeist. Er ist schrecklich elend und wird nicht besser. – Im Lazarett schafft sich der Doktor halbtot und jede Hilfe ist ihm wirkliche Hilfe. Die Soldaten haben ihn besonders gern. Es herrscht ein heiterer liebevoller Geist zwischen Kranken und Pflegenden.

Baden, 26. Februar

An Gästen habe ich außer den Tanten de Bruyn und Herrn von Schw., der nun wirklich doch noch hinaus kann, einen liebenswürdigen Offizier aus Münster, einen Assessor aus Aachen mit Gicht, einen überarbeiteten Herrn von d. GEG in Hamburg, eine angenehme Diakonieschwester, die 5/4 Jahr in einer Anstalt war und nun wieder anfangen muß zu leben. Dann Frl. de Voss, um die ich mich aber nicht zu kümmern brauche. Morgen kommt Frau Tr. – Tina kommt zu Palmsonntag wieder. Sie hatte vorzüglich für alles gesorgt und hat nun die Ferien sehr nötig. Sie versteht ihre Sache tadellos und ausgezeichnet. – Vormittags gehe ich wieder ins Lazarett und schinde mich und die braven Soldaten. Sie sind noch ebenso lieb und nett und faul und gefräßig wie vorher. Es ist eine Freude, sich für sie zu quälen. Eben war wieder einer bei mir, um sich seine Belohnung zu holen: zwei gute Zigarren für 24 Stunden fasten. Es war ihm verordnet, weil sein dicker Bauch die Heilung hinderte. Bei den Turnübungen legte ich vor jeden eine Zigarre auf den Boden, die sie bei „Beugt euch“ versuchen mußten zu erwischen. Das Vergnügen war schon ein bissel grausam, aber zum Schluß hatte doch jeder sein Teil.

27. März 1915

Hier kam mit dem Donner in der Natur auch Donner und Krachen im Lazarett, und wir wissen noch nicht, wie es ausgeht. Es war in des Doktors Abwesenheit eine Kommission aus Karlsruhe und Heidelberg durchs Lazarett gegangen und hatte ohne Untersuchung etc. über 60 Mann verfügt: „Felddienstfähig, garnisonsdienstfähig, in die Heimat entlassen.“ Darunter solche mit schwerem Herzleiden! Nun das gab böses Blut. Da wir im Sanatorium ein paar Absagen hatten, wird es doch nicht so voll, wie wir hofften, und wir haben es grimmig nötig. Die 40 Offiziere im Lazarett sind bei der Behandlung inbegriffen in die 15 M täglich, die er für die 100-120 Mann bekommt. Wir schaffen tüchtig. Die Leute sind sehr dankbar und anhänglich und schwören auf ihren Doktor.

1. April 1915

Ich hatte den Fehler gemacht, mit den Gästen über die Brotkarten zu sprechen und daß ihnen gelegentlich nur 2½ Scheiben Brot incl. Zwieback zukämen (da wir selbst backen, bekommt aber jeder genug). Die Folge war, daß wir täglich rührende oder erregte Briefe aus Holland erhalten über unsre Hungersnot. Man bietet der Familie Groddeck ein Haus und freie Ernährung in Holland an, man gibt Ratschläge, von wo und aus was wir Nahrung beziehen könnten. Jetzt kann ich ewig sitzen und schreiben und beruhigen. Eine neue Dame erklärte mir gleich am ersten Tag: „Ich gehe nur in Häuser, die gut fundiert sind. Von Sorgen und Sparen will ich nichts hören." – Morgens muß ich immer ins Lazarett. Als ich um zwei freie Vormittage fürs Sanatorium plädierte, schlug der Doktor es mir ab, dann würde es „nur halbe Sache". Ach, ich gehe ja auch so gern.

23. April 1915

Es ist schade, daß der Doktor eigentlich gar kein Interesse in dieser Zeit mehr hat für das Sanatorium. Die Gäste fühlen das natürlich sehr, und es ist am Ende ein bißchen viel verlangt, daß sie sich alle Tage sagen müssen: „Es ist Krieg und die Feldgrauen gehen vor." – Aber ich will mir noch keine Sorgen machen. – Der Doktor hat mir 20 M geschenkt für die Soldaten. Da kann ich wieder vielen Freude machen. – Es wird plötzlich leer bei uns, daß wir uns recht sorgen um unsere Zukunft. Und dabei hat der Doktor kolossal zu tun, allein wohl 40 Offiziere, die er alle umsonst behandeln muß. Und ich gönnte ihm so sehr eine recht schöne Einnahme, er könnte sie gut gebrauchen.

April 1915

In Baden-Baden herrscht unglaubliche Sorglosigkeit und Unkenntnis. Ich erfahre viel durch den Doktor. – Die Arbeit im Lazarett ist ein Trost, nun Kochs fort sind. Agnes war kein „Verkehr", den ich verlor. Sie war ein Aussprechen, ein Austausch, eine Erleichterung, ein Kraftholen. Aber warum sollte ich es immer so gut haben? Ich habe es noch gut.

23. Juli 1915

Das Haus ist ganz besetzt und wenn auch wenig einkommt, so halten wir uns doch und essen meine schönen Vorräte. – Unser liebes Lazarett ohne den Doktor ist zur Stätte häßlichster Streitigkeiten geworden. Ich hoffe, es wird von oben herab aufgelöst, so abscheulich ist jetzt der Geist. Das Mutterhaus ruft seine Schwestern ab, weil der Hotelbesitzer sie beschimpft. Die Offiziere melden sich fort und schließen die Tür zu, wenn der Arzt kommt. Es ist zu traurig! Neun Monate war der Geist dort mustergültig. Doktor Groddeck verbot nichts und befahl nichts, aber alle taten von sich aus alles, was und wie er es gern hatte und wie es sich gehörte. Ein Offizier, den ich fragte, ob denn gerade seit unserm Fortgang die Verpflegung soviel schlechter geworden sei, daß jetzt alle so unzufrieden wären, meinte: Essen, Ordnung und Reinlichkeit ließen immer zu wünschen übrig. Aber so lange Dr. Groddeck da war, ertrug man es, weil man den guten Arzt hatte. Außerdem waren die Vormittage im Behandlungszimmer mit der Behandlung von Dr. Groddeck und dem anregenden Zusammensein immer so schön und interessant, daß uns alles andre Nebensache war. Jetzt ist das Essen die Hauptsache und das ist miserabel.

29. Juli 1915

Wir haben das Haus ganz besetzt. – Frau von Voigt arbeitet tüchtig mit großer Frische und Fröhlichkeit und jeder ist glücklich, sie zu haben. Für Herrn Dr. ist sie eine große Hilfe, und er ist entschieden schon frischer. – Unsere Holländer sind in ziemlicher Aufregung. Aber sie sind uns doch freundlich gesinnt, viel freundlicher als zu Anfang des Krieges. – Kürzlich sind 300 holländische Pferde nach Deutschland verkauft zu Privatzwecken, n i c h t Militär. Da hat jedes Pferd ein Paketchen am Schwanz gehabt mit Butter, Käse, Wurst, Blumenkohl, Tomaten, Hopjes, Honigkuchen etc.. Denkt mal wie entzückend, wenn Du Butter bekommst, die solch ein liebes Pferdchen lange am Schwanz gehabt hat! Aber ist es nicht eine niedliche gefühlvolle Geschichte.

8. September 1915

Unsere Holländer sind bis jetzt brav, drei stehen noch in Aussicht, vier sind schon da und machen es uns nicht schwer. Ich fürchte, die Engländer kommen auch bald wieder, sowie Friede ist.

15. Oktober 1915

Was bezahlt Ihr wohl für Schmalz und Butter? Ich für beides 2,50 M, in Frankfurt kostet die Butter 3 M! Ich brauche wöchentlich etwa für

50 M Butter. Ein Ei kostet 20 Pfennig. Ich hoffe, die Regierung steckt bald einen Sticken daneben.

Vor Weihnachten 1915

Ich bleibe diesen Winter hübsch zu Hause, länger als acht Tage könnte ich nicht fort, es ist wegen der Lebensmittel unmöglich. – Am 1. Festtag bleibe ich still zu Haus und gehe am 2. nachmittags zu de Bruyns. Wir haben unsern Baum schon fertig und ein Bäumchen für Frau v. Voigt, das ich ihr schon Samstagabend bringe. Sie ist Heiligabend bei de Bruyns. Heute haben wir unsern alten Herd weggeschafft und diese Nacht wird der neue aufgebaut. Der alte hat mit seinem letzten Atem einen Stollen für Herrn Doktor gebacken, der sich ein Weihnachten ohne Stollen nicht denken kann. – Nach Weihnachten wird es stiller bei uns werden. Wir behalten das überarbeitete Telegraphenfräulein, eine sehr nervöse junge Frau und eine korpulente künftige Opernsängerin, die sehr schön singt, aber von den Agenten immer heimgeschickt wird mit der Weisung: „Sorgen Sie für eine andere Figur." Das Unglückswurm nimmt und nimmt nicht ab bis jetzt und ist erst 23 Jahre! Außerdem haben wir noch zwei adlige Herren, die Zustände kriegen, wenn sie nur das Wort „Krieg" oder „Hilfsdienst" hören. Das ist augenblicklich unser Sanatoriumsinhalt, Gott besser's!

26. Mai 1916

Ich bin nicht mehr Herr meiner Zeit. Es sind viele fürsorgebedürftige Patienten da, denen ich mich gern mehr widmen möchte. Aber die meiste Zeit des Tages rechne ich an meinen Karten, die alle persönlich ausgefüllt werden müssen. Und dann pilgere ich damit von einer Behörde zur andern.

1916

In Berlin wird die arme Bevölkerung rebellisch, weil sie kein Fett haben. Sobald wir durch Serbien durch können, stehen uns ja alle Fetttöpfe Asiens zur Verfügung. Gestern bezahlte ich für mein 9 Pfundpaket Butter 28 M! – Ich habe eine ganz hilflose Frau bekommen mit vorgeschrittenem Muskelschwund. Da alle Schwestern in Lazaretten tätig sind, kann ich keine Hilfe finden. Das bedeutet viel Arbeit und Gebundensein, aber sie ist eine rührende Person, für die ich gern alles tue. Sie wird oft sehr ungeduldig. Um sie zu beruhigen, lese ich ihr auf des Doktors Wunsch täglich vor, was ihr sichtlich wohl tut. Die Fähigkeit zu sprechen nimmt immer mehr ab. – Meine unglückliche Frau v. B. hatte

Besuch von ihrer Mutter und ihrem entzückenden 4jährigen Bub. Aber die Mutter konnte kein Wort mehr verstehen und reiste verzweifelt ab. Es ist ein qualvoller Zustand jetzt, kein Glied kann die Arme rühren, das Sprechen sind unartikulierte Laute. Sie will noch so viel sagen und wir können es nicht verstehen! Ich fürchte mich geradezu zu ihr zu gehen, weil sie immer so böse wird. Das Vorlesen macht sie immer wieder still und zufrieden.

Aus einem späteren Brief:

Frau v. B. muß nun nach Tübingen in die Klinik. Es ist uns sehr schmerzlich, sie fortzugeben. Es war qualvoll diesem Elend so machtlos gegenüber stehen zu müssen. Ich hoffe, man gibt ihr viel Morphium. Ach, sie wird schrecklich Heimweh nach uns haben, es kann sie ja niemand mehr verstehen, aber wir kannten sie nun lange, da versteht man sich wohl ohne Worte.

November 1916

Das Haus ist ganz besetzt, dafür bin ich sehr dankbar. Lieber sollen viele meine kostbaren Vorräte verzehren, als nur wenige, die kaum zahlen. – Der Doktor hat immer so überraschende Ideen, plötzlich will er gar nicht schließen; man weiß in diesem merkwürdigen Hause nie, wie es wird mit Urlaub etc. Aber man muß es lieben auch ohne Urlaub.

Oktober 1916

Baden-Baden erhielt mehrere tausend Hühner zur Verteilung. Ich zog im strömenden Regen hinaus vor die Stadt, wo all das Federvieh hungernd und lungernd herumgackerte. Ich wählte 16 aus, die gleich geschlachtet und gerupft wurden. Preis 155 M. Sie werden alle für den magern Winter eingeweckt. Es ist köstlich, daß ich das darf. Vielleicht werde ich noch einmal welche holen. – Ich gehe jetzt dem Winter getrost entgegen und glaube, ich kann das Haus mit Gästen immer satt machen. Und wenn ein ausgehungerter Flieger in drei Tagen schon zwei Pfund zunimmt, macht es Freude, die Vorräte zu gebrauchen. Es gibt Patienten, die einem wohl auf die Nerven gehen können. – Schwester Emmy konnte die friedliche Ruhe in unserm Sanatorium wohl nicht gut ertragen. Um etwas Abwechslung in ihr Leben zu bringen, bekam sie einen Wutanfall. Sie fiel den Doktor an, trat, kratzte und würgte ihn, daß er noch tagelang mit blauen Striemen und zerkratztem Gesicht herumlief. Er hatte sich alles ruhig gefallen lassen, bis sie von selbst beschämt nachließ. – Wir haben sie nun ein bißchen in den Schwarzwald geschickt, fürchten aber alle Augenblicke ihre Rückkehr. Aber der Doktor möchte sie so gerne vor der Irrenanstalt bewahren. Vielleicht ist er zu gut?

November 1916

Später: Schwester Emmy mußte dieser Tage sehr plötzlich auf die Wanderschaft gehen. Erinnert Ihr Euch, daß Willi bei einer Abiturientenfeier in einer Gerichtsscene mitwirkte, in der der Angeklagte dem Richter mit sehr deutlichen Gebärden antwortete: „Ich pflanzt ein paar Vergißmeinnicht ihm in sein Angesicht?" Nun Schwester Emmy hat das mittels eines Nagelschuhs an mir wahrgemacht. Vielleicht kannte sie dies allerliebste Singspiel? Nun mußte sie fort auf Nimmerwiederkehr. Übrigens welken meine „Vergißmeinnichte" schon. Frl. W. behauptet allerdings, es wären noch schöne schwarze Stiefmütterchen mit gelben Flecken. So erlebt man neben dem großen Krieg auch noch seinen eigenen kleinen und freut sich schließlich noch, daß man nur ein „Unkrau" ist. – In der Stadt wurde ich mehrfach darauf angesprochen. Daß ich „die Kellertreppe heruntergefallen", glaubte man nicht recht. Eine Frau fragte mich: „O Gott ist Ihr Mann auf Urlaub aus dem Feld gekommen?"

Weihnachten 1916

Der Weihnachtsabend war wunderschön. Wir hatten eine prächtige Edeltanne. Unsere Mädchen waren glücklich mit ihren Geschenken. Auch die drei Junggesellen hatten ihre Tischchen mit Scherzen und Gutsletellern. Die alten Damen freuten sich von Herzen mit und unser jährlicher Weihnachtsgast, das kleine Fräulein Jensen, schwamm in Seligkeit. Als wir gesungen hatten, trugen die Mädchen plötzlich einen Riesentisch herein, bedeckt mit herrlichen Gaben – am dritten Kriegsweihnachten! – ich sank überwältigt in einen Stuhl. Der Clou von allem war unser Doktor: Ein allerliebstes Teeservice für fünf Personen hatte er aufgebaut und lud sich gleich als ersten Gast dazu ein. Nun werde ich wohl in dieser Woche eine kleine Teevisite geben mit dem Doktor und Frau von Voigt.

Baden, 3. März 1917

Frau Schwab ist sehr, sehr elend, ich fürchte sehr für sie. Ich weiß nicht, ob der Doktor sie auch für so krank hält, wie ich mit meinem beschränkten Laienverstand das tue. Ich zittere immer um sie, besonders die Nächte sind mir so angstvoll. O, wie wäre ich dankbar, wenn wir dieser Frau helfen könnten! Sie ist eine rührend tapfere Frau, die nie klagt trotz größter Schmerzen. Der Familie wurde sie lästig. Aber wo in der Welt findet man gesunde Angehörige, die immer Verständnis für ein Krankes haben und jahraus, jahrein die Geduld bewahren? Mir sind noch keine vorgekommen. Vielleicht ist es die gesunde Natur, die sich unbewußt gegen Krankes wehrt. – Später: Ich habe bei Frau Sch. viele Nächte gewacht. Vielleicht hatte ich zu viel Erbarmen mit ihr, bis der Doktor mir sagte, daß sie heimlich Morphium nimmt. Er konnte ihr nicht mehr helfen, weil sie sich nicht helfen lassen wollte. – Frl. G. hält der Doktor für sehr krank. Gestern reiste sie plötzlich mit Sack und Pack ab, sie könne sich hier nicht einleben. Wir nahmen Abschied sozusagen fürs Leben. Nach zwei Stunden stand sie plötzlich wieder da! Sie war bis Oos gekommen. So quält sich die Ärmste immer, ob sie das Rechte tut, und lebt in tausend Ängsten und Zweifeln. Der Doktor mag sie gern und versteht sie gut.

27. Juni 1917

Daß ich in Hamsterreisen mache, muß Dich nicht beunruhigen, liebste Mutter. Das sind sehr würdige nette Reisen zu arg lieben Menschen. Mit dem lieben Gott komme ich darüber schon ins Reine. Wir essen ja keine Leckerbissen, sondern helfen zur Verbesserung der Ernährung bei unsern Kranken hier und unter Freunden draußen. Wir müssen einander helfen und wertvolle Kräfte zu erhalten suchen für die Zukunft. Das ist mir jetzt wichtiger als Gehorsam gegen die Behörden.

Oktober 1917

Die Tanten de Bruyn haben beschlossen, zu uns in die Marienhöhe für den ganzen Winter zu ziehen; sie sind halt so gern ein wenig krank. Sie bewohnen die Zimmer neben mir. Sie sind unendlich gut, aber doch ein kleines Kriegskreuz, das ich mit viel Liebe und Geduld tragen will. – Sie haben sich 1914 aus Sympathie für Deutschland naturalisieren lassen. – Das Haus ist wieder vollbesetzt und die lieben Behörden streichen alles, auf das wir noch hofften. Aber der Doktor rechnet weiter fest mit meiner Wirtschaftskunst, also Mut! Ich habe schöne Schinken auf dem Speicher hängen, es wird schon gelingen trotz der Behörden. – Ich kaufe Hamsterwaren, wo ich nur kann, so haben wir eigentlich keine Not, trotzdem die Stadt nichts für die Fremden gibt, nur für die Einwohner. Ich finde die Gesinnung der Behörde sehr abscheulich. Wir schließen diesen Winter gar nicht. Da muß ich eben für Lebensmittel und Kohlen sorgen. Der Doktor hat ein rührendes Vertrauen, es darf nie im Hause Mangel sein, wenn der liebe Gott bei uns anfrägt, müssen wir noch dankbar bekennen: „Herr, nie keinen.“

1917

Am Schluß dieses schweren Jahres, in dem ich mir oft die Füße wundgelaufen und bei den Behörden mir den Mund mit Jammern fuselig geredet hatte, kam eines Tages der Doktor zu mir, er müsse es noch einmal aussprechen, wie unendlich dankbar er mir sei für die Arbeit dieses letzten schweren Jahres. Er hätte nie gedacht, daß wir so durchgekommen wären, und daß er nie vergessen würde, daß dies mein Verdienst gewesen wäre. Ich habe ihm recht gesagt, wie ich mich über seine Anerkennung freue. Wenn es nur weiter gut geht!

17. Juni 1918

Ich lerne mancherlei hier. Diese Woche kam ein kranker Herr mit seinem Diener zu uns, ein Millionär, der dem Doktor tüchtig abhandeln wollte. Glücklicherweise hörten wir rechtzeitig von seinem Reichtum. Nun muß er den vollen Preis bezahlen. Es ist uns ein Vergnügen, zu beobachten, wie er versucht uns zu beschwindeln und auch von uns immer Schwindeleien erwartet. Er macht einen fatalen Eindruck. – Frau von Voigts Hiersein ist allen eine große Hilfe und Erleichterung. Sie ist mehr und mehr des Doktors Assistentin geworden, an die auch ich mich oft ratsuchend wende.

November 1918

So gingen die schweren vier Kriegsjahre vorüber. Daß das Haus als Sanatorium sie überstand und meist besetzt war, sogar mit ausländischen Patienten war wirklich ein Wunder und in allererster Linie des Doktors unermüdlicher Tätigkeit und Frische zu verdanken, die gestützt wurde durch Frau von Voigts Mitarbeit. – Hinzu kam noch die erstaunlich gute Verpflegung, die wir dank meiner Hamsterfahrten unsern Kranken geben konnten. – Die Behörden halfen uns kein bißchen, im Gegenteil, es wurde alles nur erschwert. Da war in Berlin eine Zentralstelle, die überall im Land – von uns aus gesehen – ihre Agenten und Spitzel hatte. So bekam der Doktor einmal aus Holland 2 Pfd. Butter geschenkt. Da kam nach 14 Tagen aus Berlin der Befehl, diese zwei Pfund seien beschlagnahmt und sofort nach Berlin zu schicken. Wir lachten uns ins Fäustchen und telegraphierten zurück: „Beschlagnahmte Butter längst aufgegessen.“ So gab es neben allem Schweren und Bitteren des Zusammenbruchs auch komische Erlebnisse. Von einem solchen erzähle ich meiner Mutter im November 1918:

Ich hatte ein großes Paket gemacht mit köstlichen Lebensmitteln, die der Oberkellner vom Hotel Regina für unsre liebe Frau E. gesammelt hatte, die in Wuppertal mit den Ihren besondere Not litt. – Fröhlich zogen die Mädchen mit dem Paket zur Post. Dort aber am Eingang wurde es ihnen abgenommen: „Beschlagnahmt. Alle Lebensmittel gehören ins Krankenhaus." Natürlich glatte Lüge. Weinend kamen die Mädchen ins Sanatorium und verkündeten: „Die Kerle kommen gleich hinter uns her." Und richtig, da erschienen sie schon. Ich öffnete ihnen die Haustür und führte sie in ein Zimmer. „Wir wollen wissen, woher sie die Lebensmittel haben." Ich: „Das sage ich nicht." Sie: „Wissen Sie, daß es ihren Kopf kostet, wenn sie es nicht sagen?" Ich: „Gut, schlagen sie ihn ab, dann wissen Sie erst recht nichts." Nun wollten sie mein Zimmer sehen. Unschuldig, wie ich mich fühlte, führte ich sie dorthin. Sie durchwühlten meinen Schreibtisch, Bücherschrank, alle Schubladen, ohne Erfolg. „Nun das Schlafzimmer". Ich ging voran. Als ich die Tür öffnete, schlug mir ein penetranter Geruch von Räucherspeck und Schinken entgegen. Am Ende des Schmalen Zimmers hinter dem Bettisch ragte ein Stück Schinkenbein hervor. Meine guten Mädchen hatten eiligst alles dort versteckt in gutem Glauben. Ich stellte mich schützend davor. Gepriesen sei die Mode der langen Röcke. Als die Kerle im Schrank und in der Kommode nichts gefunden hatten, sollte ich meinen Platz verlassen. Die Kehle war mir trocken und in einem plötzlichen Wutanfall schrie ich die Kerle an: „Heraus mit Ihnen!" Ganz klein wichen sie zurück zur Haustür heraus. Als ich dem Doktor das erzählte und mich wunderte, daß der Speckgeruch nichts verraten hätte, sagte der sarkastische Mann: „ Ach, die haben gedacht, das sei eben ihr Geruch." Traurig war das Erlebnis eines unserer Mädchen, die glücklich aus einem Nachbardorf eine Flasche Milch für uns geholt hatte – „gesetzlich verboten" war jedes Hamstern. Auf der Landstraße nahm ein Polizist ihr die Flaschen ab und schleuderte sie gegen eine Mauer, daß der kostbare Inhalt in den Straßenschmutz fiel.

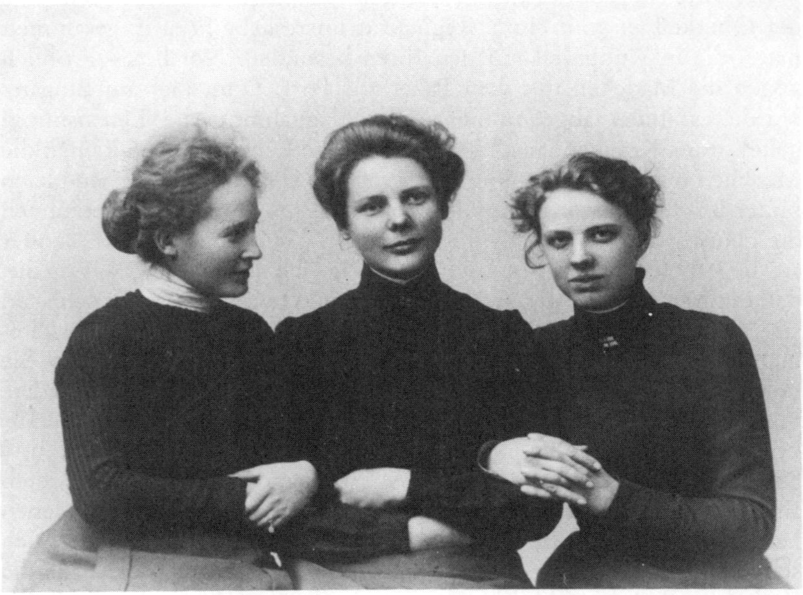

Die Eingearmte ist Emmy Martina von Voigt, geborene Larsson aus Warberg in Schweden. Die gelernte Masseuse kommt als Patientin zu Groddeck, wird seine Assistentin, Mitarbeiterin, Lebensgefährtin. Sie heiraten erst 1923. Emmy Groddeck wohnt bis zu ihrem Tod 1961 in Baden-Baden, in dem Haus Hans-Thoma-Straße.

„Als ich 1915 meine spätere Frau kennenlernte, trieb es mich rascher vorwärts. Das fand, nachdem in der Zeit des Hochgefühls der Seelensucher entstanden war, seinen Abschluß in dem Buch vom Es; ich habe dieser Arbeit immer fremd gegenübergestanden, so bestimmt ich auch weiß, wie groß der bleibende Wert dieses Buches ist. Erst nach Beendigung dieser Schrift, die so viel für andere bedeutete und so wenig für mich, wurde die innere Zerrissenheit zur Qual. Die wissenschaftliche und ärztlich-praktische Beschäftigung mit der Psychoanalyse gaben mir nichts mehr, womit ich hätte weiterkommen können. Ganz allmählich sind dann Veränderungen vor sich gegangen, die seltsamerweise sich zuerst in einem Bedürfnis zusammenballten, mich mit der Christusidee auseinanderzusetzen. . ." (Lebenserinnerungen)

Groddeck an Emmy, 10.4.1916

„. . .Wie ich das Frühjahr genieße! Von Jahr zu Jahr wird das Leben schöner und voller und reicher. Das mit dem Altwerden ist Geschwätz. Kindisch werde ich vielleicht einmal, aber gewiß nicht alt. Und so wird es Dir wohl auch gehen. Ich halte überhaupt vieles für Geschwätz. Man soll das Leben nehmen, wie es ist, und wenn man keine Puppe hat, so soll man mit dem Taschentuch spielen. . .“

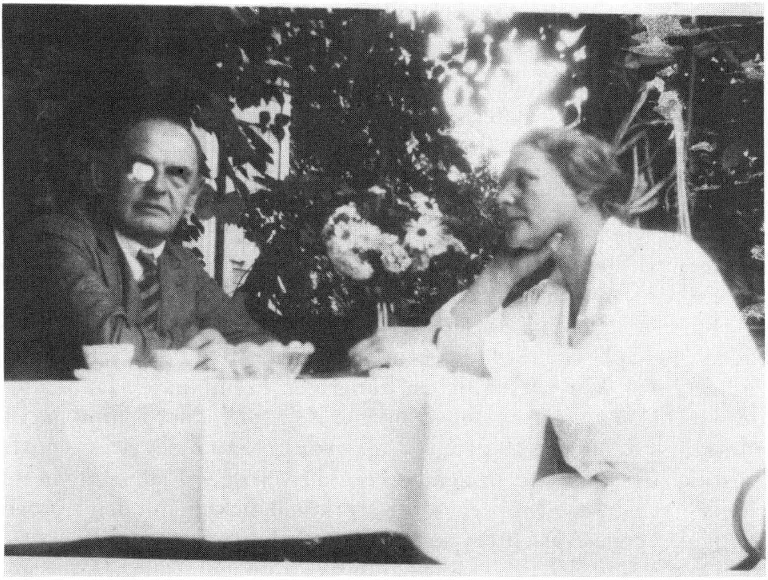

Klare Rechnung, sauberer Tisch, weniger Sorge, weniger Streit!

Erinnerungen von Agnes Koch (1874 in Detmold geboren, starb im 108. Lebensjahr in Zürich)

Warum hielt er diese Vorträge? Doch nicht, um uns „zu bilden“, uns zu bereichern, um das Tugendmäntelchen abzureißen? Ich glaube, er brauchte diese Zuhörerschaft, um sich mitteilen zu können, wobei unsere Zustimmung oder Ablehnung ihm völlig gleichgültig waren. Mit diabolischer Freude konnte er uns Behauptungen ins Gesicht sagen, die – widerstrebend mußte man es zugeben – stimmten. Was war denn überhaupt Frauenarbeit? Wozu ihr einen ganzen Vormittag gebraucht, erledigt der Mann in einer halben Stunde. Und Kinder kriegen? Macht nur nicht soviel Wesens davon. Eine Körperfunktion wie jede gewöhnliche andere. Und wie hat er uns ausgelacht als einige Zuhörerinnen es nicht wahr haben wollten, daß jede Mutter sage: „Meine Brut die beste Brut.“ Ich als einzige stimmte ihm rückhaltlos zu. Damals vor dem ersten Weltkrieg lebte man in Baden-Baden – vermutlich überall – in einer fast unerträglichen Behaglichkeit. Da war dieser Mann gut, der den Satz in der Tasse umrührte. Wir nach Erleben hungrigen Freundinnen fanden, er sei der Hecht im Karpfenteich. – Zu jener Zeit spielte der Kampf gegen Schmutz und Schund eine große Rolle. Von irgend einer Seite wurde eine große Versammlung inszeniert, ein auswärtiger Redner dozierte mit Meisterschaft, alle Karpfen und Karpfinnen nickten mit den Köpfen und trugen eigene Ansichten, schreckliche Erfahrungen und Beispiele herzu. Da meldete sich der Doktor zum Wort: Er schlug alles Vorhergesagte kurz und klein und bekannte sich zu dem soeben in Grund und Boden verdonnerten Karl May. Es war fast wie eine Verherrlichung von Schmutz und Schund. Das allseitige Entsetzen war groß! Aber in dem Paradoxen lag doch ein Kern Wahrheit. Wieder war es das Tugendmäntelchen, an dem er zerrte. Die Reihe der eigenen Vorträge hielt der Doktor fortan im „Arbeiterdiskussionsklub“, eine Art Vorläufer der späteren „Volkshochschulen“.

Es mag schon ein Arbeiterkreis bestanden haben unter der Leitung Pichlers, den der Doktor hoch schätzte. Zu Magda hatte er einmal gesagt, er halte seine Vorträge eigentlich nur um dieses Mannes willen, an dessen Urteil ihm sehr viel liege. – An diesen Abenden war es nun nicht so, daß der Doktor dozierte und wir andern andächtig zuhörten, nein, jeder, der etwas zu sagen hatte, klein oder groß, sprachbegabt oder nicht, wurde von ihm ermuntert, einmal ein Referat zu halten. In der Diskussion verstand der Doktor auch das Einfachste auszuwerten und interessant zu machen. Mit Spannung hörten wir zu, wenn einer der Genossen aus seinem Leben oder seiner Arbeit berichtete. Herr Pichler erzählte köstlich von seinen Wanderjahren als „Handwerksbursche" (ein Wort, das längst seine Bedeutung verloren hat) und bat uns dringend, nie einen Handwerksburschen von der Tür zu weisen. – Ich hielt ein Referat über die Kellnerinnenfrage, die uns im Verein „Frauenbildung–Frauenstudium" auferlegt war. Am interessantesten waren natürlich die Abende, an denen damals der Doktor sprach. Unvergessen bleiben seine Vorträge über „Der gesunde und kranke Mensch", veröffentlicht unter dem Titel „Nasamecu" (Natura sanat, medicus curat). Sie waren auch für die Arbeiterfrauen gut verständlich. Um ihnen die Möglichkeit der täglichen Körperwäsche plausibel zu machen, hatten Magda und ich vorher ausprobieren müssen, ob 5 Minuten dafür ausreichten. „Aber nicht dabei in den Spiegel gucken, sonst brauchen Sie mehr." An einem Abend betonte er ausdrücklich, kein Anhänger Freuds zu sein. Ja, daß er ihn ablehne. Wir waren erstaunt und zugleich erleichtert, denn die Psychoanalyse erschien uns unheimlich und abschreckend, da wir nichts von ihr verstanden. Im 31. Brief des „Buches vom Es" las ich jetzt voll Interesse über seine Wandlung. Magda, die die ersten Jahre begeisterter Anhängerschaft an Freud miterlebte, bedauert es sehr, daß sie ihm damals nicht hat folgen können. Als seine Patientinnen hätten wir vielleicht mehr begriffen.

Der heiße, trockene Sommer 1911 brachte eine Lebensmittelverteuerung, die besonders die ärmere Bevölkerung hart traf. Die Bäderstadt war sowieso als teuer bekannt. In dem Bestreben, dieser Not Abhilfe zu schaffen, waren der Doktor und Pichler sich einig. Es wurde zunächst die Einberufung einer großen Versammlung beschlossen, um die Öffentlichkeit wach zu rütteln. Ein kleiner vorbereitender Kreis traf sich bei uns, für die Kinder eine Sensation – richtige Sozialdemokraten! Ob sie noch rote Schlipse trugen? Einer hatte sogar rote Haare! Um die öffentliche Versammlung nicht durch das Odium irgend einer politischen Partei zu belasten, sollte ich, als neutrale Frau, meinen Namen unter den Aufruf setzten, der bald an allen Litfaßsäulen der Stadt prangte. Daß ich die Versammlung auch zu leiten hatte, fiel mir schwer aufs Herz. Aber der Doktor machte allen meinen Ängsten ein Ende mit dem Kategorischen „Was man will, kann man auch". – Er selbst hielt das Hauptreferat. Von den Beschlüssen erinnere ich nur, daß ich mit zwei anderen Frauen – eine von ihnen war die Frau von Schlosser Rößler, Mutter von fünf Kindern – zum Oberbürgermeister entsandt wurde, der uns Lieferung von verbilligtem Seefisch an die minderbemittelte Bevölkerung versprach. (So kam es zum „minderbemittelten Fisch"). – Diese Aktion diente nur als Vorbereitung dessen, was dem Doktor und Pichler lange vorgeschwebt hatte – der Gründung eines Konsumvereins auf genossenschaftlicher Basis. Der „minderbemittelte Fisch" war ja nur wie der Tropfen auf einen heißen Stein. Nach manchen vorbereitenden Besprechungen fand November 1911 im großen Saal der Brauerei Sinner die Gründungsversammlung statt, die nun ich wieder zu leiten hatte. Beide Versammlungen verliefen ziemlich stürmisch, da auch die Gegner zahlreich erschienen waren, auch unser guter Herr Jörger, dessen Kunden Magda und ich bis zum Frühjahr 1912 bleiben mußten, was für beide Teile nicht ganz leicht war. Elendes Herzklopfen hatte ich, aber es ging alles erstaunlich gut, auch bei der sehr heftigen Diskussion. Die Liste der in den Vorstand Gewählten lag uns lange im Ohr: Appel, de Bruyn, Groddeck, Koch, Kollmann, Rößler, Sexauer und manche, deren Namen ich vergessen habe. Herr Pichler mit seiner praktischen Begabung und konsumgenossenschaftlichen Erfahrung wurde zum Geschäftsführer gewählt, ich zu seiner Vertretung, Frau Dr. Kollmann wurde Kassenführerin. Wir alle taten unser Bestes, das Größte aber leistete Herr Pichler im Opfer von Kraft und Zeit, der so viel ich mich erinnere, erst im Frühjahr vollamtlich angestellt wurde. Und als treibende Kraft stand Groddeck im Hintergrunde. Ich hoffe, daß der B'Badener Konsumverein bei seiner 50. Jahrfeier dieser beiden Männer in gebührender Dankbarkeit gedenkt. Ob wohl noch etwas existiert von jener damaligen Einmütigkeit und selbstlosen Hingabe? – Wir waren der „Großeinkaufsgesellschaft deutscher Konsumvereine" (G.E.G.) in Hamburg angeschlossen, von der wir alles bezogen. Ein Vertreter derselben sagte mir später, er habe nie gedacht, daß unser Konsumverein Bestand haben, geschweige denn so gut gedeihen würde. Auf mein erstauntes „Warum" erwiderte er: „Weil zu viel Idealismus dabei war." Nun unser Idealismus hatte sich in die Tat umgesetzt. Als ein Ladenlokal gefunden war, ging's rüstig an die Einrichtung, alle Hände halfen mit. Die neue Lagerhalterin lehrte uns die von ihr gefüllten Tüten mit Reis, Mehl, Zucker etc. so sorgsam zu schließen, daß sie in die Luft geworfen, nicht aufgingen. Wehe, wenn uns das passiert wäre! Eine Schaufensterauslage und sonstige Reklame brauchten wir nicht, da nur an Mitglieder verkauft wurde. – Es war selbstverständlich, daß wir vom Tage der Eröffnung an alles in „unserm" Laden kauften, auch für

Magda, die als Leiterin des Sanatoriums unsere beste Kundin war, aber auch nur erstklassige Ware verlangte. Daß wir auf ihre Veranlassung gleich Dosenschinken und Wurstschneidemaschine anschafften, schien mir vermessen.

Geschäfts-Anzeigen 5

Bezirkskonsumverein B.-Baden

e. G. m. b H.

Büro Küferstraße 1 **Fernsprecher 78**

Bank-Conto: Vereinsbank B.-Baden u.
Bank-Abteilung der G.-E.-G. Hamburg
Postscheck-Conto: 21381 Karlsruhe

12 Lebensmittel-Verteilungsstellen

davon 4 in Baden-Baden: Küferstraße 1
Rheinstr. 21, Gustav-Strohstr. 10
Lichtentalerstraße 54
Außerdem in:
Lahr :: Offenburg :: Kehl :: Oos :: Rastatt
Gaggenau :: Seebach :: Ottenhöfen

5000 angeschlossene Familien
Jahres-Umsatz 1919—1920 = 3 Millionen Mark

Eigene Sparkasse

welche alle Einlagen mit 4% verzinst.

Mitglieder-Aufnahmen gegen 50 Pfennig Eintrittsgeld im Büro und allen Filialen.

Vorteilhafte Einkaufsstelle für alle Lebens- und Genußmittel

Der Ueberschuß wird am Jahresende an die Mitglieder in Form einer baren Rückvergütung verteilt.

Alles, was das Sanatorium brauchte, nicht nur an Lebensmitteln, sondern auch an Haushaltswaren, Geschirr, Wäsche, Teppichen, Chaiselongue-Decken etc. mußte auf des Doktors ausdrücklichen Wunsch durch den Konsumverein von der G.E.G. bezogen werden. Das gab gute Einnahmeposten in unseren Büchern, aber auch manchen stillen Seufzer bei Magda. – Nicht leicht hatten es anfangs die Freunde in Lichtenthal-Geroldsau, die Herr Appl vertrat. Durch das leidige Anschreibewesen waren sie in eine Abhängigkeit geraten, aus der sie sich nicht so bald lösen konnten. Denn bei uns war Barzahlung Grundsatz. Durch Einkauf kleinster Mengen, wie die Frauen gewohnt waren sie einzuholen, stellten wir von Zeit zu Zeit Vergleiche an in Bezug auf Qualität, Preis und Gewicht (netto!) mit unseren Waren. Man konnte sich leicht überzeugen, wo der Vorteil lag. Vielleicht mußten die Männer daheim manchen kleinen Kampf ausfechten, bis ihre Frauen begriffen, welch ein Segen im Barzahlen liegt. Klare Rechnung, sauberer Tisch, weniger Sorge, weniger Streit! Letzten Endes kam es dem Doktor auf diese verborgene Erziehungsarbeit mehr an, als auf billigeres und besseres Essen. Ein Freudentag für uns alle war die erste Auszahlung der Rückvergütung vor Weihnachten 1912. Wieviel strahlende Gesichter bei den Frauen! Denn nun kamen sie selbst, das bare Geld in Empfang zu nehmen. Nie vergesse ich das Geroldsauer Fraule, das so glücklich ausrief: „ Nun kann ich meinem Bub ein Paar Stiefel zu Weihnachten schenken und sie gleich bar bezahlen." Auch nach außen machte sich eine Wirkung des Konsumvereins bemerkbar. Bei Ausbruch des Krieges im August 1914 fing in allen Geschäften ein wildes Kaufen an. Wer das nötige Geld hatte, konnte Vorräte hamstern. Wir rationierten sofort die wichtigsten Nahrungsmittel, sodaß jedem Mitglied sein Bedarf gesichert war. Auch hielten wir unsre normalen Preise, während sie anderswo in die Höhe gingen. Eines Tages empfing Herr Pichler mich mit der niederschmetternden Nachricht, er sei eingezogen, ob ich ihn vertreten könne. Er mußte gehen, und es ging auch, recht und schlecht, so gut ich es vermochte. Bei den Bestellungen und Berechnungen stand die gute Lagerhalterin mir treu zur Seite. Allabendlich brachte ich die Tageseinnahme nach der Post zur Überweisung an die G.E.G.. Der Schalterbeamte sagte mir nicht nur, daß wir die größten Umsätze hätten, sondern auch, daß unsre Rationalisierung der Lebensmittel vorbildlich sei und daß wir preisregelnd gewirkt hätten. Diese Anerkennung von einer Seite, die uns bisher nicht hold war, machte mich sehr stolz und glücklich. – Nach einigen Wochen wurde Herr Pichler zum Glück als dienstuntauglich entlassen. Und auf mich warteten andre Aufgaben.

– Unser Umzug nach Heidelberg im Jahre 1915 machte neben anderm auch der Mitarbeit im Konsumverein ein Ende.

Jahrzehnte sind darüber hingegangen, aber in der Rückerinnerung sind jene Jahre gemeinsamen Erlebens, Lernens und Schaffens uns noch einmal zur Freude geworden. Mit dankbarer Bewunderung wurde uns die menschliche Größe Dr. Groddecks recht bewußt, dessen autoritative Persönlichkeit anfeuernd, ermutigend hinter allem Bemühen stand. Dank sei ihm.

Aufruf!

Im Jahre 1912 aus der Ortsgruppe der hiesigen Gartenstadt-Gesellschaft entstanden und von weiten Kreisen der Bevölkerung freudigst begrüßt, verfolgt die *Gemeinnützige Baugenossenschaft Baden-Baden* den Zweck, allen Schichten des Arbeiter- und Mittelstandes, insbesondere dem großen Heere der Staats-, Gemeinde- und Privatangestellten, den Kriegsbeschädigten und Rentenempfängern preiswerte und gesunde Wohnungen mit Gärten und Kleintierställen zu beschaffen.

Mitten in die umfangreichen Vorarbeiten griff mit rauher Hand der Krieg. Während seiner Dauer mußten die Arbeiten unter dem Zwang der Verhältnisse zurückgestellt werden. Mit erschreckender Deutlichkeit tritt jetzt nach Beendigung des langen Krieges der vorher schon bestandene Wohnungsmangel in Erscheinung, und es ist nicht zu übersehen, wie die große

Wohnungsnot

mit allen ihren unliebsamen Begleiterscheinungen in der nächsten Zeit behoben werden kann. Wohl sind alle maßgebenden Kreise am Werke, um diese, das Volkswohl so außerordentlich schädigenden Verhältnisse zu bessern. Bisher blieb allen diesen Bestrebungen ein fühlbarer Erfolg versagt. Die hiesige Stadtgemeinde ist unermüdlich tätig, Abhilfe zu schaffen, Reich und Staat suchen durch Gewährung außerordentlich hoher Mittel, durch Erlaß von tief in das Gewohnheitsrecht einschneidenden Verordnungen der größten Not zu steuern; eine Besserung auf dem Wohnungsmarkt ist noch nicht wahrzunehmen. Hier kann nur der Weg der

Selbsthilfe

auf genossenschaftlicher Grundlage zum Ziele führen.

Die Gemeinnützige Baugenossenschaft Baden-Baden wird mit allen ihr zu Gebote stehenden Mitteln an die Neuerstellung von Wohnhäusern herangehen. Schon sind 30 Häuser auf dem Siedlungsgelände im Ooswinkel in Angriff genommen, eine weit größere Anzahl wird im nächsten Jahre erstellt werden. Zur Durchführung unserer künftigen Projekte bedarf es jedoch nicht allein des Beitritts weiterer Mitglieder, die auf Zuteilung von Kleinhäusern rechnen, sondern auch der tatkräftigen Unterstützung der übrigen Bürgerschaft, vor allem aber der Finanz- und Geschäftswelt. Unser Aufruf geht diesmal an

Alle

die an der Beseitigung der Wohnungsnot mitwirken wollen und können. Jedermann soll sich bewußt sein, daß in dieser schweren Zeit der Gemeinsinn wieder geweckt werden muß, und daß auf dem Wege der Gemeinnützigkeit dem Wohl des Ganzen gedient wird.

Unser Stammkapital beträgt gegenwärtig bei über 250 Mitgliedern etwa 150000 Mark, wovon die Stadtgemeinde Baden-Baden allein mit 50000 Mark beteiligt ist. Wir zweifeln nicht, daß dem guten Beispiel der hiesigen Stadtgemeinde recht bald auch alle diejenigen folgen, die sich mitverantwortlich fühlen für das Wohl und Wehe unseres Volkes. Wir richten an Sie die Bitte, unsere Genossenschaft zu kräftigen durch Übernahme von Stammanteilen oder Zuweisung freiwilliger Spenden. Ein Geschäftsanteil, der bis zu 4 Prozent verzinst wird, beläuft sich auf 200 Mark.

Zu jeder gewünschten weiteren Auskunft sind die Unterzeichneten gern bereit.

Gemeinnützige Baugenossenschaft Baden-Baden e. G. m. b. H.

Der Aufsichtsrat:

Dr. *Groddeck*, Arzt
August Batschari, Fabrikant
Justizrat *Ketterer*
Stadtrat *Franz Wäldele*
Stadtbaurat *Kuhn*
Elsbeth Jensen, Privat

Fr. Hehl, Zeichner
Josef Hobler, Schneidermeister
Straßenbahnkontrolleur *Knopf*
Med.-Rat Dr. *Krieg*
J. Lauer, Zeichenlehrer
Oberstadtsekretär *Löhr*

Der Vorstand:

Max Schorch, Rentner
Michael Pichler, Geschäftsführer
Richard Walther, Postsekretär
Otto Beck, Oberpostsekretär
Karl Junghans, Prokurist

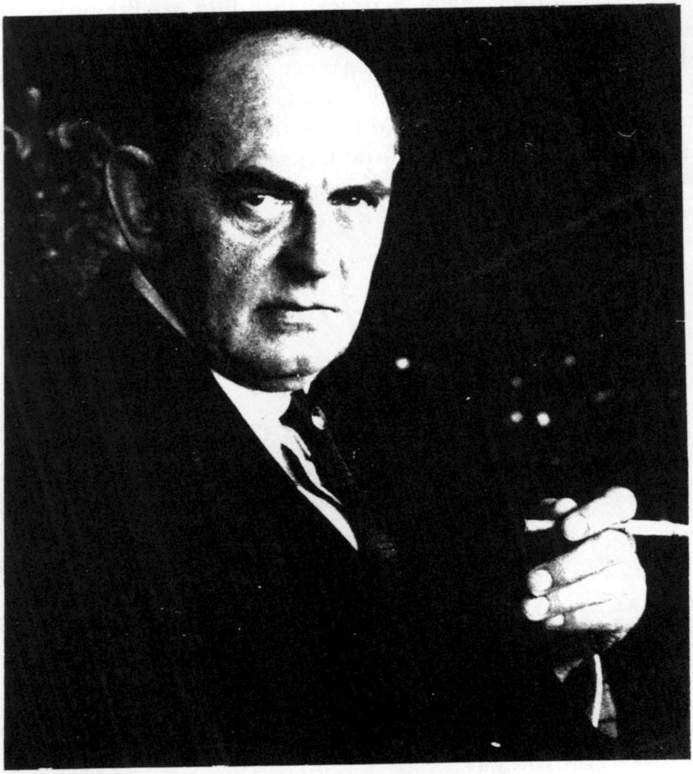

Dr. med. Groddeck 1912—1934 Vorsitzender des Aufsichtsrates

Groddeck gehört mit zu den Gründern der Gemeinnützigen Baugenossenschaft Baden-Baden und ist Vorsitzender des Aufsichtsrates bis zu seinem Tod. Die große Leistung der Baugenossenschaft ist das Projekt Ooswinkel; Baubeginn 1919, 30 Häuser und Gärten sind 1921 realisiert, das letzte Gelände wird 1935 bebaut. Die von den Architekten Schmitthenner und Verspohl gestaltete Siedlung hat sich ihre Eigenart und Geschlossenheit bis heute wahren können.

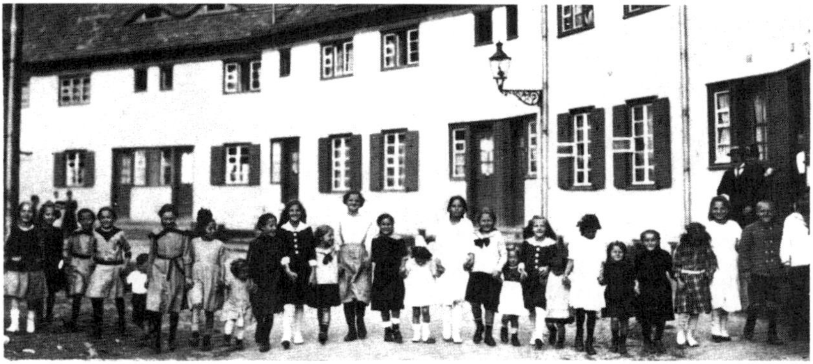

Ab 1920 ziehen kinderreiche Arbeiterfamilien ein. Besonders viele Straßenbahnerhaushalte darunter.

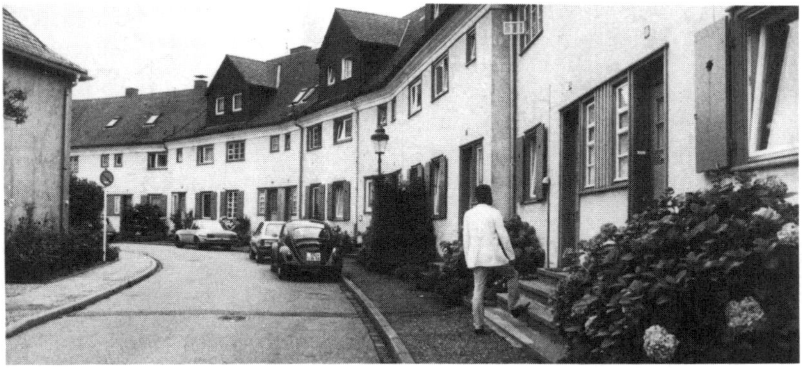

Längst hat Baden-Baden keine Straßenbahnen mehr, die Arbeiterfamilien wohnen in den Randgemeinden,

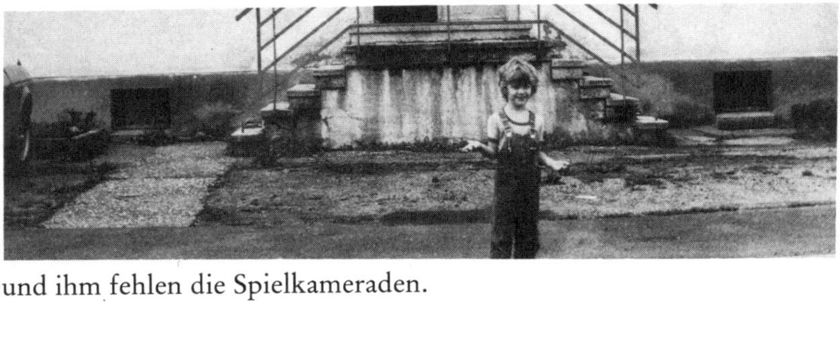

und ihm fehlen die Spielkameraden.

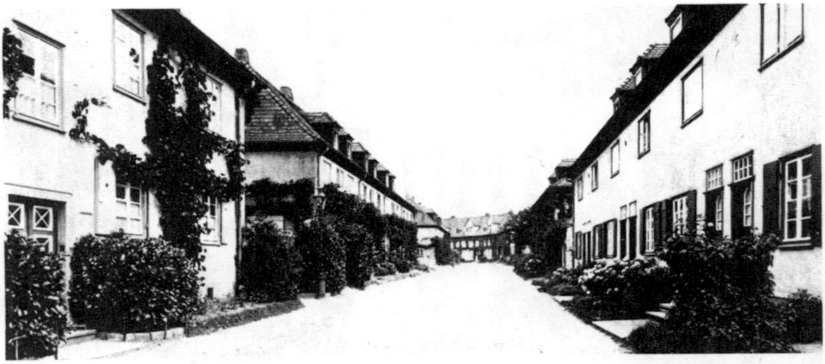

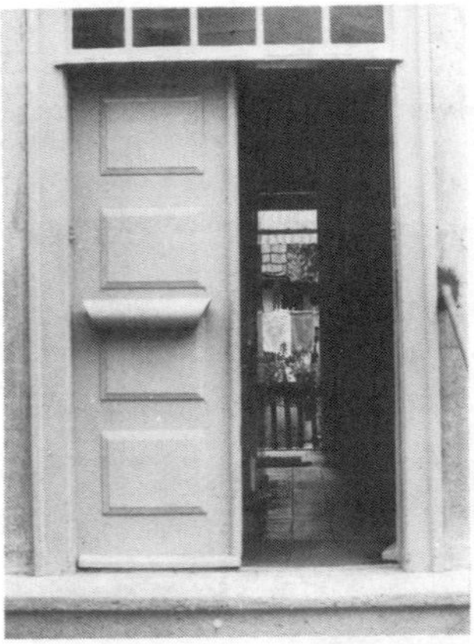

Groddecks Konzeption war denkbar: die Häuser sollen billig und gesund sein, die Bewohner genügend Raum für sich und Gelegenheit zur Selbstversorgung haben, und ohne Angst vor Eigentümern leben können.

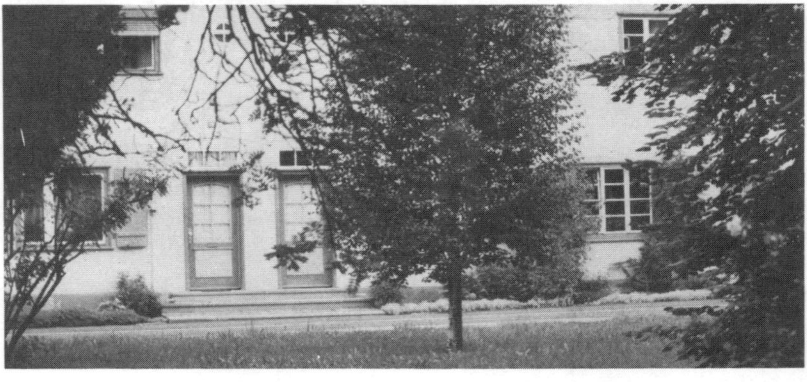

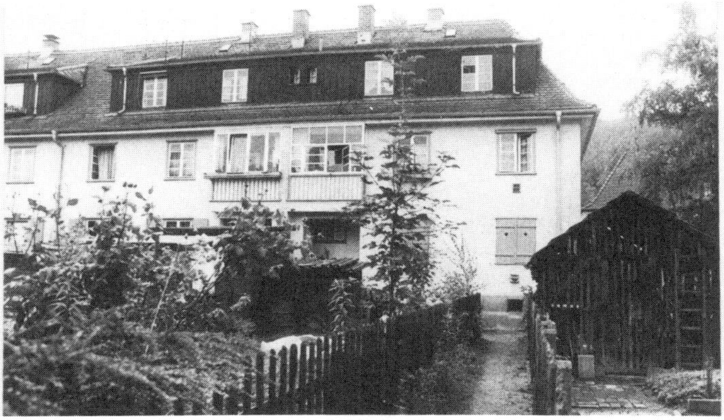

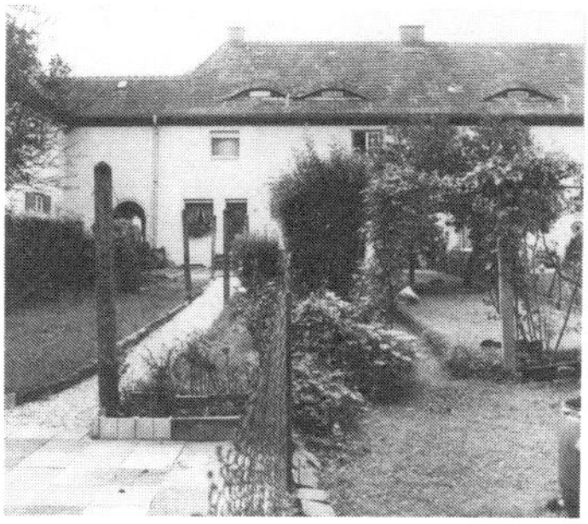

Wege, Gärten und Häuser sind nahezu unverändert, gerade auch weil sie nicht zu kaufen sind. So einfach entgeht man der Zerstörung.

Auch diese Gartenarchitektur spricht nicht von Sehnsüchten, sondern meint die Burg. Im Verlies wohnt der Frosch, wenn er will:

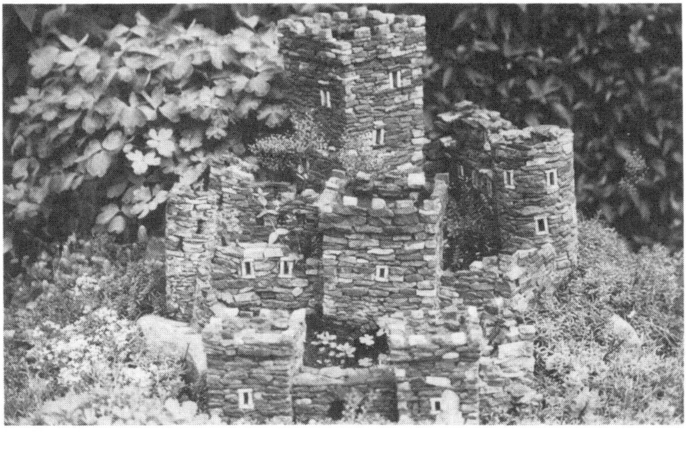

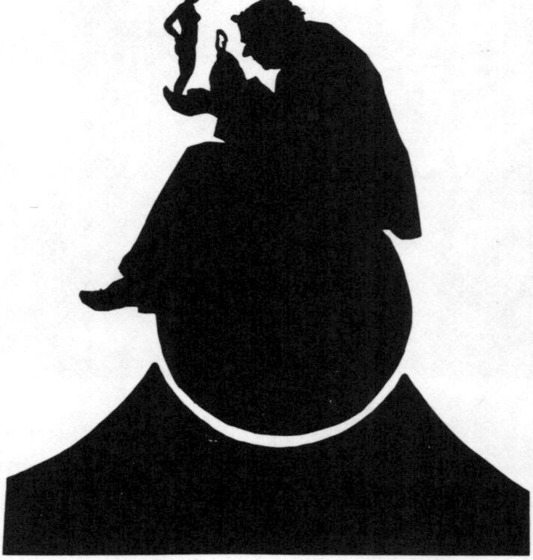

Groddeck zum Seelensucher:
„Nicht Freud hat den Menschen mit dem Hinterteil auf die Welt gesetzt, er saß schon darauf, ehe Freud geboren ward; nicht Freud gab dem Menschen Figürchen und Vergrößerungsglas in die Hand, er nimmt ihm beides als gütiger Lehrer fort und dreht ihn mit sanfter Hand der Welt zu: Sieh, wie groß die Erde ist und wie klein das Dingchen, das dir so wichtig vorkommt; schau dich um, das bißchen Freude, das die Sexualität macht, kannst du überall finden. Die Welt ist durchtränkt davon."

Groddeck an Freud, Baden-Baden, April 1923
„...Ich habe nie Schüler gehabt, habe vielmehr die Überzeugung, daß meine Begabung wesentlich Krankenbehandlung ist. Auch von meiner Schriftstellerei, mit Ausnahme des Seelensuchers, halte ich nicht viel..."

„Der Seelensucher ist von über zwanzig Verlagsanstalten abgewiesen worden und würde vermutlich noch heutigen Tages in der Schublade liegen, wenn nicht Freud sich seiner erbarmt hätte." (Die Arche, 1927)

Der Es-Punkt:

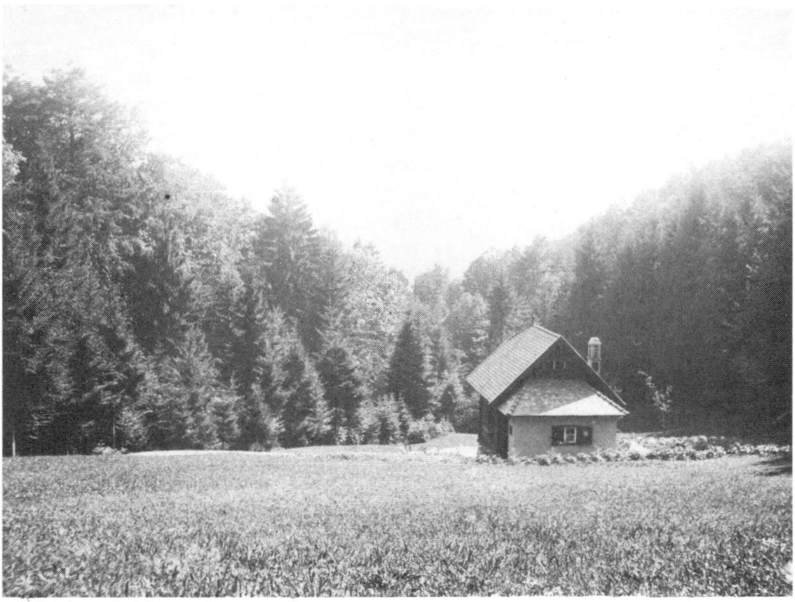

In dieser Hütte (nach vielen Rundblicken wurde der Standort oberförsterlich bestätigt: Gewann Watschenmatt, Lichtenthal) entstand „Das Buch vom Es“. Nach Kriegsende sollen sich in ihr Restnazis verschanzt gehalten haben. Abgerissen.

Groddeck an Freud, Baden-Baden, 31. 12. 1920

„...Am Montag gehe ich, seit sechs Jahren zum erstenmal, in die Ferien, in den Schwarzwald, in ein Häuschen abseits von allen Menschen, nur begleitet von meiner Assistentin, ohne dienstbaren Geist und ohne die Gefahr, irgend jemanden zu sehen. Sie wird kochen und ich werde Holz hacken und Zimmer kehren, wir werden im Wald herumstreifen, Vögel und Rehe füttern und viel dösen. Und wenn es der Himmel will, werde ich das Buch über das Ubw anfangen. Etwas Populäres. Vor ein paar Jahren hatte ich den Drang, es zu schreiben, jetzt muß ich mich dazu zwingen...“

Freud an Groddeck, Wien, 9. 1. 1921

„... Großer Neid ob Ihrer Waldfahrt, aber keine andere Zeit des Jahres? ...“

Freud an Groddeck, Wien, 17. 4. 1921

„... Die fünf Briefe sind charmant; ich bin fest entschlossen, Sie zu keinem anderen Verlag wandern zu lassen. Besonders wo Sie von sich selbst erzählen, sind Sie unwiderstehlich .. “

Groddeck an Freud, Baden-Baden, 22. 5. 1921

„Darf ich gleich mit einer Bitte beginnen? Kommen Sie doch auf ein paar Wochen hierher. Wann es Ihnen paßt... Soviel ich auch von der Welt gesehen habe, der schönste Ort ist Baden-Baden. Ich bin selbst eingewandert, ein Preuße und liebe die Süddeutschen ebensowenig, wie sie mich lieben. Aber das Land ist schön. Die einzige Schwierigkeit ist, daß ein Verliebter in Ihrer Nähe ist... Lieber Herr Professor, kommen Sie doch her nach Baden...“

Freud an Groddeck, Wien, 29. 5. 1921

„... Ich muß natürlich ablehnen... Der wirkliche Grund ist ein andrer. Weil mir nämlich die Jugend abhanden gekommen ist... Im Grunde hat man in den Jahren nur noch ein Bedürfnis, das nach Ruhe... Daß Ihre Freundin Sie nicht mehr um die Fortsetzung des Briefwechsels drängt, ist nicht hübsch von ihr...“

Groddeck an Freud, Baden-Baden, 2. 7. 1921

„... Die Freundin hat sich Ihre Mahnung zu Herzen genommen und mir so lange auf dem Bauche gekniet, bis wieder ein paar Geisteskinder losgelassen worden sind. Sie gehen Ihnen in den nächsten Tagen zu .. “

Freud an Groddeck, Bad Gastein, 29. 7. 1921

„... Die weiteren Briefe an Ihre Freundin erhalten und hier in Ferienruhe gelesen. Ich liebe besonders Ihre Anfänge und die Brocken einer Selbstanalyse, da werden Sie direkt anmutig. Einige kleine Unarten könnten Sie opfern und manche Details ändern, an denen der Analytiker Anstoß nähme... Die Bruchstücke von Krankenanalysen schreien nach mehr...“

Groddeck an Freud, Baden-Baden, 6. 8. 1921

„... Ich schicke Ihnen in ein paar Tagen wieder einen Stoß Freundinnenbriefe. Auf die Frage nach Komposition, Umfang und Endziel kann ich nur bedingt antworten. Komposition ist nicht drin; das Endziel war

ursprünglich ein gemeinverständliches Buch über Psychoanalyse zu schreiben, das die Behandlung erleichtern sollte. Inzwischen bin ich dahintergekommen, daß Bücher keinen Nutzen für die Behandlung haben. Ich schreibe also ohne Endziel, bloß zu meinem Vergnügen und um denen, die meine Schreibart mögen, die Langeweile zu vertreiben und sie ein wenig durch Necken an mich heranzuziehen. Den Umfang kann ich jederzeit ausdehnen oder einengen. Vielleicht sagen Sie mir, wenn es genug ist.
Ich mag gar nicht noch einmal lesen, was ich Ihnen eben geschrieben habe. Es ist eine klotzige Hitze und trotzdem ich in nahezu völliger Nacktheit sitze, triefe ich von Weisheit und Schweiß. Lieber wäre es mir, Sie wären hier . . ."

Freud an Groddeck, Seefeld in Tirol, 27. 8. 1921

„...Bekenne mich zu Empfang und Lektüre der dritten Sendung Ihrer Briefe an eine Freundin. Ebenso faszinierend wie die früheren, vielleicht minder mutwillig. Schon seiner Eindringlichkeit wegen soll diese Produktion, die das wirklich Neue an der Psychoanalyse betont, unter die Leute kommen, ihre Vorurteile und Beengtheiten auflockern und sie zu kräftigen Schimpfentladungen anregen..."

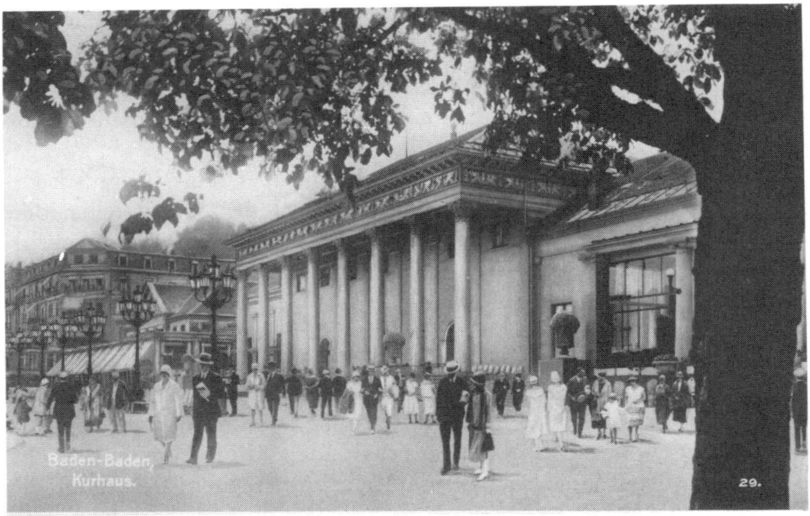

Gesellschaft der 20iger Jahre vor dem Kurhaus.

Ingeborg Bachmann
Entwurf einer Kritik über Groddeck

(Die Rezension entstand 1967 nach Veröffentlichung der Groddeck-Bücher im Limes Verlag; für den „Spiegel" bestimmt)

Im Jahr 1933 schrieb der Baden-Badener Direktor einer Klinik, der Massagearzt Georg Groddeck, einen Brief an den neuen Reichskanzler mit dem Ersuchen, den unerhörten Vorgängen, die er beobachtete (wie er sie beobachten konnte, obwohl das so vielen Millionen nicht gelang, bleibt ein Rätsel), Einhalt zu gebieten. Einige Zeit später wurde er von Freunden gewarnt, sein Brief hatte offenbar den Adressaten und die Gestapo erreicht, und sie überredeten ihn, zu fliehen. 1934 starb er in der Schweiz. Auf den Scheiterhaufen in Deutschland brannten seine Bücher, die heute wieder im Limes Verlag erscheinen, dem nicht genug zu danken ist und der hiermit ausdrücklich gebeten wird, diese Ausgabe zu vervollständigen.

In der Zwischenzeit wurde sein Gesamtwerk in England gedruckt und beeinflußte unter anderem, wenn ich richtig informiert bin, auch einige Schriftsteller, die Generation Henry Miller, W. H. Auden, und zuletzt Lawrence Durrell, der zu der deutschen Ausgabe einen Essay geschrieben hat. Der Name Durrell hätte nun dem Goddrecks vielleicht hier wieder ins Licht verhelfen können, aber offenbar ist das nicht geschehen, denn auch ein paar Ausschnitte aus Kritiken bezeugen noch nicht, daß Bücher leben, daß ein Autor zurückgekommen ist ins Gedächtnis.

Es ist sehr schwer, eine vernünftige Kritik über seine überaus komplexe Persönlichkeit zu schreiben. Ein glänzender Schriftsteller, den man aber auch lesen kann, wenn man ein paar Volksschulklassen absolviert hat, seine Prosa ist witzig, trivial, großartig, es gibt die Stellen, wo man, ohne je mit einer Arteriosklerose zu tun zu haben, plötzlich darüber zu lesen anfängt, nicht wegen der Krankheit mit diesem Etikett, sondern weil es zu einem ununterbrochenen Dialog zwischen dem Arzt und dem Patienten oder Expatienten oder künftigen Patienten kommt, denn krank waren wir ja alle, sind wir alle, werden wir alle, und da erfahren wir, was wir in keiner Sprechstunde zu hören bekommen. Es ist ein sehr aufreizender, sehr grausamer, sehr zärtlicher Partner, und die Zeugnisse, die es von seinen ehemaligen Patienten gibt, sind denn auch merkwürdig. Groddeck, der die Massage weiterbetrieb und Psycho-

Analyse, unabhängig von seinen Entdeckungen bei Freud und seiner grenzenlosen Bewunderung für den Doktor aus Wien, das Genie... Daß Groddeck selbst ein Genie war, ist ihm womöglich nicht in den Sinn gekommen. Heute würde man ihn zu den Vätern oder vielleicht den bedeutendsten Vorläufer der Psychosomatik nennen. Aber damit ist immer noch nichts gesagt. Vor allem sollte jedem, zu seinen Hustentropfen oder seiner Spritze, das alte ›*Buch vom Es*‹ mitverschrieben werden. Aber wenn man »Pflichtlektüre« hört, stellt man sich schon etwas Langweiliges vor, und eines ist Groddeck nie – langweilig, doktrinär, es fallen ihm tausendein Ding ein, aber er kommt nie aus dem Konzept, ob er ein Bild von Leonardo ansieht, von einer Geschichte erzählt, als Patrick Troll verkleidet an die imaginäre Freundin seine Briefe schreibt, die im ›*Buch vom Es*‹ stehen, das zu den Klassikern dieses Jahrhunderts gehören wird.

‹...› Groddeck war unbekümmerter als Freud, er mußte sich kein wissenschaftliches Ansehen sichern, er ist als Theoretiker schwächer, aber in einem Gedanken so kühn, dem Hauptgedanken, ‹...›.

Was Groddeck gedacht hat, ist nicht überholt worden, auch nicht von der psychosomatischen Medizin, die oft gescholten, schon der Definition nach, auch einen langen Weg gegangen ist. Denn in diesem Hauptgedanken kann kein Fortschritt der Medizin ihn übertreffen.

Die wenigen Torheiten, die in diesen Büchern stehen, die man nicht riechen und leiden kann, sind nur das kleine Mißbehagen, das man jedem Großen gegenüber empfindet, der nicht vollkommen ist. Aber Groddeck wollte nicht nur nicht vollkommen sein, er hat für alles, was er geschrieben hat, das große Gelächter der Unzulänglichkeit [sic!] gehabt. Seiner eigenen, der Menschen, der Schriftsteller, von denen er einige so herrlich interpretiert hat wie Goethe oder Ibsen, respektlos, weil furchtlos und nie ohne Ehrfurcht. Die Briefe an die Freundin sind doch das Schönste.

Immer ertappt, überführt er, liefert niemand aus, die Lüge ist für ihn ein Faktum wie Leben, und es ist auch gleichgültig, ob man einem Arzt die Wahrheit sagt oder nicht. Vielleicht haben die Heiligen in diesem Jahrhundert diese Sprache führen müssen, die eines Clowns und die eines Wissenschaftlers. Groddeck hätte wahrscheinlich auch lieber mit den Vögeln und den Fischen geredet, aber es ist ihm nichts anderes übrig geblieben, als seine Heiterkeit und Weisheit an diese komische und fürchterliche Spezies Mensch zu verschwenden, mit der er sich einverstanden erklärt hat, der er sich als Versuchsobjekt zur Verfügung stellte, um nicht der letzte, sondern der erste unter seinen Kranken zu sein.

Er hat seinen weißen Kittel als eine Farce betrachtet und das Ich des Kranken als Farce. Zwischen den beiden Demaskierungen ist ihm der revolutionäre Blick gelungen, der kindhafte, kindliche erste, auf die Phänomene, die es schon seit jeher gibt. Er war ein Träumer, ein großes Kind, er war ein wunderbarer Lügner, den seine wundervoll lügenden Kranken bezaubert haben, und nur er war der Kaiser Groddeck, wie Peer Gynt der Kaiser war, in dem er sich selber entdeckt hat, nicht bloß in einem Stück von Ibsen, sondern in einem, das er dazugeschrieben hat und das gleich lesenswert ist. Und er hat in jedem Augenblick die Wahrheit gesagt. Das können nur die Lügner.

Wer also wird diese Bücher nicht aufs Rezept schreiben? Und wer wird sie sich nicht selber verschreiben?

Es muß nicht unbedingt ein Arzt besser schreiben können, weil er besser denken kann als die meisten, aber in diesem Fall ist das zweifellos eine Koinzidenz von Schriftstellerei und Forschen und Erforschen in einem altmodischen Sinn, der hier einen neuen bekommen hat. Denn während es mit den Satelliten funktioniert und alles weitergeht – hier geht es nicht sehr weiter, und der Mensch ist bekanntlich ein dunkles Wesen. Das Unerforschte bleiben wir. *Es*, würde Groddeck sagen. Das sei ihm unbenommen, wie er es versteht, er hat es richtig verstanden.

Noch immer weiß niemand, was die Psychosen sind, und noch immer weiß niemand, was der Schnupfen ist.

In einer so mittelalterlichen Zeit ist es angenehm, sich mit einem der ersten Aufklärer beschäftigen zu können. Man wird, ohne viel zu wissen, ein Mitverschworener, weil man weiß, daß man nichts weiß, und früher oder später gezwungen wird, sich ein paar Gedanken darüber zu machen. Jemand hat geschrieben: Groddeck hatte einige kongeniale Patienten. Es müßte heute auch Ärzte geben, die kongeniale Patienten haben, denn man kann ja niemand heilen, man kann nur gemeinsam weiterkommen. Miteinander jedenfalls, denn es gibt nicht da den Arzt und dort den Patienten, den Leidenden, es gibt nur diese abstruse Symbiose, über die Freud und nebenbei auch Groddeck genug gesagt haben.

In diesem Punkt waren sie sich einig. In einer bürokratisierten Medizin ist das nicht mehr vorstellbar, es kann nur noch die Glücksfälle geben, die den weitren Weg entscheiden können. Die Revolution hat wieder einmal ihre Kinder gefressen. In dem Moment, wo man anfing, zum erstenmal etwas zu kapieren, nach Jahrhunderten von Aberglauben und Düsternis, also Unwissenschaftlichkeit, ist auch diese Wissenschaft, die jeden von uns betrifft, dazu verdammt, zu kapitulieren. Mit Krankenzetteln, Abrechnungen, Zehnminutenordination. Und man weiß doch heute, man weiß etwas mehr. Auch der Doktor X, der sich abhetzt und Blutdruck mißt und Herzfrequenz feststellt, weiß, daß die Medizin etwas anderes ist, aber dazu reicht ihm die Zeit nicht, das ist kein Vorwurf, er muß ja zum nächsten Herzinfarkt. Und hat 5 Mark verdient, wenn's hochkommt.

Und so blöde ist auch kein Dorfbader mehr, daß er es nicht wüßte, halbwegs, was Kranksein ist.

Die guten Ärzte haben es übrigens immer gewußt, es waren nicht immer die Spezialisten, sondern sehr oft die kleinen Ärzte, die ihre Patienten kannten und das Wort Psycho-Analyse nicht einmal aussprechen konnten. Aber gewußt haben sie es.

Die Medizin hat, wie einige andre Wissenschaften, ihre ersten grandiosen Jahrzehnte hinter sich. Das heißt aber zugleich, daß sie im Anfang ist. Wie Frühsozialismus, Frühchristentum, irgendwas, das mit Früh anfängt. Nun kann man sich zur Not aus vielen Wissenschaften heraushalten. Man versteht auch nicht und will nicht verstehen, aus Selbstschutz. Auch die Ärzte, die unseligen, aus Selbstschutz.

Groddeck hatte es nicht mit »Nervenkrankheiten« zu tun, die Freud selektiert und klassifiziert und mit der Schaffung der Neurosenlehre und seiner Analyse (---); er war ein gewöhnlicher Arzt, hatte mit ganz gewöhnlichen Krankheiten zu tun, mit Lungenkranken und Herzkranken, mit Rheumaleiden und Kniegelenk, mit Bruch und Arteriosklerose, mit Nieren und Darm. Er hat sein Handwerk bei dem großen Schweninger erlernt, dem Leibarzt Bismarcks, und es ist zu vermuten, daß er für seine Zeit viel erlernt hat.

Was er sicher nicht erlernen konnte, das war, sich fragen, warum denn seine Kranken krank seien, und was denn die Krankheit sei. Warum hat jemand Schnupfen, warum hat jemand Syphilis, warum ist jemand magenkrank. Was bedeutet das, was heißt das. Und wenn man weiß, was es bedeutet, wie behandelt man es. Und welche Rolle spielt der Kranke dabei.

Groddecks erste und kühnste Vermutung hat sich als richtig erwiesen, es gibt keine Krankheit, die nicht vom Kranken produziert wird, auch keinen Beinbruch, keinen Nierenstein. Es ist eine Produktion, wie eine künstlerische, und die Krankheit bedeutet etwas.

Sie will etwas sagen, sie sagt es durch eine bestimmte Art zu erscheinen, zu verlaufen und zu vergehn oder tödlich zu enden. Sie sagt das, was der Kranke nicht versteht, obwohl sie sein eigenster Ausdruck ist, und man kann dennoch den Kranken dazu bringen, wenn es nötig ist zu erkennen (Groddeck hielt es nicht in allen Fällen für nötig zu analysieren oder nur kurz, manchmal aber lange), was er damit sagen wolle. Das scheint schwierig für den Kranken zu sein, denn wie soll er wissen, wie er zu einer Grippe kommt, es gibt ja bekanntlich Mikroben. Für Groddeck ist das Nonsens. Eine causa externa für Krankheiten gibt es nicht. Für Groddeck ist auch eine Infektion nichts weiter als die ausdrückliche Suche des *Es*, denn er ist es, der das berüchtigt-berühmte Wort geprägt hat, und Freud hat es von ihm übernommen und auf andere Weise verwendet (ein Kapitel für sich).

Dieses *Es*, das Unbewußte, etwas nur deswegen Geheimnisvolles, weil das Leben es ist, weil die Natur es ist, denn ein andres Geheimnis würde Groddeck, der von Durrell fälschlich als Philosoph oder Metaphysiker bezeichnet wird, ablehnen, ein Mann, der so klar denkt und die kompliziertesten Sachverhalte einem Kind erklären und anschaulich machen kann, braucht keine Geheimnisse – er stellt nur etwas fest, von dem er nichts weiß, dessen Auswirkungen allein er kennt – und das *Es* ist für ihn ein Hilfswort, es ist kein Ding an sich, sondern es soll heißen, da ist etwas, das ist da und stärker und viel stärker als das Ich, denn das Ich vermag ja nicht einmal willentlich einzugreifen in die Atmung, in die Verdauung, in den Kreislauf, das Ich ist eine Maske, die Hoffart, mit der jeder von uns herumgeht, und wir werden vom *Es* regiert, das *Es* tut das, und es spricht durch die Krankheit in Symbolen. Wieder ein gefährliches Wort. Für Groddeck nicht. Das Symbol und die Sache sind eins. Ein Beinbruch ist nicht das Symbol für etwas, sondern ein Beinbruch ist es, was gesagt wird, und der Kranke kann sehr oft auch spontan sagen, warum er sich dieses Bein gebrochen hat.

Groddecks Methoden müssen noch vor zehn Jahren belustigend geklungen haben. Heute glaube ich, daß man einige wieder zu schätzen wüßte.

Er muß, vom Helfen besessen, ein sehr grober Arzt gewesen sein. Grob mit einem Vorbehalt. Er wußte, warum er es war. Seine Todeskandidaten legte er nicht ins Bett, um sie tagelang weitersiechen zu lassen, er ließ sie im Sonnenschein spazierengehen, bis zur letzten Sekunde, er hatte einen zu großen Respekt vor dem Leben, und seine andren Patienten, die Lebenskandidaten, mit denen sprang er oft reichlich grob um, einer seiner berühmtesten Patienten und Bewunderer, der Graf Keyserling, schreibt darüber: „So heilte er durch eine Kombination von Psychoanalyse und Massage, bei welcher Weh-Tun eine nicht zu unterschätzenden Rolle spielte: Aus der Abwehrbewegung gegenüber dem Schmerz wuchs bei seinem Patienten – denn zu ihm kamen nur solche, welchen Groddeck kongenial war – der Heilungswille, und zugleich fiel

ihm beim akuten Schmerz, durch stichwortartige Fragen aufgerufen, allemal zur Kur Dienliches sein."
Diese scheinbare Grobheit verdankte er seiner enormen Intuition. Wenn man weiß, was einen Kranken krank macht, kann man ihm, so oder so, helfen. Groddeck hat die Massage zeitlebens als Methode beibehalten, nicht weil er an sie glaubte, er hielt jede Methode für richtig. Und er hielt die Analyse für richtig, zu der er allein gekommen war, unabhängig von Freud, obwohl er später immer wieder auf Freud hinweist.

Was er mit ihm gemeinsam hatte, das war weniger, als es den Anschein hat; es war vielmehr die Medizin, die ein paar große Anstöße nötig hatte und diese Genies brauchte.

Wenn man mit einem Autor ein paar Monate zugebracht hat, mit ihm so oft sich zerstritten hat, mit ihm sich so befreundet hat, ist es schwer, einen vernünftigen Schluß zu finden. Diese Kritik ist keine Kritik. Die Kritik wird erst stattfinden, sie ist auch nötig. Sie ist ein Hinweis, eine Aufforderung, ein Wunsch, einen Autor mit anderen zu teilen, den man lieber für sich behalten hätte, eifersüchtig, und weil man sich von einer Eifersucht befreien muß.

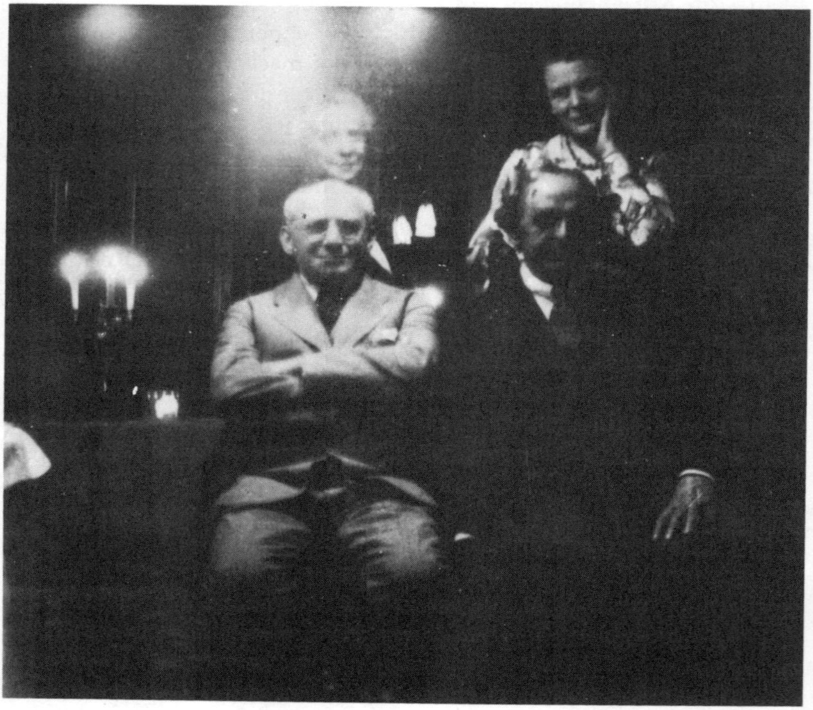

Die Ehepaare Groddeck und Ferenczi. Sándor Ferenczi (Pionier der Psychoanalyse) besprach Groddecks Arbeiten, schrieb für Groddecks Arche und analysierte Groddeck bei verschiedenen Aufenthalten in Baden-Baden; Groddeck massierte und behandelte seinen Freund.

Groddeck an Ferenczi, Baden-Baden, 1922

„...Ich glaube, der Unterschied zwischen uns beiden ist der, daß Du gezwungen bist, die Dinge verstehen zu wollen und daß ich gezwungen bin, nicht verstehen zu wollen. Mit anderen Worten, die aus den Gedankengängen der psychoanalytischen Mode entnommen sind, ich fühle mich in der Imago des Mutterleibes mit seinem Dunkel wohl und Du willst davon fort. Bei so verschieden gerichteten Trieben geht der Unterhaltungsstoff nicht aus, und das ist eine Gewähr für die Dauer der Freundschaft...“

Sándor Ferenczi

Der Seelensucher
Ein psychoanalytischer Roman

(1921)

Groddecks Name dürfte aus der deutschen Literatur vielen bekannt sein als der eines temperamentvollen Arztes, dem der wissenschaftliche Dünkel so vieler Gelehrten stets ein Greuel war und der, gleichwie der ihm wesensverwandte Schweninger, Menschen und Dinge, Krankheiten und Heilungsvorgänge mit eigenen Augen besah, mit den eigenen Worten beschrieb und sich nicht in das Prokrustesbett einer konventionellen Terminologie zwängen ließ. Manche seiner Aufsätze schienen gewissen Thesen der Psychoanalyse zu ähneln, doch wandte sich ihr Autor anfangs auch gegen die Freudsche, wie gegen jede Schule überhaupt. Sein Wahrheitfanatismus erwies sich aber schließlich noch stärker als das Hassen jeder schulmäßigen Gelehrsamkeit: er bekannte öffentlich, daß er gefehlt hatte, als er gegen den Schöpfer der Psychoanalyse loszog, und – was noch ungewöhnlicher ist – er entlarvte *coram publico* sein eigenes Unbewußtes, in dem er die Tendenz nachwies, ihn aus purem Neid in die Gegnerschaft zu Freud gedrängt zu haben. Man darf sich nicht wundern, daß Groddeck, auch nachdem er sich zur Psychoanalyse bekannte, nicht die gewohnte Bahn eines normalen Freud-Schülers, sondern auch hier eigene Wege ging. Für die psychischen Krankheiten, das eigentlich Gebiet analytischer Forschung, hatte er überhaupt wenig Interesse übrig, sogar die Worte ‚Psyche' und ‚psychisch' klangen seinem monistisch gestimmten Ohr falsch. Er dachte ganz konsequent, daß, wenn er mit seinem Monismus recht hat und wenn die Lehren der Psychoanalyse richtig sind, letztere auch auf organischem Gebiet zu Recht bestehen müssen. Mit keckem Mute wandte er also die analytischen Waffen gegen die organischen Krankheiten und berichtete bald von Krankheitsgeschichten, die seine Annahmen merkwürdig bestätigten. Er erkannte in vielen Fällen schwerer körperlicher Erkrankung das Walten unbewußter *Absichten,* die nach ihm in der Verursachung von Leiden überhaupt eine hervorragende Rolle spielen. Bakterien sind, wie er meint, immer und überall da, es hängt vom unbewußten Willen des Menschen ab, wann und wie er sich deren bedienen will. Ja auch die Entstehung von Geschwülsten, Blutungen, Entzündungen usw. kann durch solche ‚Absichten' begünstigt oder gar hervorgerufen werden, so daß Groddeck schließlich diese Tendenzen als conditio sine qua non einer jeden Erkrankung hinstellte. Das zentrale Motiv dieser latenten krankmachenden Absichten ist nach ihm fast immer der Sexualtrieb; der Organismus erkrankt leicht und gerne, wenn er dadurch eine sexuelle Lust befriedigen oder sich einer sexuellen Unlust entziehen kann. Und gleichwie die Psychoanalyse durch das Bewußtmachen versteckter Regungen und das Niederringen des Widerstandes gegen verdrängte Tendenzen Seelenkrankheiten heilt, so will Groddeck mittels methodischer analytischer Kuren den Verlauf schwerer Körperkrankheiten günstig beeinflußt haben. – Es ist mir nichts davon bekannt, daß auch andere Ärzte diese merkwürdigen Heilwirkungen nachgeprüft und bestätigt hätten, so daß wir einstweilen nicht bestimmt sagen können, ob wir es hier wirklich mit einer genialen neuen Heilmethode oder mit der suggestiven Macht einer einzelnen außergewöhnlichen ärztlichen Persönlichkeit zu tun haben. Keinesfalls darf man aber den Beweisführungen dieses Autors die Konsequenz, seiner Hauptidee die Ernsthaftigkeit absprechen.

Nun bereitet uns dieser Forscher eine neue und nicht geringere Überraschung: er stellt sich in diesem neuesten Werk als Romandichter vor. Ich glaube aber nicht, daß es ihm dabei in erster Linie um die Erwerbung literarischen Ruhmes zu tun gewesen wäre; er fand im Roman nur die passende Form, in der er die letzten Konsequenzen seiner Erkenntnisse über Krankheit und Leben, Menschen und Einrichtungen zum besten geben konnte. Wahrscheinlich hat er recht wenig Zutrauen zur Aufnahmefähigkeit seiner Zeitgenossen für Neues und Ungewöhnliches, und darum findet er es nötig, die Absonderlichkeit seiner Ideen mit Hilfe der Komik und der unterhaltsamen Erzählung zu mildern und den Leser gleichsam mit Lustprämien zu bestechen. – Ich bin kein Literat und maße mir kein Urteil über den ästhetischen Wert dieses Romans an, doch glaube ich, daß es kein schlechtes Buch sein kann, dem es, wie diesem, gelingt, den Leser vom Anfang bis zum Ende zu fesseln, schwere biologische und psychologische Probleme in witziger, ja belustigender Form darzustellen, und das es zustande bringt, derbzynische, groteske und tieftragische Szenen, die in ihrer Nacktheit abstoßend wirken müßten, mit seinem guten Humor wie mit einem Kleid zu behängen.

Das geistreiche Mittel, dessen er sich dabei bedient, ist, daß er seinen Helden Müller-Weltlein, den ‚*Seelensucher*', als einen genialen Narren darstellt, von dem der Leser nie sicher wissen kann, wann er Erzeugnisse seines Genies und wann die seiner Narrheit zum besten gibt. So kann sich dann Groddeck-Weltlein manches vom Herzen reden, was er weder in einem wissenschaftlichen, noch in einem ernsthaft gemeinten phantastischen Buche hätte mitteilen können, ohne alle Welt herauszufordern. Der entrüstete Bourgeois hätte sofort nach der Zwangsjacke geschrien, da sie sich aber der spöttische Autor von vornherein anzog, bleibt auch dem Hüter der Moral nichts anderes übrig, als gute Miene zu machen und mitzulachen. Doch so mancher Denker, Arzt und Naturphilosoph wird in diesem Buch Ansätze einer von allen Fesseln herkömmlicher Mystik und Dogmatik befreiten Weltanschauung erkennen, oft auch geistvolle Anleitung zur Beurteilung von Menschen und Institutionen bekommen. Der erziehliche Wert des Buches aber liegt darin, daß er, wie einst Swift, Rabelais und Balzac, dem pietistisch-hypokritischen Zeitgeist die Maske vom Gesicht reißt und die dahinter versteckte Grausamkeit und Lüsternheit, wenn auch mit dem Verständnis für deren Selbstverständlichkeit, offen zur Schau stellt.

Über den Inhalt des Romans kann man auszugsweise überhaupt kaum Bericht erstatten. Sein Held ist ein älterer Junggeselle, dessen geregelte, in beschaulicher Lektüre verbrachte Einsamkeit durch das plötzliche Auftauchen einer verwitweten Schwester und ihres mannbaren Töchterchens gestört wird. Was zwischen dieser Tochter und unserem Helden eigentlich vorging, erfahren wir nie ausdrücklich, können es auch aus dunklen Andeutungen kaum erraten. In den Betten des Hauses nistet sich Ungeziefer – Wanzen – ein, bei dessen Vertilgung der Hausherr eifrig mithilft. Während dieser Jagd nach den blutrünstigen Schmarotzern wird unser Held 'verrückt', das heißt, er befreit sich von allen Fesseln, die einem sonst Erbschaft, Überlieferung und Erziehung anlegen. Er wird wie 'umgewechselt', wechselt sogar den Namen und wird zum Landstreicher, zugleich sichern ihm aber sein Geld und seine alten Beziehungen den Zugang auch zu den höheren und höchsten Gesellschaftsschichten. Und wo er nun hinkommt, macht er von der Narrenfreiheit Gebrauch, den Leuten die Wahrheit an den Kopf zu werfen, und so kommt auch der Leser dazu, die Wahrheiten zu hören, die sogar Groddeck nicht anders als mit der Schellenkappe auf dem Haupte zu sagen sich getraut. Wir sehen und hören unseren Müller-Weltlein im Polizeigefängnis, in einem kleinbürgerlichen Kegelklub, im Krankensaal eines Spitals, in der Bildergalerie, im zoologischen Garten, im Eisenbahnabteil der IV. Wagenklasse, in einer Volksversammlung, beim Ferministenkongreß, unter abgefeimten Prostituierten, Schwindlern und Erpressern, sogar beim Saufgelage eines königlich preußischen Prinzen. Überall redet und gebärdet er sich wie ein richtiges 'enfant terrible', das alles bemerkt und rücksichtslos heraussagt, das sich sogar bewußt zum unentrinnbar kindischen Grundwesen auch des Erwachsenen offen bekennt und allen großsprecherischen und großtuerischen Heuchlern ein Schnippchen schlägt. Das Leitmotiv seiner Narrheit, gleichsam seine Stereotypie, bleibt, offenbar als Erinnerungsrest des angedeuteten, traumatisch wirksamen Ereignisses, die Wanze, deren vielgestaltige Symbolik zu wiederholen er nicht müde wird. Aber auch sonst freut er sich wirklich wie ein Kind an jeder symbolischen Gleichung, die er nur entdecken kann und in deren Aufspüren er es zur Meisterschaft bringt. Die Symbolik, die die Psychoanalyse zaghaft als einen der gedankenbildenden Faktoren einstellt, ist für Weltlein tief im Organischen, vielleicht im Kosmischen begründet, und die Sexualität ist das Zentrum, um das sich die ganze Symbolwelt bewegt. Alles Menschenwerk ist nur bildliche Darstellung der Genitalien und des Geschlechtsaktes, dieses Ur- und Vorbildes jedes Sehnens und Trachtens. Eine großartige Einheit beherrscht die Welt; die Zweiheit von Körper und Seele ist ein Aberglaube. Der ganze Körper denkt; in der Form des Schnurrbartes, eines Hühnerauges, ja der Entleerungen können sich Gedanken äußern. Die Seele wird vom Körper, der Körper von den Seeleninhalten „angesteckt"; von einem 'Ich' darf eigentlich nicht gesprochen werden, man lebt nicht, sondern wird von einem Etwas „gelebt". Die stärksten „Ansteckungen" sind die sexuellen. Wer die Erotik nicht sehen will, wird kurzsichtig; wer etwas „nicht riechen" kann, bekommt einen Schnupfen; die Form der bevorzugten erogenen Zone kann sich an der Gesichtsbildung, zum Beispiel als Doppelkinn, manifestieren. Der Geistliche wird durch seinen Talar „priesterlich angesteckt"; nicht die Frau strickt den Strumpf, sondern die Handarbeit verstrickt das weibliche Geschlecht in eine erbärmliche Kleinlichkeit. Die höchste menschliche Leistung ist das Gebären; die geistigen Anstrengungen des Mannes sind nur lächerliche Nachahmungsversuche. Die Sehnsucht nach Kindern ist so allgemein – in Mann und Weib –, daß „niemand fett wird, es sei denn aus ungestilltem Verlangen nach einem Kinde". Sogar Krankheit und Wunden sind nicht nur Quellen des Leides, aus ihnen sprießt auch „die nährende Kraft der Vollendung".

Am heimischsten fühlt sich natürlich Weltlein in der Kinderstube, wo er lustig mit den Kindern mitspielen, ihre noch naive Erotik mitgenießen kann. Am hämischsten aber zieht er gegen die Gelehrten und besonders gegen die Ärzte los, deren Beschränktheit die beliebteste Zielscheibe seines Spottes ist. Eine wenn auch recht feine Ironie bleibt auch der psychoanalytischen Dogmatik nicht erspart, doch ist das die reine Zärtlichkeit mit der Grausamkeit verglichen, mit der der 'Schulpsychiater' an den Pranger der Lächerlichkeit gestellt wird. Nicht ohne Wehmut hören wir zum Schluß vom katastrophalen Lebensende dieses lachenden Dulders. Er kommt bei einer Eisenbahnkatastrophe um, – verleugnet aber auch postmortal seinen Zynismus nicht: sein Kopf ist nirgends zu finden, und seine Identität wäre nur mittels Einzelheiten seines restlichen Körpers festzustellen, was merkwürdigerweise nur die – Nichte versucht.

Das wäre die äußerst gedrängte Darstellung des Inhalts dieses 'psychoanalytischen Romans'. Sicher wird Groddeck-Weltlein „zu Tode interpretiert, kommentiert, zerrissen, beschimpft und mißverstanden werden", wie es von Rabelais in den 'Contes Drôlatiques' zu lesen steht. Doch gleichwie uns Pantagruel und Gargantua erhalten blieben, wird vielleicht eine spätere Zeit auch Weltlein Gerechtigkeit widerfahren lassen.

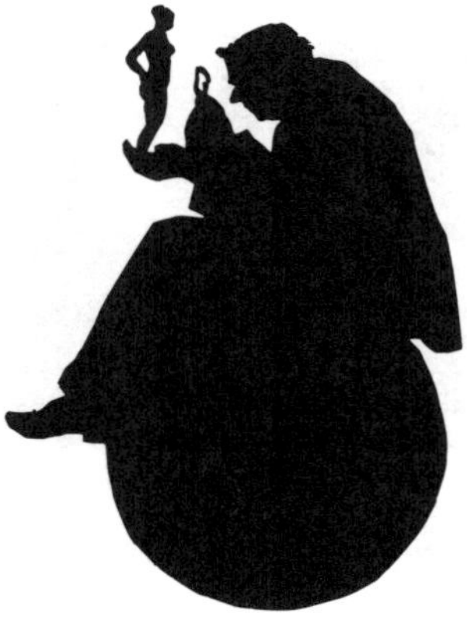

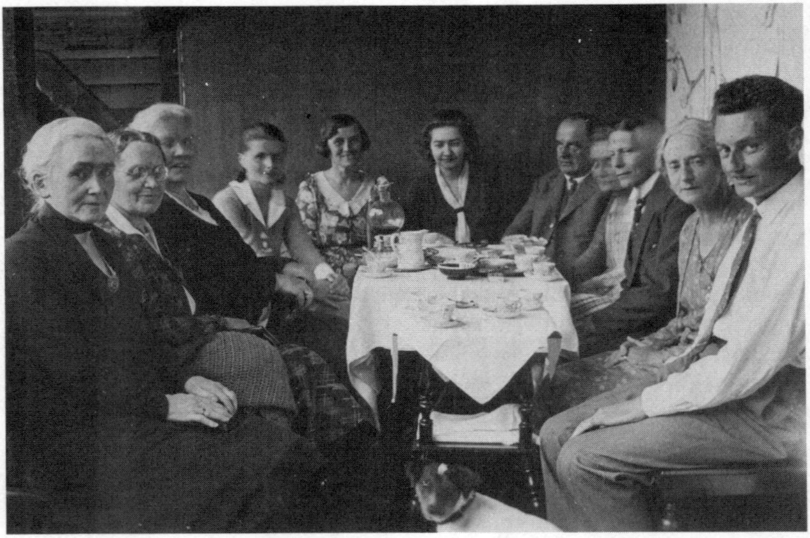

Gesprächsrunde auf der Marienhöhe

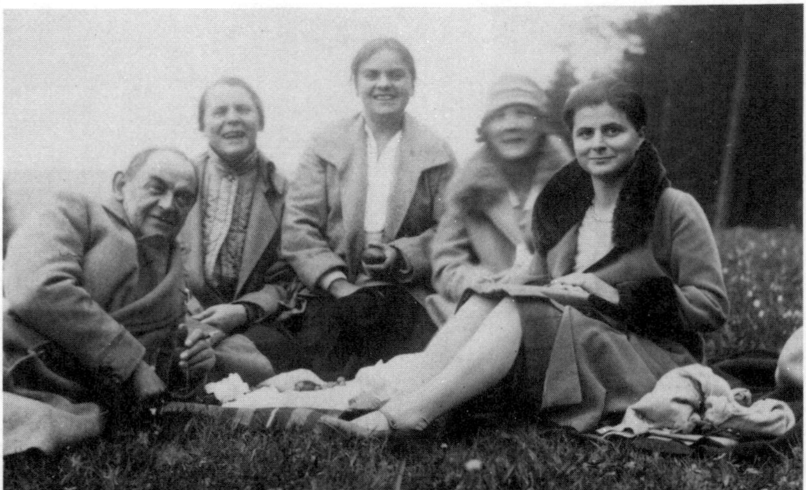

Frühstück im Grünen:
Rechts Margaretha Honegger, Groddecks Mitarbeiterin und heutige Nachlaßverwalterin.

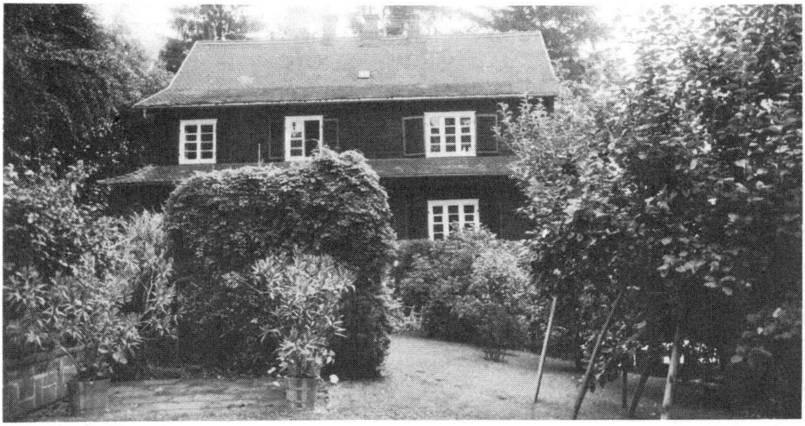

Letzter Wohnsitz in Baden-Baden, Hans-Thoma-Straße.

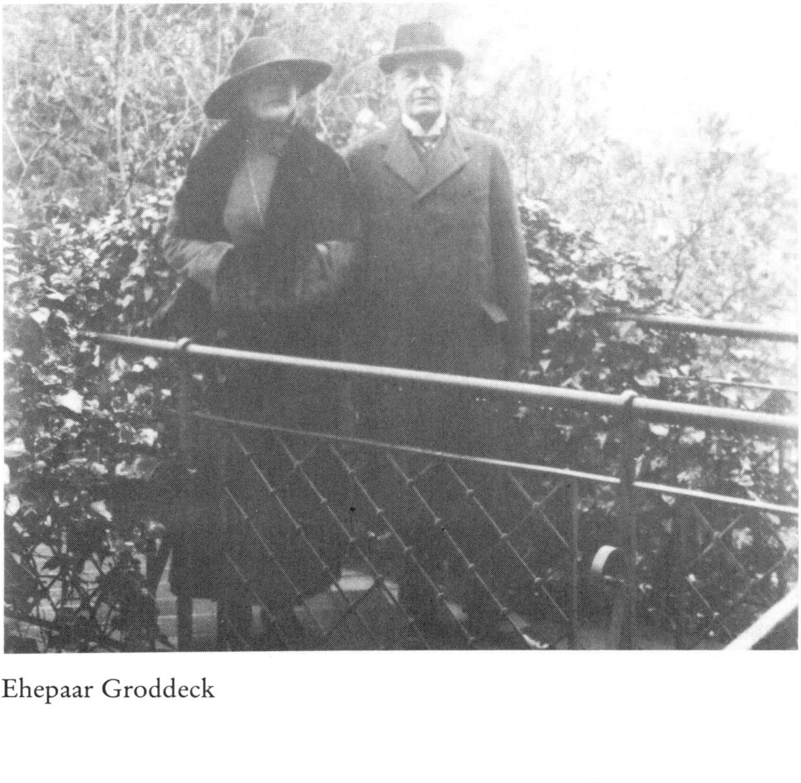

Ehepaar Groddeck

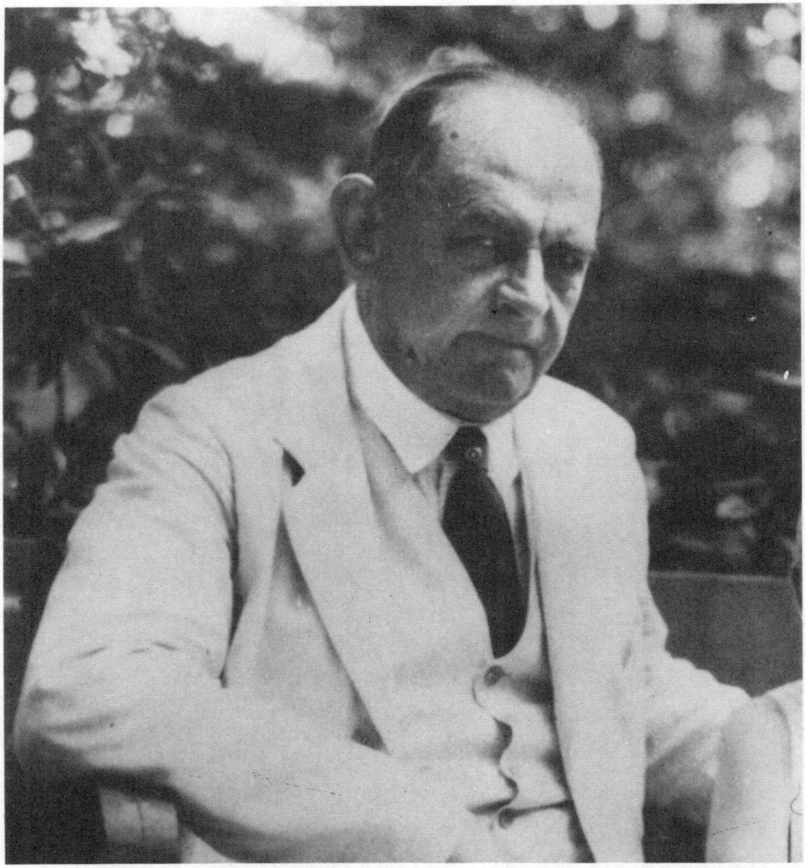

„Dreierlei ist es, was ich als Beiwerk meines weitern Lebens empfinde, was neben dem Bedürfnis, Arzt zu sein, und vor der Notwendigkeit Mensch zu sein, entbehrlich wird: Der Rückblick auf die Vergangenheit, das ironische Spiel mit dem Menschlichen, wie es im Seelensucher Form gewann, und der Wunsch, in bestimmter Weise zu lehren. Die Arche, die sich ohne mein Wollen und Handeln immer mehr zum Fahrzeug eines Einsamen umgewandelt hat, wird, denke ich, haltbar genug sein, um diese drei Güter, meine Lebenserinnerungen, den Seelensucher und das wenige, was ich von der Sprache des *Es* weiß, in die Nähe irgendeiner Küste zu bringen, an der sie dann stranden möge."

(Lebenserinnerungen)

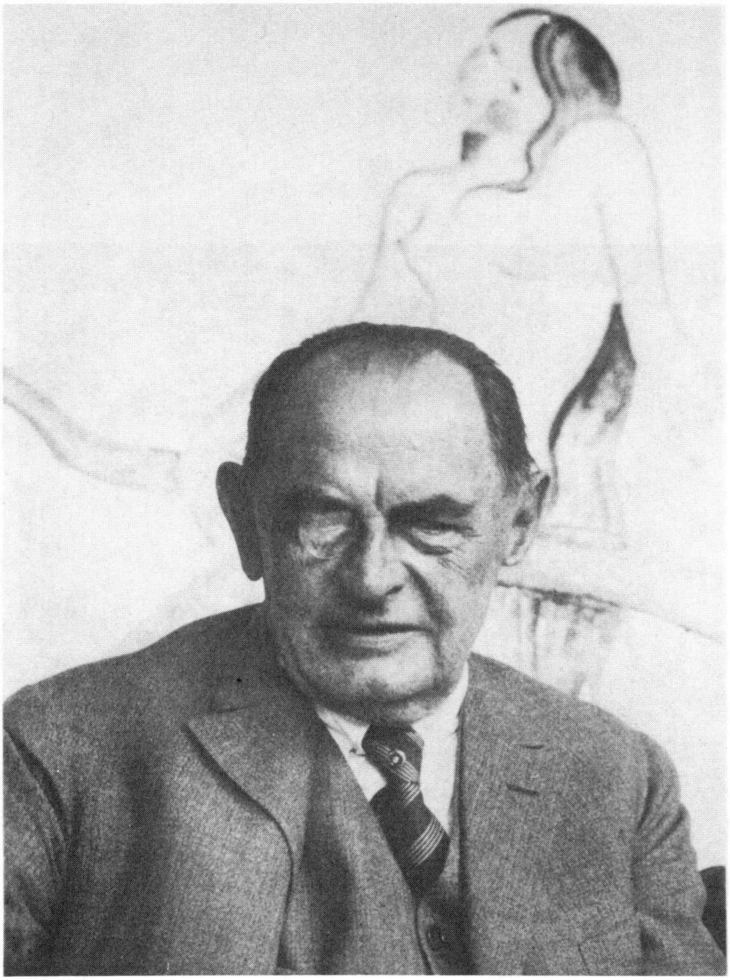

Am 2. Juni 1934 hält Groddeck seinen letzten Vortrag in Zürich, für die Schweizerische Psychoanalytische Gesellschaft. Er stirbt am 11. Juni 1934 im Sanatorium Schloß Knonau bei Zürich an Herzversagen. Die Beisetzungsfeier findet am 13. Juni im Krematorium Zürich statt, die Beerdigung am 16. Juni in Baden-Baden. Den Nachruf im Badeblatt schreibt Julius Stern, Freund und Patient von Groddeck. (Das Ehepaar Stern nahm sich vor einer Inhaftierung durch die Nazis das Leben).

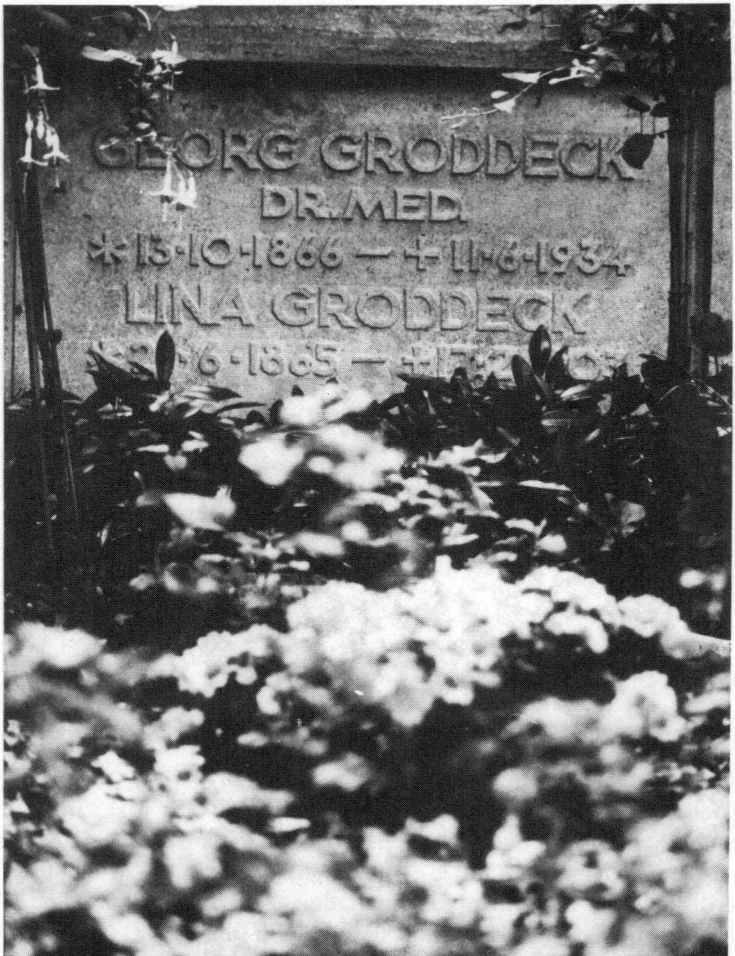
GEORG GRODDECK
DR. MED.
*13·10·1866 — + 11·6·1934
LINA GRODDECK

In das Geistesleben unserer Stadt ist durch das allzufrühe Hinscheiden des Arztes und Schriftstellers Dr. Georg Groddeck eine klaffende, schmerzende Wunde gerissen worden. Und auch in weiterem Kreise, auch im Auslande, aus dem seit Jahrzehnten körperlich und seelisch Leidende sein Sanatorium aufsuchten, wird man ihm noch lange nachtrauern.

Als er, der in der Gelehrtenschule Pforta eine gediegene humanistische Grundlage seiner Bildung erworben und nach Absolvierung des militärärztlichen Instituts in Schweningers Ärzteschule seine praktische Ausbildung gewonnen hatte, sich vor beinahe vier Jahrzenten hier niederließ, machte er schon bald durch die Besonderheit seines Wesens und Wirkens von sich reden. Schon früh drängte es ihn, auch literarisch (z. B. in Aufsätzen der Harden'schen „Zukunft") seinen eigenartigen, tief ethischen Anschauungen über die Aufgaben und Möglichkeiten des Arztes Widerhall zu verschaffen. Zusammenfassend hat er diese Seite seines Wirkens in dem originellen Buche „Nasamecu, der gesunde und kranke Mensch" dargestellt. Dessen seltsam anmutender Titel bedeutet Natura sanat, medicus curat und ist schon an sich ein Beweis für die im Grunde bescheidene Denkweise des Mannes, zu der sein oft sehr bestimmtes äußeres Auftreten nur scheinbar im Widerspruch stand. Wie erfolgreich er seinen Arztberuf ausübte, das konnte man während des Weltkrieges erleben, wo ihm manche ans Wunderbare grenzende Heilung von Kriegsverletzten gelang. Später trat er in sehr enge Beziehung zu dem Begründer der psychoanalytischen Wissenschaft, Sigmund Freud, und wurde einer der radikalsten Vorkämpfer dieser Forschungsmethode, die er nicht nur praktisch in seinem Sanatorium Marienhöhe übte, sondern auch theoretisch in vielen Aufsätzen und Büchern vertrat.

Diese seine schriftstellerische Tätigkeit griff aus dem Bedürfnis heraus, sich mit den Problemen der Zeit auch für einen weiteren Kreis geistig interessierter Menschen auseinanderzusetzen, schon früh auf das Gebiet der Belletristik und der Popularwissenschaft über. So entstand sein Zeit- und Entwicklungsroman „Ein Kind der Erde" und die Erzählung „Der Pfarrer von Langewiesche", worin schon alle geistig-seelischen Nöte der Vorkriegszeit anklingen. Zu dichterischer Höhe erhob sich sein künstlerisches Gestaltungsvermögen in dem tiefsinnigen Epos „Die Hochzeit des Dionysos". Und ein anderer Wesenszug, der für ihn besonders charakteristisch ist, eine oft überspitzte Ironie, die sich zu karikierender Selbstironie aber auch zu befreiendem Humor steigert, feiert Triumphe in dem psychoanalytischen Romane „Der Seelensucher“, von dem das Wort gelten kann, das Goethe auf den großen Satiriker des 18. Jahrhunderts, Lichtenberg, geprägt hat: „Wo er einen Spaß macht, liegt ein Problem zugrunde.“ Im „Buch vom Es“ ist dieses Problem, nämlich die Psychoanalyse, ernsthaft erörtert. Ein sittlicher Ernst lebt auch in den unter den Titel „Hin zu Gott-Natur“ zusammengefaßten Vorträgen, in denen jene Goethe‘schen Natur- und Weltfrömmigkeit waltet, die in dem Wort „Stirb und werde!“ ihr Glaubensbekenntnis ausspricht. „Ein Frauenproblem“ zeigt deutlich, daß auch Nietzsche zu seinen geistigen Ahnen gehört, zu dessen amor fati – liebendes Sichfügen in die Unabänderlichkeit des Schicksals – er sich bis in die letzten Tage seines Lebens bekannte. Eine geistreiche Deutung und Kommentierung der Ibsen‘schen gesellschaftskritischen Dramen ist jene Vortragsreihe, worin er die Frage aufwirft, ob die Stücke des großen Norwegers als Tragödien oder als Komödien aufzufassen seien. Sein letztes vor einem Jahre veröffentliches Buch „Der Mensch als Symbol“ wendet die psychoanalytische Methode in umfassenden und tiefdringenden Studien auf das Gebiet der Sprachforschung und der bildenden Kunst an, um auch auf diesen Wegen dem Symbolgehalt des geistig-seelischen Lebens nahezukommen; bescheiden, wie immer, will er auch hier keine endgültigen Resultate geben, sondern die berufenen Fachgelehrten zur Mit- und Weiterarbeit anregen. Diese Anstachelung zum Mitdenken war auch der Hauptzweck seiner ausgedehnten Vortragstätigkeit, die er nicht nur hier im Kreise seiner nächsten Freunde ausübte; man berief ihn auch an die „Schule der Weisheit“ des Grafen Keyserling in Darmstadt, an die Lessinghochschule in Berlin, nach Holland, Schweden, England, wie ja auch der Kreis seiner Patienten sich vielfach aus dem Auslande rekrutierte.

Wie in jedem wahrhaft vornehmen Menschen lebte in ihm ein starkes Sozialbewußtsein, das ihn trieb , so viel an ihm lag, auch das materielle Wohl seiner Mitmenschen zu fördern, nicht nur dadurch, daß er vielen seiner Patienten ein uneigennütziger Wohltäter war; er stellte seine starke Persönlichkeit auch in den Dienst der Gesamtheit, wo es ihm möglich war. Er schuf ehemals den Diskussionsklub, der zur Überbrükkung der Kluft zwischen den Bildungsgeschichten und Bevölkerungsklassen beitragen sollte. Er wurde Mitbegründer der Gemeinnützigen Baugenossenschaft und des Konsumvereins, in denen er das Amt des Aufsichtsratsvorsitzenden jahrzehntelang gewissenhaft betreute, in der ersteren bis vor kurzer Zeit, im letzteren bis in die jüngsten Tage. –

Die Vereinigung von wissenschaftlicher und praktischer Berufstätigkeit mit genialischem Künstlertum, die sich in seinem Wesen wie das

Standbein und das Spielbein einer klassischen Statue zusammenfügten, verlieh ihm einen eigentümlich beschwingten Lebensgang.

Aber humanistischer Aristokrat, der er war, konnte er in der veränderten Atmosphäre der Gegenwart nicht mehr recht atmen. Ein wohlmeinendes Schicksal erwies sich ihm dankbar dafür, daß er so viele angstgequälte Menschen on dem Grauen vvor dem Tode erlöst hat, und nahm ihn aus der Zeit, die nicht mehr s e i n e Zeit war, durch ein mildes Sterben weg. So dürfen wir an den letzten Satz seines letzten Buches denken: „Dieses Schicksal mit freudiger Wehmut zu bejahen ist Menschenpflicht und Menschenstärke" und als Trost das Bekenntnis empfinden, das als Grundton aus all seinen Lebensäußerungen klingt: „Stirb und werde!"

J. Stern

* * *

Zur Beisetzung der Asche fand sich am Freitag, 15. d. M., eine zahlreiche Trauerversammlung in der Halle des Krematoriums ein. Die Urne stand in einem Wald der herrlichsten Blumen, die von den Strahlen der Nachmittagssonne übergoldet waren. Die Grieg'sche Musik zu Peer Gynt erklang, und Kirchenrat Hesselbacher entwarf ein ergreifendes Bild von der schönen, starken, ringenden Menschlichkeit des Entschlafenen. Vertreter des Konsumvereins und der Baugenossenschaft legten Kränze nieder unter Würdigung seiner Verdienste. Baron Röder sprach ergriffen den Dank derer aus, denen Groddeck die im Kriege zerstörte Gesundheit wiederhergestellt hat. Die ärztliche Kollegenschaft war nicht vertreten.

Groddecks

Groddeck-typische Stellen aus den Werken:

(G) Hin zu Gott-Natur, 1909; (A) Die Arche, 1925 – 1927;
(S) Der Seelensucher, 1921; (Es) Das Buch vom Es, 1923;
(L) Lebenserinnerungen, 1929; (MaS) Der Mensch als Symbol, 1933

Der Mensch ist kein Ganzes, sondern ein Teil, er hat kein Recht auf eine bevorzugte Stellung in dem Weltall, kein Recht auf eine eigene Religion, auf einen eigenen Gott, kein Recht, die Natur als sein Eigentum zu betrachten, kein Recht, sich für besser zu halten. Er hat überhaupt kein Recht, er hat nur Pflichten. Er ist ein Teil, und was ihm ziemt, ist Ehrfurcht vor dem All. Erde von Erde genommen, zu Erde sollst du werden. (G)

Es gibt Worte, die wie die Sonne sind in ihrem Aufgang. So oft sie ausgesprochen werden, ist Licht da, nicht das Licht des Studierzimmers, sondern der helle Tag. (G)

Je kühner Sie die Phantasie spielen lassen, je schneller sie über die Welt dahinfliegt, um so besser ist es für unser gegenseitiges Verständnis.

...Man kennt das Sprüchlein, der Mensch habe die Sprache, um seine Gedanken zu verbergen. Darüber denke jeder, wie er will. Aber etwas ganz anderes ist es schon, ob die Sprache überhaupt fähig ist, den Gedanken auszudrücken. Wir wissen es alle aus eigener Erfahrung, daß sie das nicht kann, daß sie gerade die wertvollsten und tiefsten Gedanken nicht darzustellen vermag. Das ist weise von der Natur eingerichtet, denn das Tiefste und Innerste gehört dem Menschen allein. Das ureigene Denken des Menschen ist wortlos, unterirdisch, unbewußt, und das Ringen der gestaltenden Kraft mit dieser stummen Natur ist des Menschen inneres Leben. (G)

In jedes Menschen Leben kommt solch ein Augenblick der tiefsten Ruhe, der Einheit mit Gottnatur... Oder am Meer. Wir sehen es wochen- und monatelang und steuern darüber, bewundern es, jubeln ihm zu, aber wir kennen es nicht. Und dann plötzlich kommt es, eine Sekunde lang nur: das ist es, das ist das Meer. Gegrüßt, du Freund! (G)

Tizian wußte zu leben, und da er nie genug Geld hatte, malte er sich welches. Mich interessiert das nicht. Ich habe so ziemlich alle öffentlichen Galerien der Welt gesehen und das Resultat ist, daß ich vollständig verdummt bin und das Wesentliche an einem Bilde nicht mehr sehe. Das Wesentliche ist der Rahmen. (S)

Die ganze Gesetzgeberei auf dem Sinai ist eben ein Witz des alten Moses und er hatte guten Grund, sein Haupt zu verhüllen, als er die berühmten Tafeln herbeischleppte. Sein Lachen hätte ihn verraten. (S)

Sehen Sie, hinter diesem Wickelkind, das stumm schreit, weil es weder Arm noch Bein rühren kann, stecken all die kleinen Kinder, die von ihren Müttern unter dem Vorwand der Liebe und Fürsorge mißhandelt werden. Mutter und Kind, das ist ein seltsames Kapitel. Erst schmeißen die Frauen solch ein armes hilfloses Wesen aus ihrem Bauch, in dem es hübsch warm und ruhig gelegen hat, heraus, so brutal heraus, daß der robuste Herauswerfer eines Nachtcafés bei ihnen lernen könnte. (S)

...wenn sie die Frage des Verhältnisses von Wissenschaft und Gottheit wirklich interessiert, können Sie die Lösung im Struwwelpeter finden... In der einen Geschichte kommt ein Junge mit der Fahne der Wissenschaft angerannt, ein zweiter hat einen Ball, den Erdball, ein dritter einen Reifen, das ist die Mathematik und ein vierter zeigt triumphierend eine Brezel, die Fessel für den armen Mohren, der die Phantasie ist. Sie wissen ja, Hitze macht phantastisch und abergläubisch, die Sonne, das helle Licht macht dunkel. Und dann kommt der Niklas, den der lange weiße Bart als Symbol des lieben Gottes kennzeichnet und steckt die wissenschaftlichen Buben dorthin, wo sie hingehören, ins Tintenfaß. Gute Nacht nun. (S)

Die Kartoffelnase ist eine Flucht ins Weibliche aus innerer Angst vor der eigenen Kraft. Und nun bei mir. Mein Naser – es widerstrebt mir, die weibliche Form zu brauchen – ist rot, steht also unter dem Zeichen der Liebe, aber damit ich nicht zu oft zum Herkules der Omphale werde, erheben sich ringsum gelbe Pickel, bestimmt, die Weiber fort zu scheuchen. Denn letzten Endes brauche ich das Weib nicht, bin selbst Weib genug – er schlug sich stolz auf den Bauch – bin schwanger und überschwanger. (S)

„Was würde aus der Welt werden, wenn den Kindern nicht abgewöhnt würde, sich in die Hosen zu machen“, grinste der schweigsame Vierte, der bisher mit dicken Lippen an seiner Zigarre gesogen hatte.
„Oder wenn ihnen das Abwischen nicht angewöhnt würde“, fügte Thomas hinzu, und warf einen fragenden Blick auf den zurückkehrenden Keller-Caprese, „oder wenn die Erwachsenen gar noch wie die kleinen Kinder ihre Liebe durch Bescheißen der geliebten Persönlichkeit kundgäben? Nein, nein, die Lüge ist edel, ist erhaben, eine sittliche Forderung. Übrigens bescheißen, gäbe es denn Handel und Wandel, wenn diese überaus sittliche Gewohnheit nicht durch den Kaufmann lebendig erhalten würde?“ (S)

Es ist für mich immer verwunderlich, daß Engländer, Franzosen, Italiener und wie die Völker alle heißen, sich wie es mir vorkommt, mühselig andrer Sprachen bedienen statt einfach deutsch zu sprechen. (L)

Zu allem Überfluß habe ich frühzeitig entdeckt, daß es beim Lesen weniger darauf ankommt, was geschrieben worden ist, als was der Leser mit dem Geschriebenen und aus dem Geschriebenen macht. (L)

Wie groß der Eindruck der Erzählungen von Don Quijote gewesen ist, geht daraus hervor, daß das einzige Buch, in dem ich mich ganz frei gegeben habe, der Seelensucher, eine bewußte Nachahmung des Romans von Cervantes ist. Dem gegenüber steht aber die Tatsache, daß ich es nie fertiggebracht habe, den Don Quijote zu Ende zu lesen, sooft ich es auch versucht habe. Alles in mir empört sich, wenn ich immer und immer wieder den Schabernack miterlebe, der den Ritter von der traurigen Gestalt verfolgt. (L)

Ein Mann soll nicht für ein weibliches Ideal etwas tun, er soll aus eigner Kraft leisten. So sind mir auch immer die Musen zuwider gewesen. (L)

Schlimm für mein Verhältnis zu England war die frühzeitige Ableitung des Wortes von dem Begriff Engel, das Land der Engel ... England war das Land der Engel, und Engel waren Mädchen, Weiber, der Knabe war ein Engel mit einem B davor. Wie konnten Engel lieb sein, da sie Weiber waren? Das Weib, das weiß ein jedes Kind aus bitterster Erfahrung und ohne die Gründe davon zu verstehen, heuchelt, der Engel heuchelt also auch, und das Land der Engel kann nichts anderes sein als das Land der Heuchelei. (L)

„An der Lokomotive fällt zunächst das Ding auf, das an der Seite hin und her geht, Kolben, und Zylinder, rein und raus. Oben antwortet der Schornstein kurzatmig vor Anstrengung und dampfend im Schweiß: Sch– Sch– Sch–. Vor einem großen, schwarzen Loch, in dem das Feuer brennt, steht ein Mann aufrecht und stochert mit der Stange die Glut an. Ein Pfiff ertönt – sie wissen, was eine Pfeife bedeutet, Frauen dürfen nicht pfeifen – und ab und zu öffnet sich ein Hahn und dieses lebendige Eisenmonstrum schlägt sein Wasser aus dem Bauche ab. So ist's mit der Lokomotive, ähnlich mit allen Maschinen, und Sie, der Sie damit umzugehen haben, fühlen das auch recht gut, wollen es nur nicht wahrhaben.

Sie müssen es doch fühlen, daß der Schlüssel der Mann ist und das Schlüsselloch das Weib. Wenn Sie nur für drei Pfennige Beobachtungsgabe hätten, müßten sie längst das Material gesammelt haben, um es den Leuten an der Nase anzusehen, warum sie einen Schlüssel verlieren oder ein Schloß verdrehen. Das Schloß verschließt die Tür und die Tür das Zimmer, das Frauenzimmer. Jede Frau hat ein Schloß, das der Mann aufschließt. Lesen Sie nur den „Faust", lieber Mann, den zweiten Teil, die Szene von den Müttern, da finden Sie, was der Schlüssel bedeutet. Der Schlüssel öffnet jede Schatzkammer, auch die Ihres Schatzes wird er öffnen, wenn es nicht längst geschehen ist. Aber die Menschen sind ja so dumm, sie wissen nicht, daß überall das Weib ist, daß sie wahrhaft die Mutter aller Dinge ist. Keller und Küche, Haus und Hof, alles ist weiblich. Denn im Keller ruht das Faß, in dem der neue Wein gärt, lesen Sie nur das Weinlied von Novalis, da finden Sie es. Und in der Küche, im Herd wird alles gekocht, wie im Weibesschoß das Kind. Das erste Haus, das bewohnt ward, war der Frauenleib, der Hof und der Garten mit Springbrunnen und Buchsbaumhecke und Rosenlaube und auch entstanden durch innere Ansteckung. Die Frau ist die Burg, die erobert werden muß und wenn sie schön ist, ist sie ein Schloß. Haken und Öse nennt der Tiroler Männchen und Weibchen –"

„Und der Strick, an dem man Sie aufhängen sollte, wäre dann auch ein Weib," schrie der Schlosser, der allmählich rasend wurde.

„Gewiß, gewiß," Thomas jubelte es förmlich. „Der Galgen, die segnende Teufelshand, die den Dieb mit dem Strick zusammengibt. Freund, Bruder," rief er und breitete die Arme aus, um den Schlosser an sich zu ziehen, „du verstehst mich."

„Ich bin kein Du von Sie." Der Mann hatte sich mit einem plötzlichen Ruck losgerissen und sich auf Thomas geworfen, der zurücktaumelte, dem Apfelsinenmann auf die Füße trat und fast das Gleichgewicht verlor. (S)

Der Mann vergewaltigt seine unwissende Frau, die noch nicht fähig ist zu genießen, und ihre Kälte, ihr Ekel scheucht ihn zurück. Vielleicht erst spät, erst nach Jahren, wenn bei ihm die blinde Leidenschaft schwindet, aber unentrinnbar tritt dieses Verhängnis ein. Und nun kommt die furchtbare Ironie, mit der die Natur stets die Sünde wider ihre Macht bestraft, eine lächerlich grausame Strafe. Denn in der Zeit wo der Mann sich von den alternden Reizen seiner Geliebten, die nicht geliebt sein wollte abwendet, erwacht in der Frau der Trieb, der durch die ungeschickte Pflege lange dahin kümmerte, sich aber endlich mit unwiderstehlicher Kraft emporringt. Es wäre der Stoff zum erschütternden Lustspiel oder zur lächerlichsten Tragödie.

Gewiß, der Mann muß erzogen werden, aber nicht, wie es kurzsichtige Menschen verlangen, zum reinen Toren, sondern zum unwiderstehlichen Verführer zur sinnlichen Freude. Er muß unterrichtet werden, methodisch und genau, so wie er das ABC lernt, mit welchen Mitteln in einem Mädchen die Glut anzufachen ist. Schulen müßt ihr gründen, in denen gelehrt wird, wie ein Mann ein Mädchen nimmt und sie zum Weibe macht, in denen die Sinnlichkeit geübt wird und die Kunst zu lieben, zur Liebe zu verführen. Denn die höchste Sittlichkeit liegt in der Sinnlichkeit und die Wurzel alles Schlechten in der wider natürlichen Sucht der Mütter, ihre Kinder zu entmannten Engeln zu machen. Darum, wollt Ihr Frauen die Sittlichkeit heben, so hebt die Sinnlichkeit. (S)

„Es ist ein Irrtum, jemanden einen Mann zu nennen, wie es denn überhaupt nichts Dümmeres gibt als die Sprache. Die Bezeichnung Mannweib ist schon wesentlich besser. Dahin deutet schon das Gesicht. Teilen Sie es, so haben Sie oben in Stirn und Nase den Männerbauch mit dem Anhängsel und unter ihm liegt, wie sichs gebührt, das Weib mit den Lippen-Schamlippen und dem Mund als Gebärmuttermund und dem Kinn als Weiberbauch."

Schulze starrte seine Begleiter halb entsetzt, halb belustigt an. „Und die Augen, und die Ohren, was machen Sie damit?"

„Die Augen, die sind das Kind. Pupille, Püppchen, im Auge des anderen spiegelt sich unser Mensch in Kindesform. Das Auge ist Mutter und Kind. Deshalb sagte ich ja, es reicht nicht aus Mann = Weib; Mannkindweib, aber da bleibt die Mutter weg. Und dann gehört das Gottesauge noch hinein und der heilige Geist und die Dreieinigkeit. Das Auge ist tief, ein See, ein Spiegel – da haben Sie wieder die Selbstliebe, die Zigarre, wenn Sie es wollen. Übgrigens Zigarre: Sie wissen ja, Bismarck empfahl das Rauchen für den Diplomaten; er behauptete, der Raucher sei im Vorteil, weil er nicht gleich zu antworten brauche, sondern unter dem Vorwand, einen Zug aus seiner Zigarre zu tun, nachdenken könne. Aber vor allem ist das Rauchen ein Mittel zu lügen. Man verdeckt den Mund damit, der sich, wie jedes Weib, zu zeigen liebt und alle Wünsche als Weib deutlich verrät."

„Sie sind ein verdrehter Kerl." Schulze lachte jetzt wirklich.

Thomas blieb stehen. „Natürlich bin ich verdreht." (S)

Es ist nicht wahr, daß Grausamkeit pervers ist. Alljährlich feiert die Christenheit den Karfreitag, den Freudentag. Die Menschheit schuf sich einen Gott, der litt, weil sie fühlte, daß der Schmerz der Weg zum Himmel ist, weil das Leiden, die blutige Qual für ihr Empfinden göttlich ist. Wurden Ihre Lippen nie wund geküßt? War Ihre Haut nie blutunterlaufen vom heißen Saugen eines Mundes? Bissen Sie nie in einen umschlingenden Arm und ward Ihnen nicht wohl, zerdrückt zu werden? Und dann kommen Sie mir mit der Narrheit, man dürfe Kinder nicht schlagen. Ach, liebste Freundin, das Kind will geschlagen sein, es sehnt sich danach, es lechzt nach Keile, wie mein Vater es nannte. Und in tausendfältiger List sucht es die Strafe herbeizuführen. Die Mütter beruhigen ihr Kind auf dem Arm mit sanften Schlägen, und das Kind lächelt dazu; sie hat es gewaschen auf der Wickelkommode und küßt es auf die rosigen Bäckchen, die eben noch voll Dreck waren, und als letzte höchste Freude gibt sie dem strampelnden Wesen einen Klaps, den es krähend vor Freude empfängt.

Haben Sie sich nie mit Ihrem Liebsten gezankt? Aber bedenken Sie doch, wozu Sie es taten und wie alles verlief. Ein Stich von hüben und ein verletzendes Wort von drüben, und dann wird es schärfer, beißend, Hohn, Zorn, Wut. Was wollten Sie doch damit, daß Sie den Mann mutwillig in Harnisch brachten? Sollte er wirklich, wie er es tat, den Hut auf den Kopf setzen, den Stock in die Hand nehmen und die Tür zuknallen? Ach nein, er sollte eine Türe öffnen, die in Ihr eigenes Leibeszimmer führt, er sollte sein Männlein einlassen, es bedecken mit dem Hut des Mutterschoßes, es krönen mit Kranz und Krone Ihres Mädchenleibes; Natur hing ihm einen Stock an, den sollte er bei Ihnen gebrauchen, sollte Sie schlagen und grausam lieben. Nennen doch alle Sprachen das Manneszeichen Rute. Die Grausamkeit ist unlösbar mit der Liebe verknüpft, und das rote Blut ist der tiefste Zauber der roten Liebe.

Ohne Periode gäbe es keine Liebe zum Weibe, wenigstens keine, die das Wort wahr machte, daß das Weib dem Manne zur Gehilfin geschaffen wurde. Und das ist das Wesentliche. Denn zu Ihrem Erstaunen und Ihrer Empörung werden Sie finden, daß sich vieles, wenn nicht alles im Menschenleben aus der Liebe ableiten läßt, und die Tatsache, daß Eva nicht zum Kinderkriegen, sondern als Gefährtin dem Adam beigegeben wurde, paßt mir, um dem Geschrei der bibelunkundigen Menge wenigstens ein Wort entgegenhalten zu können. (Es)

Der Mensch kämpft einen harten Kampf, um sich von der Erotik der Mutter zu lösen, und es ist kein Wunder, wenn bei diesem Kampf alle bewußten Neigungen für das weibliche Geschlecht mit in die Verdrängung gerissen werden, so daß schließlich bei dem und jenem das Weib ganz aus der Sexualität ausgeschlossen wird. (Es)

Ich bin weder Pfarrer noch Richter, sondern Arzt. Gut und Böse gehen mich nichts an, ich habe nicht zu urteilen, sondern konstatiere nur, daß das Es dieses oder jenes Menschen dies oder das für Sünde hält, so oder so richtet. Was mich selbst anbetrifft, so bestrebe ich mich, dem Satze zu folgen: „Richtet nicht, auf daß ihr nicht gerichtet werdet." Und ich dehne den Sinn dieses Wortes soweit aus, daß ich auch das Richteramt über mich selbst abzulehnen versuche und meine Kranken dazu veranlasse, ebenfalls das Sich-selbst-Richten aufzugeben. Das klingt sehr fromm oder sehr frivol, je nachdem, was man heraushören will, im Grunde ist es nur ein medizinischer Kunstgriff. Daß Unheil daraus entstehen könnte, befürchte ich nicht. Wenn ich den Leuten sage – und ich tue das –: „Sie müssen so werden, daß Sie sich unbedenklich am hellen Mittage auf einer belebten Straße hinkauern, die Hosen abknöpfen und einen Haufen hinsetzen können", so liegt der Ton auf dem Worte ›können‹. Daß der Kranke es niemals tun wird, dafür sorgen Polizei und Sitte. (Es)

Die Toten haben immer recht, heißt es im Sprichwort, im Grunde haben sie immer unrecht. Und wenn man ein wenig nachforscht, kommt man dahinter, daß die ganze Trauerei eitel Angst ist, Gespensterfurcht, die auf derselben ethischen Höhe steht wie die Sitte, den Toten mit den Füßen zuerst aus dem Hause zu tragen: Er soll nicht wiederkehren. Wir haben die Empfindung, daß der Geist des Toten in der Nähe der Leiche weilt. Man muß weinen, sonst beleidigt man das Gespenst, und Gespenster sind rachsüchtig. Liegt der Körper erst tief unter der Erde, so kann das Gespenst nicht mehr hervor. Zur größeren Sicherheit wird ihm ein schwerer Stein auf die Brust gewälzt; die Redensart von dem Stein, der einem auf die Brust drückt, beweist, wie überzeugt auch wir Modernen von dem Weiterleben des Toten im Grabe sind; wir stellen uns vor, wie der Grabstein auf ihm lastet, und übertragen dieses Gefühl auf uns selbst, vermutlich als Strafe für die grausame Einkerkerung unsrer toten Verwandten. Sollte jedoch wirklich einmal ein Toter auferstehen, so liegen in Gestalt von Kränzen Fußangeln auf seinem Grabe, die ihn nicht entkommen lassen.

Ich will nicht ungerecht sein. Das Wort auferstehen beweist, daß auch noch ein anderer Gedankengang bei der Wahl der drei Tage mitgesprochen hat, ehe die Leiche beerdigt wird. Drei Tage sind die Zeit der Auferstehung, und drei mal drei ist neun, die Zahl der Schwangerschaft. Und die Hoffnung darauf, daß die Seele des Toten inzwischen den Weg zum Himmel gefunden hat, wo sei freilich weit entfernt und gut aufgehoben ist, hat auch einen Sinn.

Der Mensch trauert nicht um seine Toten, es ist nicht wahr. Und wenn er im tiefsten Innern trauert, zeigt er es nicht. Aber selbst dann ist es noch zweifelhaft, ob seine Trauer dem Toten gilt oder ob das Es über irgend etwas anderes traurig ist und den Todesfall nur als Vorwand nimmt, um seine Trauer zu rationalisieren, vor der Dame Moral zu begründen. (Es)

Die Erkrankung hat einen Zweck, sie soll den Konflikt lösen, verdrängen oder das Verdrängte am Bewußtwerden verhindern; sie soll für die Übertretung des Verbotes bestrafen, und das geht so weit, daß man aus der Art und dem Ort und der Zeit der Erkrankung auf Art, Ort und Zeit der strafbaren Sünde Rückschlüsse machen kann. Wer den Arm bricht, hat mit dem Arm gesündigt oder wollte damit sündigen, vielleicht morden, vielleicht stehlen oder onanieren; wer blind wird, will nicht mehr sehen, hat mit den Augen gesündigt oder will mit ihnen sündigen; wer heiser ist, der hat ein Geheimnis und wagt es nicht laut zu erzählen. Die Erkrankung ist aber auch ein Symbol, eine Darstellung eines inneren Vorgangs, ein Theaterspiel des Es, mit dem es verkündet, was es mit der Zunge nicht auszusprechen vermag. (Es)

Vor langen Zeiten trug die Frau keine Unterhosen, Mann und Weib hatte ihre Freude im raschen Genießen; dann schien es lustiger zu sein, im Spiel sich aufzuregen, und das Beinkleid wurde erfunden, das mit seinem Schlitz Geheimnisse nur halb verdeckte und schließlich jetzt trägt jede geschlossene, elegante Spitzenhöschen. Die Spitzen, um zu locken, die geschlossene Öffnung, um das Spiel zu verlängern. Beachten Sie aber auch den Hosenstall des Mannes, der betont, wo das Pferdchen zum Reiten steht; schauen Sie sich die Frisuren an mit Scheitel und Locken: Alles sind Schöpfungen des Es, des Es der Mode und des Es des Einzelwesens.

Doch zurück zu kleinen Eigentümlichkeiten von Mann und Frau. Der Mann bückt sich, wenn er etwas aufheben will, die Frau hockt sich nieder. Der Mann trägt und hebt mit der Rückenmuskulatur, die Frau, im Symbol der Mutterschaft, mit dem Bauche. Der Mann wischt den Mund nach den Seiten, fort von sich, die Frau gebraucht die Serviette so, daß sie von den Mundwinkeln nach der Mitte zu fährt, sie will empfangen. Der Mann trompetet beim Nasenschnauben wie ein Elefant, denn die Nase ist ein Symbol seines Gliedes und er ist stolz darauf und will sich zeigen, die Frau benutzt das Taschentuch vorsichtig leise, ihr fehlt, was der Nase entspricht. Das Mädchen steckt die Blume mit der Nadel fest; der Mann trägt sie im Knopfloch. Das Mädchen hält den Blumenstrauß gegen die Brust gedrückt, der Knabe trägt ihn mit herabhängendem Arm: Er deutet an, daß die Mädchenblume nichts hat, was nach oben strebt, kein Mann ist. Knaben und Männer spucken, sie zeigen, daß sie Samenergüsse haben, Mädchen weinen, denn das Überfließen der Augen symbolisiert ihren Orgasmus. (Es)

...denn welcher gefühlvolle Schriftsteller ließe sich wohl den Knaben – oder den Mann – entgehen, der seinen Kopf im Schoße der Mutter – oder der Geliebten – birgt. Was, seiner Poesie entkleidet, soviel heißt als: Er steckt seine Nase zwischen ihre Beine. Das klingt roh, enträtselt aber die Entstehung der Kindesliebe und der Liebe zur Frau. Die Natur hat wunderliche Wege, um den Menschen zum Weibe zu zwingen. Und das ist der, der von allen begangen wird.

Was hat das mit der Tatsache zu tun, werden Sie fragen, daß ich keine Geruchserinnerungen an meine Mutter habe? Das ist einfach genug. Wenn das Kind wirklich durch die Größenverhältnisse dazu gezwungen ist, lange Jahre hindurch bei der Mutter alle Vorgänge der Leibesmitte mit der Nase mitzuerleben, so muß es auch die merkwürdigen Geruchsveränderungen wahrnehmen, die alle vier Wochen bei der Frau stattfinden. Es muß auch die Erregungen mitmachen, denen die Mutter während der Zeit der Periode unterworfen ist. Die Atmosphäre des Blutdunstes teilt sich ihm mit und steigert seine Inzestwünsche. Allerlei innere Kämpfe entstehen aus diesen aufreizenden Eindrücken, allerlei dumpf empfundene, tief schmerzliche Enttäuschungen knüpfen sich daran und verstärken sich durch das Leid, das aus den Launen, der Verstimmung, den Migränen der Mutter entsteht. Ist es ein Wunder, daß ich den Ausweg der Verdrängung eingeschlagen habe? (Es)

Die erziehende Mutter schilt ihr schmutziges Kind Ferkelchen. Kann sie sich da wundern, wenn das Kind in Gedanken antwortet: „Bin ich ein Ferkel, so bist du das Schwein?“ Und in der Tat, so hart es Ihnen klingen mag, das Schwein ist eins der gebräuchlichsten Muttersymbole. Das hat eine tiefe Bedeutung; denn das Schwein wird geschlachtet, der Bauch wird ihm aufgeschnitten, und es quiekt. Und eine, vielleicht die häufigste Geburtstheorie des Kindes ist, daß der Mutter der Bauch aufgeschnitten wird, um das Kind herauszuholen, eine Theorie, die sich auf die Existenz der seltsamen Linie zwischen Nabel und Schamteil gründet und durch den Geburtsschrei bestätigt wird. Von der Assoziation Schwein – Mutter geht ein erstaunlicher Weg in das Religiöse hinüber, wenigstens in Deutschland, wo beim Metzger die Schweine im Schaufenster aufgehängt werden. Die Kreuzigung wird damit symbolisch gebunden. Welche Laune des Es: Schwein – Mutter – Christus. Es ist manchmal zum Erschrecken. Wie die Mutter, wird auch der Vater zum Tier gemacht; er ist ein Ochse, selbstverständlich. Denn statt dem Kinde in Liebe zu nahen, bleibt er unbewegt von dessen Versuchungskünsten, muß also kastriert sein. Zum Schluß darf ich die Feige nicht vergessen, sie ist in allen Sprachen ein Sinnbild des weiblichen Geschlechtsteils. Und damit bin ich wieder bei der Paradiesessage.

Was mag es wohl bedeuten, daß das erste Menschenpaar sich Schürzen aus Feigenblättern flocht, und weiter, warum machte die Sitte der Jahrhunderte aus dieser Schürze eine einziges Feigenblatt? Ich kann nicht in den Gedanken des Märchenerzählers der Bibel lesen; über das Feigenblatt, mit dem die nackte Natur bedeckt wird, wage ich ein wenig zu spotten. Fünf Zacken hat dieses Blatt, fünf Finger hat die Hand. Es ist verständlich, daß mit der Hand verdeckt wird, was nicht gesehen werden soll. Aber die Hand an den Geschlechtsteilen? Dort, wo sie nicht sein darf? Mir kommt es vor wie ein Witz des Es: „Da dir ein freies Leben im Eros nicht erlaubt ist, so tue, was die Natur lehrt, benütze die Hand!"

Ich weiß, ich bin frivol. Aber endlich muß ich ernst werden, Sie wissen, man nennt den vorspringenden Kehlteil des Mannes den Adamsapfel. Die Idee dabei war wohl, daß dem Adam der Apfel in der Kehle stekkenblieb. Aber warum nur ihm, warum nicht Eva, die doch auch von der Frucht aß? Sie schluckte die Frucht hinunter, damit daraus eine neue Frucht würde, das Kind. Adam jedoch kann keine Kinder kriegen. (Es)

In dem winzig kleinen Wesen, dem befruchteten Ei, steckt irgend etwas, ein Es, das imstande ist, die Teilungen in Zellenhaufen vorzunehmen, ihnen verschiedene Gestalt und Funktion zu geben, sie dazu zu veranlassen, sich zu Haut, Knochen, Augen, Ohren, Gehirn etc. zu gruppieren. Was in aller Welt wird aus diesem Es im Moment der Teilung? Offenbar teilt es sich mit, denn wir wissen, daß jede einzelne Zelle eine selbständige Existenzmöglichkeit und Teilungsmöglichkeit hat. Aber gleichzeitig bleibt etwas Gemeinsames übrig, ein Es, das die beiden Zellen aneinander bindet und ihr Schicksal in irgendeiner Weise beeinflußt und sich von ihnen beeinflussen läßt. Aus dieser Erwägung heraus habe ich mich entschließen müssen anzunehmen, daß außer dem individuellen Es des Menschen eine unberechenbar große Zahl von Es-Wesen, die den einzelnen Zellen angehören, vorhanden sind. Wollen Sie sich dabei gütigst daran erinnern, daß sowohl das Individualitäts-Es des ganzen Menschen wie jedes Es jeder Zelle ein männliches und ein weibliches Es und ferner auch noch die winzig kleinen Es-Wesen der Ahnenkette in sich bergen. (Es)

So muß ich zum Beispiel behaupten, daß es ein Es der oberen und unteren Körperhälfte gibt, ein solches von rechts und links, eins des Halses oder der Hand, eins des Hohlraums des Menschen und eins seiner Körperoberfläche. Es sind Wesenheiten, von denen man fast annehmen möchte, daß sie durch Gedanken, Besprechungen, Handlungen entstehen, die man fast für Geschöpfe des vielgepriesenen Verstandes halten könnte. Aber glauben Sie das nur nicht! Solch eine Ansicht entspringt nur dem verzweifelten und hoffnungslosen Bemühen, irgend etwas in der Welt verstehen zu wollen. Sobald man das will, sitzt gewiß ein besonders schadenfrohes Es irgendwo im Versteck, spielt mit uns Schabernack und lacht sich halbtot über unsre Anmaßung, über das Gernegroß-Sein unsres Wesens.

Bitte, Liebe, vergessen Sie nie, daß unser Gehirn und damit unser Verstand Geschöpf des Es ist; gewiß eins, das wiederum schaffend wirkt, das aber doch erst spät in Tätigkeit tritt und dessen Schaffensfeld beschränkt ist. Längst ehe das Gehirn entsteht, denkt schon das Es des Menschen, es denkt ohne Gehirn, baut sich erst das Gehirn. Das ist etwas Fundamentales, etwas, was der Mensch nie vergessen dürfte und doch stets vergißt. In dieser Annahme, daß man mit dem Gehirn denkt, eine Annahme, die sicher falsch ist, ist die Quelle von tausend und abertausend Albernheiten, freilich auch die Quelle für wertvolle Entdeckungen und Erfindungen, für alles, was das Leben verschönt und verhäßlicht. (Es)

Der Staat? Man braucht nicht Ludwig der Vierzehnte zu sein, um zu sagen, der Staat bin ich. Persönlich habe ich nie anders empfunden, als daß ich der Staat bin, ich ganz allein, Ja, ich gehe noch viel weiter darin und behaupte, daß ich die Welt bin, behaupte es nicht nur, sondern suche danach zu leben und andre Menschen zu lehren, sich als Welt zu empfinden. Nur die Welt existiert, die der Mensch sich selbst schafft, eine objektive Welt, eine Welt an sich, gibt es nicht. Wenn ich nicht da bin, ist keine Welt mehr da. (L)

Ich bin, wie Ihnen bekannt ist, stets ein Besserwisser gewesen, und wenn mir jemand die berühmte Apfelsinenschale entgegenhielt, die trotz aller Polizeivorschriften auf der Straße lag und den Armbruch der Frau Lange herbeigeführt hatte, bin ich hingegangen und habe sie gefragt: „Welchen Zweck verfolgen Sie damit, den Arm zu brechen?" Und wenn mir jemand erzählte, der Herr Treiner hat gestern Morphium genommen, weil er nicht schlafen konnte, habe ich Herrn Treiner gesagt: „Wie und wodurch ist gestern die Idee 'Morphium' so stark in Ihnen geworden, daß Sie sich schlaflos machten, um Morphium nehmen zu können?" Bisher ist mir immer Antwort auf solche Fragen geworden, was auch nicht allzu verwunderlich ist. Alle Dinge haben zwei Seiten, also kann man sie auch von zwei Seiten betrachten, und überall wird man, wenn man sich Mühe gibt, eine äußere und eine innere Ursache für die Geschehnisse des Lebens finden. (Es)

Für mich steht es fest, daß die älteste Küche der Welt der Bauch gewesen ist, im besondern der Frauenbauch mit dem Kessel der Gebärmutter und der Feuerstätte der Scheide, und daß der erste Koch der Mann gewesen ist, der das Feuer entzündete und die Frau mit Hilfe seines symbolischen Küchenjungen schwängerte. (MaS)

Weil wir uns selbst als Diebe, Mörder, Ehebrecher, Päderasten, Lügner empfinden, eifern wir gegen Raub, Mord und Lüge, damit nur niemand, am wenigsten wir selber, zur Erkenntnis unserer Lasterhaftigkeit kommt. Glauben Sie mir: Was der Mensch haßt, verachtet, tadelt, das ist sein ureigenes Wesen. (Es)

Gestern ging ich quer über das Rondell mit der schönen Aussicht, dort, wo stets die große Versammlung von Kinderwagen, spielenden Bälgern und Kindsmägden ist. Ein dick pausbäckiges Mädchen von drei Jahren brachte strahlend einen langen Regenwurm zu ihrer Mutter getragen. Das Tier wand sich zwischen den kurzen Fingerchen; die Mutter aber schrie auf, schlug das Kind auf das Händchen: „Pfui, bah, bah!" rief sie und schleuderte den scheußlichen Wurm mit der Spitze des Sonnenschirms weit den Abhang hinab, schalt schreckbleichen Gesichts weiter und wischte mit Eifer die Händchen des heulenden Kindes ab. Ich hätte mich gern über die Mutter entrüstet, aber ich verstand sie zu gut. Ein roter Wurm, der in Löcher kriecht, was hilft dagegen alle Darwinsche Weisheit von des Regenwurms segensreicher Minierarbeit?

'Äx, bah, bah', darauf kommt die ganze Erziehungsweisheit der Mutter hinaus. Alles, was dem Kinde lieb ist, wird ihm damit verekelt. Und es läßt sich ja auch nichts dagegen sagen. Die Freude am Wasserlassen und am Drücken kann nicht geduldet werden, sonst, denkt man – ob es wahr ist, weiß ich nicht –, bleibt der Mensch dreckig. Aber ich muß Sie doch bitten, im Namen der Forschung, sich einmal den Urin über Schenkel und Arme laufen zu lassen, sonst glauben Sie gar nicht, daß das Kind so etwas genießt, und halten auch fernerhin Erwachsene, die sich hin und wieder solchen Genuß verschaffen, für pervers, unnatürlich, lüstern, krank. Krank daran ist nur die Angst. Versuchen Sie es. Das Schwierige ist, es unbefangen zu tun. (Es)

Baden-Badener Angelegenheiten

(Knallpots)

Wenn vom Lärm in Baden-Baden die Rede ist, soll man die Automobile nicht vergessen. Es ist, als ob die Chauffeure kleine Jungens wären, die eine Trompete geschenkt bekommen haben: das Tuten scheint mir die Hauptsache zu sein. „Seht, was für Kerle wir sind," so ungefähr muß der Gedankengang dieser Leute sein, die meist gleichzeitig Besitzer und Lenker des Gefährts sind, „wir haben etwas aus dem Kriege zu machen gewußt. Wir haben Geld; wir können uns es leisten, ein paar Tage in der teuersten Stadt Europas zu leben, wir blasen so viel, wie wir wollen, wir fahren so schnell, wie wir wollen, wir stänkern so viel, wie wir wollen, sehr viel, denn stinken ist unsre Natur. So lange wir denken können, haben wir gepupt, so oft wir Lust dazu hatten, es sei denn, daß feine Herrschaften in der Nähe waren. Jetzt sind wir selber Herrschaften und lassen den Knallpot offen, gerade in Baden-Baden tun wir es." Knallpot ist der holländische Ausdruck für Auspuffrohr; ich kann mir die Eigentümlichkeit der hier fahrenden Automobile, im Gegensatz zu den Gewohnheiten geordneter Gemeinwesen ihre Gase schamlos nach hinten zu verknallen, nur mit der Annahme erklären, daß die Wagen die Sitten ihrer Besitzer nachahmen.

Die Weisheit der Stadt hat angeordnet, daß demnächst ein Automobilwettkampf stattfinden soll. Wir kennen das zur Genüge. Schließlich ist ja auch nichts dagegen einzuwenden, daß es immer noch Leute gibt, die sich mit eignen Augen überzeugen wollen, daß ein Auto rascher fährt als das andre und daß sie verschieden aussehen. Warum aber für diese Untersuchung selbstverständlicher Dinge der ohnehin kümmerliche Kurgarten gewählt wird, ist nicht leicht zu begreifen, es sei denn, man teilt meine Ansicht, daß die Stadtverwaltung ausprobieren will, bis zu welchen Grenzen die geduldige Narrheit der Fremden geht und ob es nicht möglich ist, a conto der Baden-Badener Berg- und Waldschönheit jeder Dummheit und Bosheit freie Bahn zu geben. Das ist keine schlechte Politik; denn da es in jeder Stadt mehr dumme und boshafte Menschen gibt als kluge und gutgeartete, so ist es zur Vermeidung unnötiger Angst und Sorgen zweckmäßig, die anziehenden Kräfte eines Ortes gegenüber der unvermeidlichen Geschicklichkeit aller Stadtbewohner abstoßend zu wirken dem Magistrat und dem Publikum klar zu machen.

Den gleichen Forschungszwecken scheint das Interesse zu entspringen, mit der die Polizei das Wettfahren in den engen Straßen und auf den abschüssigen Wegen zusieht: namentlich der Geschicklichkeit der Bäkkerjungen im Erschrecken und Anrennen älterer Damen und sonstiger Gäste, die mit den Sitten Baden-Badens nicht vertraut sind, wird viel Aufmerksamkeit gewidmet, mit vollem Recht: es ist sehr wesentlich zu wissen, ob nicht doch etwa ein blutsaugerischer Bäckermeister seine ihm vom König Mammon überantworteten Arbeitssklaven um die Nachtruhe bringt, auf die gerade die heranwachsende Bäckerjugend solch ein klares Recht hat: die Gefahr eines kommunistischen Aufstandes ist hier besonders naheliegend, weil es hier so wenig Arbeiter gibt, also sich leicht in wenigen Stunden über einen unfehlbaren Plan, wie man die Plünderung der großen Hotels auszuführen hat, einigen können. Wenn nun täglich mit Sicherheit festgestellt wird, daß die Bäckerlehrlinge noch ohne Bremsen und Klingeln die Werderstraße hinunterjagen können und wenn in angemessenen Zwischenräumen ein Fremder überfahren wird, können selbst die Behörden, für die ein Arbeitsverbot, pardon, ein Nachtarbeitsverbot leider noch nicht besteht, ruhig schlafen. Und der Fremde, vor allem der Ausländer lernt das Sonntags bei altbacknen Brötchen die soziale Fürsorge der Heimat des Sozialismus schätzen.

(Automobilwesen)

„Die Existenzberechtigung der Baden-Badener Automobilwoche ist erwiesen", in diesem Satze gipfelte, dem Pressebericht nach, die Bankettrede, mit der unser Stadthaupt seine Genugtuung über diese Vervollkommnung der Baden-Badener Rummelei ausdrückte, wobei ich zu seinen Gunsten annehmen will, daß der Sprachfehler im Gebrauch des Wortes „erweisen" auf Rechnung des Berichterstatters zu setzen ist. Der Denkfehler bleibt sein unbestrittenes Eigentum.

Baden-Baden war und ist vorläufig noch landschaftlich der schönste Ort Europas. Woher man auch kommen mag – aus Italien, Frankreich, England, vom Meere oder Gebirge her – jeder hat hier das Gefühl der Harmonie zwischen Mensch und Natur wie sonst nirgends. Das hat seinen Grund nicht in der Vorzüglichkeit der Einwohner – der Baden-Badener Mensch ist nicht anders als irgend ein andrer Mensch – es ist die Vornehmheit, der Adel der Landschaft. Vorläufig, sage ich, ist es noch schön. Aber es sieht doch schon etwas wie ein bekannter Aussichtspunkt aus, auf dem Sonntagsausflügler Butterbrotpapier und Eierschalen zurückgelassen haben. Nun, so lange ich lebe, wird sich wohl die verblühende Schönheit noch ansehnlich erhalten.

Als der Schah von Persien einst aufgefordert wurde, ein ihm zu Ehren veranstaltetes Wettrennen anzusehen, sagte er: „Daß ein Pferd rascher läuft als das andre, weiß ich. Ich werde nicht zu dem Rennen fahren." Ungefähr so ist mein Standpunkt Automobilwettkämpfen gegenüber; ich verstehe nicht, was dabei für jedermann herauskommen soll. Daß der eine Mensch lieber schnell fährt und andre lieber langsam, daß der eine einen eleganten Wagen vorzieht und der andre einen praktischen, begreife ich; ich sehe auch ein, daß sich Automobilfabrikanten durch Probefahrten davon überzeugen müssen, daß ihr Fabrikat den Ansprüchen des Publikums genügt. Aber dazu bedarf es doch keiner Turniere.

Auf dem Gebiete des Automobilwesens sollte es in Deutschland nur einen Wettbewerb geben, so rasch wie möglich ein für den Alltag und jedermann brauchbares Fahrzeug zu bauen. Um das zu erreichen, muß das Automobil billig, haltbar und leicht reparierbar sein und überall fahren können. Ford hat dies Problem längst gelöst, aber Deutschland ist wie in allen Dingen außer der Arbeitsamkeit und dem Großtun weit hinter andern Völkern zurückgeblieben. Das ist sehr schlimm, denn alle wichtigen öffentlichen Fragen hängen mit der Möglichkeit zusammen, rasch, sicher und billig von einer Stelle zur anderen zu kommen. Die Beseitigung der Wohnungsnot, augenblicklich die wichtigste aller öffentlichen Fragen, – denn das bisher verwendete Mittel, ihr durch Zwangsmaßnahmen, durch Entziehung des freien Verfügungsrechts über unser menschlich unentbehrliches Eigentum, durch tatsächliches Anerkennen des Kommunismus von seiten des Staats und des allgemeinen Denkens zu steuern, taugt nichts, – diese Wohnungsnotfrage ist nur zu lösen, wenn Verkehrsmittel und Verkehrswege verbessert und neu geschaffen werden. Dasselbe gilt von der Landflucht: sie kann nur dann verschwinden, wenn es gelingt, Landwirtschaft und Industrie räumlich miteinander zu verschmelzen. Es ist nicht mehr nötig, bestimmte Industriezweige an einer Stelle zu betreiben, sobald man sich entschließt, mit aller Kraft, die im Volke vorhanden ist, Automobil- und Flugtechnik zu fördern und sich so von dem Hindernis der Entfernung unabhängig zu machen. Stadtungeheuer, wie sie in den letzten Jahrzehnten in den Industriegegenden Sachsens, des Rheinlands, Westfalens entstanden sind, sind überflüssig geworden, man könnte und sollte sie abbauen. Die Großstädte, vor allem der Wasserkopf Deutschlands, Berlin, haben keine Berechtigung mehr, nicht einmal als Vergnügungszentren; Regierung, Justiz, Museen, Theater, Universitäten, Alles gehört auf das Land, läßt sich auf dem Lande tausendmal besser und nützlicher unterbringen. Es muß Ernst mit der inneren Kolonisation gemacht werden und es kann damit Ernst gemacht werden, sobald man sich nur dazu entschließen will. Das äußere Hindernis, die Entfernung, existiert nur noch, weil sich die deutsche Verkehrsindustrie auf die Gewohnheitsträgheit des deutschen Volks verläßt und absichtlich – einen andern Schluß kann man nicht ziehen – die klaren Lehren Fords bei Seite schiebt.

Von der Landflucht ist in der Arche schon einmal gesprochen worden. Ich bin davon überzeugt, daß die tiefsten Gründe dieser verderblichen Erscheinung auf dem Gebiete der schweren Erkrankung des europäischen Es in seiner Gesamtheit zu suchen sind, weil dieses Es aus bekannten und unbekannten Überlegungen heraus sich gegen den Eros wehrt; aber irgendwo muß man eine Sache angreifen, und in diesen Fragen kann man es ebensogut mit der Pflege des Verkehrs und der inneren Kolonisation versuchen wie mit etwas anderem. Die Hauptsache ist, daß man sich über das Ziel klar ist, jedem strebsamen Deutschen und jedem, der durch irgendwelche Einflüsse strebsam gemacht werden kann, ein eignes Haus und eignes Land zu verschaffen, das er selbst mit Weib und Kind bebauen mag, und daß man laut, deutlich und immer von Neuem verkündet: Dieses Ziel läßt sich jetzt erreichen, da bei einigem guten Willen sich das Hindernis der großen Entfernungen beseitigen läßt.

Ich empfehle das Fordsche Buch den Lesern der Arche.

(Der I. Kongreß für Psychotherapie)

Der I. allgemeine ärztliche Kongreß für Psychotherapie hat vom 17. bis 19. April 1926 in Baden-Baden getagt. Es sind wohl an die 800 Ärzte zusammengekommen. Wer hätte das wohl vor zehn Jahren, als meine Broschüre über psychische Bedingtheit und psychische Behandlung organischer Krankheiten von den führenden medizinischen Zeitschriften als eine lächerliche Albernheit bezeichnet wurde, für möglich gehalten?

Im Denken der Menschen hat sich eine Wandlung vollzogen, und die Medizin schreitet diesmal in der vordersten Reihe voran. Lange Jahre hatte es den Anschein, als ob sie hinter der Bewegung, die vor Jahrzehnten sich in dem Auftreten des Neovitalismus kundgab, zurückbleiben würde. Schweninger – sein Name ist zu Unrecht nicht ein einziges Mal auf diesem Kongreß genannt worden, und doch war er der Führer auf dem Wege neuer Foschung – ist gestorben, ohne zu erfahren, wie nahe wir Alle dem Neuland waren; Freud, der einsam und von Allen gehaßt in unbeirrter Treue zu sich selber die neue Welt entdeckte und den Menschen schenkte, ist alt geworden, ehe er Geltung bekam. Aber jetzt regt es sich aller Orten und überall werden die Stimmen laut, die ihre Funde der Welt mitteilen möchten. Wir leben in einer großen Zeit.

Das Bild des Kongresses war seltsam. Keine überragende Persönlichkeit zwang die Teilnehmer in ihren Bann, einzig und allein die Sache vereinigte diese Menge verschiedenartig lebender und denkender Ärzte. Vielleicht war es gerade dieser Mangel überragender Größe, was dem Kongreß den Stempel größter Einheitlichkeit und Eintracht aufprägte. Er verlief ohne Mißklang, war, wie es sonst nie der Fall ist, von dem Wunsche erfüllt, sich gegenseitig zu verstehen.

Wenn man die Namen derer liest, die zusammenkamen, muß man sich über den friedlichen Verlauf der Verhandlungen wundern. Männer und Frauen, deren Spezialgebiete nicht die geringste Verwandtschaft miteinander haben, die an ihren Wirkungskreisen und an ihren Arbeitsstätten nicht einen Fußbreit ihre mehr oder weniger eng umschriebne Kampfstellung gegen den Nachbar verlassen, die sich im fest umwallten Lager ihrer besonderen Tätigkeit gegen Alles abschließen, was neben ihnen geschieht, waren hier von einer größeren Kraft, als Einzelwille es ist, zusammengebracht und mußten ihr folgen. Der Kongreß war wie ein Gelöbnis, einig und dem Einzelehrgeiz entsagend etwas Neues zu schaffen im Dienste der Zukunft. Ich glaube, selten sind so viele auseinander strebende Kräfte zu einer so geschlossenen Einheitlichkeit des Wollens einfach durch die Sache selbst, durch die Idee zusammengehalten worden.

Es wird auch nicht wieder geschehen. Der nächste Kongreß – man hat sich mit Recht entschlossen, die Form des Kongresses beizubehalten, statt jetzt schon eine fest gefügte Gesellschaft zu gründen – wird anders verlaufen. Im Laufe eines Jahres werden die Einen in raschem Lauf vorwärtseilen, die Andern werden hier und da prüfend verweilen und Dritte machen irgendwo Halt und gehen nicht weiter. Es war ein Anfang, etwas Einziges und deshalb für Jeden, der mit dabei war, ein unverwischbarer Eindruck.

An neuen Kenntnissen oder Erkenntnissen gab der Kongreß so gut wie nichts. Alles, was gesprochen wurde, war Allen bekannt; neu war nur, daß so Viele, ja daß eigentlich die ganze europäische Welt den Glauben hegt, daß es im Leben auf den Menschen ankommt und nicht auf die Sache; daß der Mensch sich seine Umwelt schafft und nur so weit von der Umwelt geschaffen wird, als sein Menschsein es gestattet. Der Kongreß ist das deutliche Zeichen dafür, daß die Herrschaft der exakten Wissenschaft vorüber ist und die Zeit geistiger Wissenschaft begonnen hat; daß der Mensch willens ist, wieder vom Menschen als dem eigentlichen Grund und Zweck alles Denkens auszugehen, und nicht mehr von der Welt. Er war ein einziger lauter Ruf: Erkenne Dich selbst; das ist der Weisheit letztes Ziel.

Die äußere Leitung des Kongresses lag in den Händen des Geheimrat Sommer. Ihm ist es im Wesentlichen zu danken, daß die Idee des Kongresses nicht gestört wurde. Die größte Gefahr für die Einigkeit lag in der Tatsache, daß die am weitesten Vorgeschrittnen, die Psychoanalytiker, zahlreich vertreten waren. Es ist ein Beweis für die Güte ihrer Lehre, daß sie den Vorsprung, den sie haben, in keiner Weise merken ließen, daß sie, die der Bewegung weit vorausgeeilt sind, sich in Reih und Glied stellten und nicht ausbrachen.

Mäßigung und Selbstbeherrschung waren die Kennzeichen des Kongresses. Die Macht einer einheitlichen Idee ist mir selten so klar entgegen getreten wie in diesen Tagen. Beim nächsten Kongreß aber wird der Wettstreit beginnen.

Naunyn über die Lichtentaler Allee in Baden-Baden*

„Aus der guten alten Zeit, ich meine die Spielzeit, ist vieles geblieben. Manches durchaus Gute. So die Fülle der wunderbar angelegten Fahrstraßen um Baden, vor allem die schönen Parkanlagen der Lichtentaler Allee. Was jene alten Landschaftsgärtner hier haben erwachsen lassen, gehört zum Besten ihrer Kunst, und bisher haben alle Bemühungen großherzoglicher Kurverwaltung, die schönen Rasenplätze durch Blautannengruppen und andre übel angebrachte Äußerungen kleinlichen Geschmacks zu verschandeln, noch wenig über sie vermocht.“

Seit Naunyn diese Zeilen schrieb, hat manche übel angebrachte Äußerung kleinlichen Geschmacks die Lichtentaler Allee verschandelt. Allerdings ist dafür nicht mehr die großherzogliche Kurverwaltung verantwortlich zu machen, sondern die Stadt Baden-Baden selbst. Seitdem sie vor einigen Jahren diese wunderbaren Anlagen übernommen hat, ver-

*Bernhard Naunyn, Internist, zuletzt in Baden-Baden (1839-1925). Naunyn-Zentrum: Lesezentrum im linken Gyrus angularis des Großhirns.

mochte sie schon allerlei. Der Anfang war, daß die eine Hälfte der alten Bäume ratzekahl heruntergeschlagen wurde. Sie seien abständig, hieß es, zu alt, ja einer der Sachverständigen wußte sogar, daß sie zu hoch gewachsen waren und eine Gefahr für die Passanten bildeten, da sich ja der Wind leichter in einem hohen Baum als in einem niedrigen fange, den hohen also leichter umwerfen könne. Zur selben Zeit hielt man es für zweckmäßig, auf der einen Rasenfläche einen Spielplatz für die fußballspielende Arbeiterjugend Baden-Badens einzurichten: der ist nun glücklich wieder verschwunden, dafür taucht von Zeit zu Zeit bei den Vätern der Stadt der nützliche Gedanke auf, dort in der Gegend der schönsten Allee Deutschlands – ach nein, das war sie einmal – ein großes Sonnen- und Lichtbad unterzubringen. Ein Jahr später kamen die Bäume am Michelsberge an die Reihe, wohl weil das nicht wieder gut zu machen ist und man nur die Zeit politischer Überspanntheit benutzen konnte, um einen Vandalismus großen Stils ausführen zu können, die Tulpenbaumallee dort. Bald darauf fielen die großen Tannen, die das einzig Häßliche, was es dort gab, den gepflasterten Fußweg durch ihr freundliches Dunkel in Lieblichkeit verwandelten; jetzt ist der Anblick wohl nur dem Gartendirektor der Stadt angenehm, der Baden-Baden nach den künstlerischen Prinzipien des Schieberzeitalters verschönert. Der hübsche Brunnen auf der halben Höhe des Hügels ist mitsamt den beiden herrlichen Bäumen, die ihn flankierten und mitsamt den Singvögeln, die dort in Scharen ihren Durst löschten und sich badeten, verschwunden. In dem Brunnenbecken ist ein Beet von grünen Blattpflanzen angelegt, das eine unangenehme Ähnlichkeit mit einem Salatbeet hat. Am Fuße des Hügels hat man ebenfalls mit den lästigen Bäumen aufgeräumt, die eine Möglichkeit gaben, vom Bahnhof auf einem schattigen Wege zur Stadt zu gelangen. Der unfrommen Neugier wurde auf ihre unangebrachten Fragen nach den Gründen dieses Vernichtungskampfes gegen die Bäume geantwortet, alle diese Bäumen seien krank, würden die Gesundheit der Baumbepflanzungen anstecken, ja seien eine schlimme Gefahr für das Bestehen des gesamten Schwarzwaldes; kurz, die Hygiene feiert nicht nur im Leben des Menschen Triumphe, sie erbarmt sich auch der Wälder. – Nach und nach ist zum Vorschein gekommen, was beabsichtigt war: ein Rhododendrongebüsch ist an Stelle der alten häßlichen Bäume getreten. Rhododendron ist gewiß ein sehr netter Zierstrauch, aber wir leiden in Baden-Baden keinen Mangel an Farben und Blumen; wenn es an irgend etwas fehlt, so sind es die beiden Dinge, deretwegen Baden-Baden früher vor allen Orten Europas gepriesen war: Wiesen und Bäume. Der Rasen der Lichtentaler Allee ist offenbar der Stein des Anstoßes für die Gartenbaukunst der Stadt. Vor einigen Jahrzehnten schon hat man in voller Würdigung der Bestrebungen der Damenwelt und der Herren, die mit der Damenwelt in der Neigung, sich zu präsentieren, wetteifern, die häßlichen Tennisplätze an der schönsten Stelle der Allee eingerichtet und sie mit einem Pavillon höchster Geschmacklosigkeit geschmückt, dann wurde anstelle einer sonnigen Wiese eine Art verunglückten kleinen Versailles mit Buchenhecken angelegt und an einer andern Stelle der Rasen durch eine rundumlaufende Reit- und Radfahrbahn verziert, und das Neueste war, daß man die verschlungenen und gekrümmten Fußwege an den Seiten der Allee „regulieren" wollte, sie geradlinig machen wollte. Das scheint durch den energischen Protest der hiesigen Maler, wenigstens vorläufig, verhindert zu sein, dafür unterbricht man aber das eintönige Grün, wo es sich überhaupt noch hervorwagt, mit Rosenbeeten und japanischen Zierbäumchen kleinsten Formats. Und damit nur ja die Bautätigkeit, die in den letzten Jahren herrliche Steinhaufen an dieser weltberühmten fürstlich-vornehmen Stelle unter dem Vorwand der Beseitigung der Wohnungsnot durch Schiebervillenbauten zusammengetragen hat, nicht wieder ins Stocken gerät, sägt man zum Besten dieser Villenbesitzer, damit sie Aussicht haben, halbe Baumkronen weg; irgendwann werden auch die Stämme folgen und wir werden eine Allee von Rotdornbäumen bekommen, die sich der besonderen Gunst der sachverständigen Gärntner hier erfreuen.

Wo soll es hin? Gott weiß es, wir wissen es nicht, wissen nicht einmal, wo wir uns mit unsern Klagen hinwenden sollen, seit großherzogliche Kurverwaltung, über die Naunyn spottet, nichts mehr zu sagen hat.

„Was haben diese intimen Baden-Badner Angelegenheiten, die vielleicht bedauerlich, der Mehrzahl der Archeleser aber völlig gleichgültig sind, in der Arche zu suchen?" – Es geht nicht nur in Baden-Baden so zu, anderwärts ist es dieselbe Geschichte. Baum und Wald sind irgendwie dem Unbewußten des Deutschen anstößig. Es ist auf einem andern Gebiet dasselbe, was im menschlichen Leben sich so erschreckend geltend macht, die Herrschaft des Kastrationskomplexes.

Vor einiger Zeit erhielt ich von einer Seite, auf deren Urteil ich Wert lege, eine Zuschrift, die mich warnte, die Arche in demselben Sinne weiter zu leiten, wie es bisher geschehen sei, da sie eine Gefahr für die öffentliche Sittlichkeit sei. Ich bat um nähere Auskunft und man schickte mir ein Exemplar der Arche, in dem die gefährlichen Stellen angestrichen waren: es waren ausnahmslos Sätze, die sich auf den Kastrationskomplex bezogen. Diese Beschwerde, die von einer Seite kam, an deren lebhaftem Interesse und an deren freundlicher Gesinnung für das Gedeihen der Zeitschrift ich nicht zweifle, die auch gewiß ein ebenso klares Bild von der Welt und ihrem Leben hat wie ich selber, nur daß sie die Welt von einem andern Standpunkte aus betrachtet, hat mich stark beschäftigt. „Soweit ist es also schon", sagte ich mir. „Alle, die es ernst mit dem Geschehen meinen, sehen mit Besorgnis den Selbstmord der Europäer, eifern gegen das immer weiter um sich greifende Zweikindersystem, gegen Verhütung und Unterbrechung der Schwangerschaft, gegen die fahrlässigen Operationen, mit denen man ohne Not Frauen unfruchtbar macht, gegen die pietätlose Stellung der Menschheit zu Ehe und Eltern. Wenn aber jemand kommt und zeigt, woher all das seiner Ursprung nimmt, daß im modernen Menschen ein unbewußter Hang ist, das Männliche zu beseitigen –, eine Tatsache, an der niemand zweifelt – daß die Welt unter der unbewußten Herrschaft des Kastrationskomplexes steht, und daß dieser unbewußte Komplex bewußt gemacht werden muß, damit es besser werden kann, so ist das eine Gefahr für die öffentliche Sittlichkeit." Nein. Es ist keine Gefahr für die öffentliche Sittlichkeit, sondern eine für den Widerstand der krankheitslüsternen Zeit; von Beginn an hatte sie die Witterung, daß die Entdekkungen der Psychoanalyse die Gefahr für das angenehme Kranksein-können, Sich-pflegen-lassen-können der Menschheit ist. Der Untergang des Abendlandes? Es mag sein, daß er vor der Tür steht; aber wir werden ihn nicht mehr erleben. Und vor allem wir wollen uns zur Wehr setzen.

Wenn die Geschichte der letzten Jahrhunderte etwas mit aufdringlicher Deutlichkeit lehrt, so ist es das Anwachsen des Hasses gegen die Männlichkeit, so ist es die zunehmende Macht des unbewußten Kastrationskomplexes. Die Waffe, die diese Macht braucht, ist das Wort Sittlichkeit. Sittlichkeit aber – ich wiederhole schon einmal in andrer Form Gesagtes – ist etwas absolut Männliches, und es gibt nur eine Gefahr für die Sittlichkeit, das ist die Verweiblichung des Mannes, die Kastration.

Solange die Welt diese Gefahr nicht sieht, wäre es ein Vergehen, wenn ich aus Sitte schweigen wollte. Nicht die Emanzipation des Weibes ist das Kennzeichen unserer Gefahr, sondern die Sucht des Mannes, weiblich zu werden, das Zeichen seiner Kraft, das Merkmal seines Geschlechts, den Ursprung alles Lebens und alles Strebens zu verstekken und aus dem öffentlichen Bewußtsein auszumerzen, sich selbst zu kastrieren. In gewissem Sinne sind wir alle Anhänger der Skopzensekte. Überall und überall kann, wer Augen und Ohren hat, finden, daß der Mann sich seines Geschlechts schämt, und daß er diese zerstörende

Scham Kind und Kindeskind einzuimpfen sucht. Der Trieb aber ist mächtiger als alle Angst vor dem Triebe: er hat sich in dem vierjährigen Krieg furchtbar gerächt, und wenn wir nicht bewußt werden lassen wollen, daß es unsittlich ist, – unmännlich, das ist dasselbe – sich des Geschlechtsabzeichens zu schämen, werden neue Zornesausbrüche des Triebes kommen.

Die Männer sind schuldig an der Verwahrlosung der Welt, weil sie statt sittlich sittig sein wollen. Und ein deutliches Zeichen, daß sie das sein wollen, ist das Vernichten der alten Bäume. Denn der Baumstamm ist das Symbol des männlichen Gliedes, wie es sich in der Verwendung des Stammbaumes deutlich ausspricht. Und das Fällen des Baums ist Kastration im Symbol, verstecktes Skopzentum.

Großherzoglicher Kurverwaltung macht Naunyn nicht ganz mit Recht Vorwürfe. Sie stand, so lange ich die Verhältnisse hier kenne, unter dem Einfluß der Denkart der alten Großherzogin Louise, und die ließ sich über jeden Baum, der zu ihrem Machtbereiche gehörte, Bericht erstatten, ehe er gefällt werden durfte; sie folgte darin dem Beispiel ihres Vaters, des alten Kaisers, der auch nicht duldete, daß im Berliner Tiergarten irgendein Baum gefällt wurde, ohne daß er die Erlaubnis dazu gab. Eine der ersten Taten seines Enkels war, daß er den Tiergarten lichten ließ.

Wie tief man in alten Zeiten die Symbolik des Baums empfand, beweisen die Strafen, mit denen der Baumfrevler bedroht wurde. „Wer einen stehenden Baum schälet", heißt es in einem Altenhaslauer Weistum, „den soll man aufgraben am Nabel und ihn mit einem Hufnagel mit dem Darme an die Flecke heften, da er angefangen zu schälen, und ihn so lange um den Baum treiben, bis er dasjenige bedecket, was er geschälet." Man nannte das den Schaden bewinden: wenn der Frevler die Strafe überstand, so hatte er es verwunden. Die Wendung „etwas verwinden können" stammt da her.

(So war Baden-Baden)

Irgendwo in der Welt gibt es ein kleines Städtchen, friedlich inmitten friedlicher Waldungen gelegen, umkränzt von lieblichen Hügeln, durchrauscht von Quellen und Bächen, umgürtet mit Wiesengrün, bewohnt von harmlos dahinlebenden Leuten, die lebensfreudig ihr nicht allzu mühsames Tagewerk taten und am reichlich bemessenen Feierabend fröhlich verzehrten, was ihnen an Erwerb zugefallen war, ein Städtchen, besucht von Tausenden, die, des lauten Treibens müde, für ein paar Wochen in diesem irdischen Paradiese ruhen wollten. Einmal im Jahr ging es wie eine tolle Jagd durch das Städtchen, dann kam aus aller Herren Länder zusammen, was für Pferde und Reiten interessiert war, ein Rausch von Festen und Ströme von Gold liefen zwei Wochen durch die Stadt, dann war es wieder zu Ende, es wurde still und harmlos wie zuvor. So war Baden-Baden.

Was ist es jetzt? Ich weiß keine Antwort darauf, sehe nur, daß es anders werden will, als es war, habe seit Jahren ein gelindes Grauen verspürt, wenn der Wille zum Anderswerden gar zu aufdringlich hervortrat, habe aber immer gedacht: man wird sich wohl besinnen. So lange der Bach durchs Tal rauscht, so lange die Wiesen grünen, so lange der Wald steht und die Lichtentaler Allee prangt, kann ja nichts verdorben werden: wenn auch einmal ein paar wilde Schieberjahre darüber hinrasen, es wird schon wieder in Ordnung kommen. Aber es scheint nicht in Ordnung zu kommen: der neue Mensch scheint wirklich Herr über die Widerstandskraft tausendjähriger Schönheit zu werden: der größte Teil der Lichtentaler Allee ist von der Axt gefällt worden, und von dem Wald ist gut ein Viertel heruntergeschlagen. Die Wiesen sind schon längst verschwunden, bebaut mit seltsamen Steinhaufen, die der Zufall hingeworfen zu haben scheint, die weiten Parks und Gärten sind in kleine Stücke zerschlagen oder in Sportplätze verwandelt, die Oos ist, damit der erstaunlich geringe Verkehr bewältigt wird, unter Zement begraben und in Zement eingefaßt und unter den Einwohnern gibt es nicht nur eine starke sozialdemokratische Partei, sondern sogar recht zahlreiche Kommunisten. Was wird aus Baden-Baden? Videant Consules!

Videant Consules? – Die Consuln selber sind es, die aus der tollen Zeit des Schieberlärms nicht wieder herausfinden, die – gegen den Willen der Bürger – die alten Bäume fällen, den Verkehr regeln, Bauterrains aufschließen, wo niemals ein Bau geduldet werden sollte, die Oos in Mauern zwängen und die Wiesen vernichten. Gegen den Willen der Bürger geschieht das alles. Es rächt sich jetzt, daß die Bürgerschaft ein Jahrhundert lang in dem Wahne gelebt hat, Baden-Badens Schönheit könne nie vernichtet werden. Das friedliche Glück des Tales hat seine Einwohner eingeschläfert; sie merken selbst jetzt noch nicht, daß die Gefahr dringend, Hilfe nur noch durch rasches, entschlossenes Handeln möglich ist. Es ist erstaunlich, aber es ist wahr, man hat die Bäume der Lichtentaler Allee gefällt, ohne daß die Bürgerschaft gemerkt hat, daß es ihr ans Leben geht.

Baden-Baden bereitet sich für den Sommer vor, so liest man es in den Zeitungen, so verkündet es der – endlich nach zwölfjährigem Trödeln – neu ernannte Kurdirektor; gründlich, bis in die Kleinigkeiten sorgfältig; es ist ein Verbot erlassen, Wäsche in den Gärten aufzuhängen: es wäre auch beschämend, wenn „der Fremde" zu der Annahme gezwungen würde, daß auch in Baden-Baden ab und zu gewaschen werden muß, und daß auch in Baden-Baden die öffentliche Sittlichkeit durch das Vorhandensein von Bettlaken und Unterwäsche gefährdet wird. Es ist weiter verboten worden, zu anderen als festgesetzten Zeiten Teppiche klopfen zu lassen. Bravo! Bravo! Wird es aber auch sonst ruhiger werden, wird der Rummel aufhören, wird Baden-Baden wieder das Bad der vornehmen Welt werden, der Zufluchtsort für Menschen mit Herz und Geist? Ach nein: wir werden wie alljährlich Tennisturniere und Tanzturniere mit Baden-Baden-, Deutschlands- und womöglich Weltmeisterschaften haben und wie lange wird es dauern, dann wird sich das Weltbad um das Auftreten der Ring- und Faustkampfmatadore bemühen. Vor allem aber, wir werden auch dieses Jahr den Lärm und Gestank des Automobilrennens haben, vermutlich mit der üblichen nur hier möglichen Chikane, die Geschicklichkeit der Chauffeure männlichen und weiblichen Geschlechts inmitten des winzigen Kurparks auszuproben. Baden-Baden? Buden-Buden nennt es ein hiesiger Künstler und Kämpfer für alles, was gut ist und deshalb untergeht, in grimmigem Humor auf einer Ansichtspostkarte, auf der er alle – nein, nicht alle, aber einige der Sünden wider den Geist Badens verhöhnt.

„Es war wie der Gang über ein Leichenfeld," sagte mir heute einer der Stammgäste unserer Stadt, der einen der Berge in nächster Nachbarschaft bestiegen hatte. Ein Baumriese lag neben dem andern. Es ist, als ob man hier bei uns noch nicht genug am Kriegsmord hätte, und weil man keine Menschen totschlagen kann, schlägt man die Bäume nieder. Überall in der Welt sucht man alte Bäume zu schützen, vermauert ihre Wunden mit Zement, stützt ihren wankenden Halt mit Steinmauern; selbst in Italien, wo man mit allen Naturschätzen sorglos umgeht, tut man es. Aber hier bei uns wartet man gar nicht erst ab, bis der Baum hohl wird, es genügt, daß er stattlich und schön ist, dann muß er sterben. Gründe? Zunächst wird einem neugierigen Frager gesagt: der Baum war krank; wenn man auf den durch und durch gesunden Baumstumpf zeigt, der neben dem toten Riesen steht, heißt es: er war zu hoch, wenn Bäume zu hoch werden – hier in Baden-Baden nämlich – könnte es vorkommen, daß er umfiele und einen der Fremden verletzte, und dann ist die Stadt regresspflichtig; neulich hat so ein dürrer Ast eine der Holzbrücken, die über die Oos führen, zerschlagen, und die Stadt hat den Schaden bezahlen müssen. Man fürchtet hier allen Ernstes, daß die Bäume in den Himmel wachsen könnten. Aber es wird sich zeigen, daß Baden-Baden zu Grunde geht, wenn man ihm das Einzige, was es Unvergleichliches bieten kann, mit berechtigtem Stolz bieten kann, seine Schönheit zerstört.

Die Welt ist komisch: da sitzen so und so viele ernsthafte und gescheite Leute zusammen, im Magistrat und im Kurdirektorium und in den Zeitungsredaktionen und in den Wirtshäusern und in den Familien, und bereden, wie man Baden-Baden wieder in die Höhe bringen kann, und es wird vorgeschlagen und verworfen und versucht und Geld fortgeworfen und wer weiß was alles getan, und während dessen gehen Hunderte von Angestellten der Stadt umher und vernichten, ohne zu wissen, was sie tun, und ohne es hindern zu könnnen, wenn sie es wissen, Baden-Badens Glück.

Baden-Badens Glück ist seine Schönheit, nur seine Schönheit. Bäder gibt es auch anderswo, Vergnügen gibt es anderswo besser und bequemer, gute Hotels, Sportfeste, Ärzte und Läden sind keine Privilegien Baden-Badens. Eines aber hat Baden-Baden, dessen gleichen es in Europa nicht gibt, seine Schönheit. Seht Euch vor, Bürger! Sie ist in Gefahr.

In eigener Sache

Zur Zeit, wo diese Blätter in die Hände der Archeleser gelangen, wird in Nauheim der Zweite psychotherapeutische Kongreß der Ärzte tagen. Wenn es in der Welt nach Recht und Billigkeit zuginge, müßte ich diesen Kongreß als Vorsitzender leiten; das was man jetzt unter Psychotherapie versteht, ist von mir in das Tätigkeitsgebiet der Ärzte eingeführt, die Grundlagen der modernen Psychotherapie des praktischen Artzes sind von mir gelegt worden, auf diesen Grundlagen hat sich alles Weitere aufgebaut und wird sich alles Weitere in den nächsten Jahren aufbauen. Es ist mein geistiges Eigentum, worüber in Baden-Baden letztes Jahr verhandelt wurde und worüber dieses Jahr in Nauheim verhandelt werden wird. – Aber es geht in der Welt nicht nach Recht und Gerechtigkeit. Wie es in der Welt zugeht, möge folgende kleine Erzählung verdeutlichen.

Der erste Kongreß der Psychotherapeuten – es handelt sich bei dem Wort Psychotherapie in dem Fall des Kongresses nicht um die Behandlung von Neurosen oder Psychosen, sondern um die Verwendung psychischer Behandlungsfaktoren in der Allgemeinpraxis, bei organischen Erkrankungen so gut wie bei seelischen – wurde, in unbeabsichtigter Ehrung des Begründers der Lehre von der psychischen Bedingtheit und der psychischen Behandlung organischer Leiden, an dem Ort meiner Tätigkeit Baden-Baden abgehalten. Diese eine Tatsache, die, gerade weil sie keinem der Einberufer des Kongresses zum Bewußtsein gekommen ist, also durch keinerlei bewußte Absicht entstellt und entwertet wurde, war für mein Empfinden die größte Ehre, die mir widerfahren konnte, eine Huldigung des Unbewußten vieler Hunderter von Ärzten. Da es sich um die Weihe einer großen Idee handelte, so wäre es eine Störung des feierlichen Eindrucks, wäre es eine Entweihung des Idee gewesen, wenn man dem zufälligen Träger dieser Idee ausdrücklich Anerkennung ausgesprochen hätte, das Verschweigen des einen, des wichtigen Namens, wo so viele andre genannt wurden, war der Psychotherapeuten würdig, war ein Zeichen ihres tief eingewurzelten Taktgefühls, ohne das der seelsorgerische Arzt, der Menschenarzt nicht denkbar ist. Ein Einziger hat dieses unausgesprochne, aber von allen als unverbrüchlich anerkannte Gebot der feierlichen Stille rings um mich übertreten und damit bewiesen, daß er nicht in die Reihe der Menschenärzte gehört, wenigstens noch nicht. Dr. Eberhart, nach Ausweis des hiesigen Adreßbuchs Arzt in Baden-Baden, hat kurz vor Schluß des Kongresses meine Person erwähnt und mich in seines Nichts durchbohrendem Gefühl angegriffen. Es gehört Mut dazu, inmitten einer Versammlung von Männern, die ein einziger beherrschender Gedanke zusammengeführt hat, den Repräsentanten dieses Gedankens anzugreifen, und man wundert sich nicht, wenn bei solchem gefährlichem Unternehmen die Waffen roher geführt werden, als es sonst wohl Sitte ist. Damit der Leser selbst urteilen kann, lasse ich hier folgen, was mir von der Eberhartschen Rede im Gedächtnis geblieben ist.

„Er freue sich, so ungefähr sagte Eberhart, daß die Verhandlungen des Kongresses so allgemein und nachdrücklich betont hätten, wie große moralische Gefahren in der Psychoanalyse Freuds enthalten seien. Einen Beweis liefere dafür die verhängnisvolle Tätigkeit eines Mannes hier am Orte (in Baden-Baden), vor dessen unsittlichem Wirken öffentlich zu warnen hiesige Pfarrer genötigt seien. Wenn zu diesem Arzte eine Dame ins Sprechzimmer käme und habe noch die Klinke der Eingangstür in der Hand, so frage er schon: „Was ist das, was Sie da in der Hand haben?“ und wenn sie dann sage: Eine Klinke, so belehre er sie: „Nein, das ist ein Penis“, und wenn sie dann ihm gegenüber säße, zeige er auf eine Vase und frage wieder: "Was ist das?", um die harmlose Antwort: Eine Vase, wiederum dahin zu verbessern: „Nein, das ist auch ein Penis." Dieser Mann, dessen Treiben ich eben geschildert habe, sagte Eberhart, ist der Verfasser des Buchs vom Es."

Man sieht, es geht in der Welt nicht nach Recht und Gerechtigkeit zu, das beweist auch der weitere Verlauf der Sache. Die unverfrorne Angriffslust Dr. Eberharts hatte den Vorsitzenden des Kongresses so verblüfft, daß er ganz vergaß, den Redner für die ungehörige persönliche Schmähung eines Kongreßteilnehmers zur Ordnung zu rufen, die Hörer, die zum Teil ausübende Psychoanalytiker waren, fast alle aber so viel von der Symbolik des Unbewußten kannten, daß sie die auf absoluter Unkenntnis gegründete Deutung der Vase als Penissymbol in ihrer Albernheit erkennen mußten, waren so erstaunt, daß sie nicht einmal rechtschaffen lachten, und Eberhart selbst muß nachträglich eingesehen haben, daß er irgend etwas Unschickliches begangen hatte, wenigstens ist in dem Protokoll des Kongresses nur erwähnt, daß er gesprochen hat, aber nicht, was er gesprochen hat.

Was veranlaßt mich, diese verjährte Sache zur Sprache zu bringen? Ich werde, wenn es nötig wird, die Antwort darauf geben. Vorläufig möchte ich meine Mitteilung nur in einer Richtung ergänzen. Eberhart hat behauptet, daß hiesige Pfarrer öffentlich vor mir warnen. In dieser Behauptung war mir das Wort „öffentlich" neu; dagegen ist mir bekannt, seit Jahren bekannt, daß solche Warnung vom Munde eines Mannes, der Geistlicher ist, an Kranke meiner Klientel ergangen sind, unerbetene Warnungen, Warnungen an Menschen, von denen dieser Mann nichts weiter wußte, als daß sie in meiner Behandlung waren oder eintreten wollten; persönlich kenne ich den Herrn nicht, nur dem Namen nach ist er mir bekannt. Ehe ich nicht bessere Beweise davon habe, daß sich ein Mensch so weit vergißt, seine Stellung als Seelsorger zu einer öfffentlichen Warnung zu mißbrauchen, halte ich die Eberhartsche Behauptung für übertrieben.

Im Anschluß hieran gebe ich weiter bekannt, daß seit vorigem Sommer – wenigstens habe ich seitdem die Beweise dafür in der Hand – auf der Eisenbahnstrecke Karlsruhe – Baden-Baden ähnliche Warnungen an Kranke ergehen, die harmlos genug sind, zufällig Mitreisenden ihre Absicht, sich von mir behandeln zu lassen, mitzuteilen.

Ich bin es gewöhnt, Feinde zu haben und ich rechne es mir zur Ehre, wie es jeder tut, der Feinde besitzt. Zweimal bin ich genötigt gewesen, mich zur Wehr zu setzen. Aller guten Dinge und aller bösen Dinge sind drei. Dies ist das dritte Mal.

Aus der Arche

Beiträge von Georg Groddeck aus den Jahren 1925 – 1927

Die Arche will allen Meinungen Raum geben, ohne Rücksicht auf die Form, in der die Meinung geäussert wird. Die Arche bedeutet Anfang. Sie vollendet nicht, sie soll stets wieder anfangen, soll jung sein.

„Die Arche erscheint vierzehntägig, der Preis beträgt für hiesige Mitglieder 3 M., für auswärtige 3,50 M., für Ausländer 4,50 M. für das Vierteljahr.

Jeder ist als Mitarbeiter willkommen. Die Arche beansprucht weder ein literarisches noch ein wissenschaftliches Organ zu sein, sondern sie will Gelegenheit zum Aussprechen der Verdrängungen geben. Jeder der Mühsale hat, möge sie in der Arche abladen; die Form ist gleichgültig."

Groddeck in Nr. 8/1925

„Um in der bescheidenen Form, in der sie bisher erschienen ist, weiter bestehen zu können, braucht sie 300 Mitglieder; in den verflossenen neun Monaten ist die Zahl der Leser von 40 auf 140 gestiegen. Wenn bis zum 1. April nicht die doppelte Zahl erreicht ist, kann der Herausgeber die Arche nicht mehr weiter steuern, sondern muß sie auf Land setzen.

Die Arche kann nur durch persönliche Empfehlung weiter verbreitet werden. Der Weg über den Buchhandel und das Postabonnement ist ihr ihrer Natur nach versperrt: ich habe Grund anzunehmen, daß schon jetzt der Plan geschmiedet wird, sie mit Hilfe der Polizei zum Scheitern zu bringen..."

Groddeck in Nr. 17/1925

Die Arche!

Aus der Tiefe des Waldes klingt das unermüdliche Gurren der Taube zu mir herüber. Das, sollte man denken, müßte mir Stimmung geben, um die einleitenden Worte für die Arche zu finden. Aber dazwischen tönt das Krächzen einiger aufgeregter Krähen, Raben, wie sie der Volksmund nennt. Und statt der Andacht für einen Leitartikel steigt in mir die Erinnerung an meine Kinderzeit empor. Da steht hinter einem braun lackierten Tisch, dessen beide Enden auf- und abgeklappt werden können, ein schwarzes Ledersofa, und auf dem Tisch sitzt eine emsig strickende Frau. Vor ihr liegt ein Bilderbuch, die Arche Noah genannt, und ich selber sitze auf ihrem Schoß und betrachte das Bild, dessen Begleitverse Mama hersagte. Das Bild stellt inmitten einer Wasserpfütze einen toten Kerl dar mit einer riesigen Nase, und auf seiner Brust hockt ein Rabe, der frech die große Nase mit dem Schnabel gepackt hatte. Noah hat ihn auf Kundschaft ausgesandt, ob die Wasser sich verlaufen haben. Der Rabe aber kehrt nicht zurück, er vergißt ob des Leichenschmauses, den ihm ertrunkenes Menschenvieh und Viehzeug gibt, den Auftrag, und Vater Noah muß nach langem vergeblichen Warten die unschuldige Taube ausschicken, die dann auch artig das Oelblatt im Schnabel bringt. Dies Bild mit der Taube ist meinem Gedächtnis entfallen, den Raben sehe ich deutlich vor mir.

Aehnlich geht es mir mit einem anderen Bilderbuch, mit Spelters Fabeln. Ich weiß, daß darin ein Gedicht über Tauben ist, sehe auch noch den Taubenschlag auf dem Bilde. Aber die Tauben sehe ich nicht, und von dem Gedicht weiß ich nichts mehr. Die Raben aber, den Bettelmann im kohlschwarzen Röcklein mitten in der Schneelandschaft, der ungehalten vorwurfsvoll ruft: „Raab, raab, gib mir doch auch einen Knochen ab!“, den werde ich nie vergessen.

Was man vergißt, mag man nicht leiden. Aber ich weiß nicht, was ich gegen die Taube einzuwenden hatte. Daß sie mir unangenehm war und ist, weiß ich; und wer länger von mir behandelt worden ist, hat gemerkt, mit welcher Verachtung ich von diesem Sinnbild der Unschuld spreche, wie ich die Geilheit der Taube betone und den Dreck, in dem sie lebt. Ich hasse sie, beinahe so, wie ich die kleinen Jungen hasse, meine Nebenbuhler in der Gunst der Frauen; auch für den Sprachgebrauch Sinnbilder der Reinheit und Unschuld, während sie in Wahrheit einen Abscheu vor Wasser und Seife und eine offenkundige Vorliebe für den Schoß des Weibes haben. Und gar der heilige Geist in Gestalt einer

Taube verleidet mir das schönste Bild frommer Malerei. Mit den Harzyien haben sie nach meinem Gefühl Aehnlichkeit oder den H-Sirenen.

Wie anders wirkt der Rabe auf mich ein. Seine Stimme heimelt mich an, ist mir vertrauter als Nachtigallen-Gesang. Der schwerfällige Flug, bei dem die Schwingen mühsam schlagen, als ob es ihnen sauer würde, den großen Körper des Vogels durch die Luft zu tragen, gefällt mir. Die Massen schwarzer Punkte auf dem schneebedeckten Acker tun meinen Augen wohl, und die Unterordnung unter den Führer, den Feldherrn, weiß ich zu schätzen, wenn ich mich selbst als Feldherrn denke. Sie hakken den Gehenkten die Augen aus, das ist brav von ihnen. Und sie fliegen um den Rabenstein, wo das entsetzliche Gretchen Goethes endlich einmal den verdienten Tod für die alberne Zudringlichkeit finden wird, mit der sie sich an Faust hängt. Das gefällt mir, daß er sie so rasch und so ganz vergißt, und wie wahr ist es, daß gerade sie, das Gretchen, für die Seele des Teufelskerls bittet. Das ewig Weibliche. Für mich haben sie Ähnlichkeit mit dem Wolf. Wolf und Rabe, die denke ich mir als innerlich einsame Tiere, die gerne inmitten der Schar Ihresgleichen leben, allein sind, allein sein können, sich selbst genug sind, die anderen gern haben, aber nicht brauchen. Ich denke sie mir als Wesen, die die Sehnsucht verzehrt, wenn sie allein sind, und mitten im Schwarm sind sie gleichgültig gegen die anderen Raben. Wie gut ich sie verstehe. Raabe hieß der Leiter der Vorschule, in der ich einmal – seltsam zu denken – der Erste war. Und jetzt, wo ich an ihn denke, sehe ich mich als zehnjährigen Knaben mit einem Stock bewaffnet auf einen Haufen zusammengekehrten Schnee loshauen, in der Wirklichkeit den trojanischen Krieg durchkämpfend. Sarpedon, der Sohn des Zeus, war ich, nicht Achill, denn die Griechen mochte ich nicht, wie es wohl allen Knaben geht, und Hektor mit seiner lamentierenden Andromache und dem ekelhaften kleinen Jungen – ich hätte ihm gewiß das Gehirn an den Steinen der Stadtmauer verspritzt – der war mir gar verhaßt. Ein erster Frühlingstag mag es gewesen sein, denn ich trug keinen Mantel, und der Kampf mit den Schneegriechen machte mich warm. Da trat der Dr. Raabe in den Garten und rief mir ein Scherzwort zu und fragte nach meinem Vater. Was wollte er bei ihm? Er, der Einsame, Starke, bei dem, der noch einsamer und noch stärker war. Er, den ich fürchtete, bei dem, den ich noch mehr fürchtete. Er, den ich liebte, bei dem, den ich über alles liebte? Ueber mich sprechen sie wohl, das wußte ich. Es hätte mich auch nicht gekümmert, was ging mich die Schule an?

Raabe war breit gebaut und kurz geschoren, selbstsicher und unrührbar, ein wenig spöttisch, fast mephistophelisch und wie ich glaube, sehr klug. Klugheit habe ich immer bewundert. Auch mit seinem Neffen brachte mich das Leben zusammen. Klug war der nicht, aber auch stark. Ich war dabei, als er sich beim Jagdspiel das Bein brach, und er war der erste, bei dem ich einen Krampfanfall sah. Uchs nannten wir ihn, oder Stier von Uri. Längst ehe ich ihn kannte, wo ich von jenem Ledersofa herab mit Knabenpathos Tells großen Monolog gegen Geßler herabschmetterte, liebte ich schon das Wort Stier von Uri. Und obwohl ich selbst jetzt nur mit Mühe einen Ochsen von einer Kuh unterscheiden kann, ist mir doch, zum Zeichen meiner Zuneigung für Ochsen, die Fabel vom nachdenklichen Ochsen aus dem Buche Spelters im Gedächtnis geblieben. Dabei habe ich noch immer Angst, an einem Ochsen vorbeizugehen: er könnte mich stoßen, genau so wie ich das Gefühl habe, daß mich ein Pferd treten wird, oder ich auf der Treppe fallen und mir das Rückgrat brechen werde. – Nebenbei bemerkt, weiß jemand, woher der Ausdruck „ochsen" oder „büffeln" für das Arbeiten an Schulaufgaben kommt?

Kohlrabenschwarz, das ist der Mohr aus dem Struwelpeter. Seine roten Lippen, die von dem Schwarz sich abheben, gefielen mir. Und wenn ich nicht irre, trägt er eine rote Badehose, vielleicht ist es auch der Schirm. Der Sonnenschein schien ihm auf das Hirn, da nahm er einen Sonnenschirm – ist noch der Schirm rot. Jedenfalls ist er beim fliegenden Robert, der vom Wind an die Wolken getragen wird, rot. Und dieser Robert, genau so wie der Caspar im Lied vom Nikolas mit seinem großen Tintenfaß, war mein ältester Bruder. Zu dem hatte ich auch ein rätselhaftes Verhältnis, halb war es Liebe, halb Haß; denn er war klug, aber er neckte uns bis aufs Blut. Und als ich ihm in späterem Alter einmal erzählte, wie sehr ich ihn als Kind bewundert hatte, sagte er: „Komisch, ich habe damals von Deiner Existenz gar nicht Notiz genommen, erst als Du Student warst, habe ich gemerkt, daß wir Brüder sind".

Und nun bin ich beim „schwarz wie Ebenholz" und bei der Entstehung der Arche, bei der Gründungssitzung und wie es mich da plötzlich durchfuhr: schwarz wie Ebenholz, das ist deine Mutter. Schwarz war ihr Haar, und ich besinne mich nicht, sie anders als schwarz gekleidet gesehen zu haben. Sie trug es seit dem Tode ihres Vaters; denn sie war niemals eine Groddeck geworden, war stets Frau, vielleicht sogar ein Fräulein Roberstein geblieben. Papa muß das gefühlt haben, denn wenn ich jetzt daran zurückdenke, weiß ich, daß dort eine der Quellen des Haders war, der die elterliche Ehe so oft gefährdete. Ich glaube, Papa hat es redlich versucht, ein Roberstein zu werden, er zog in die Nähe der Schwiegereltern, suchte zu denken wie Großvater und Mama;

aber es ging nicht: er war zu einsam, zu klug und zu stark, ein echter Rabe, trotz seiner Blondheit und seiner unnahbaren Augen. In meiner frühen Kindheit schenkte er Mama ein rotbraunes Kleid; uns Kindern gab er Geld, um ihr den schwarzen Sammetbesatz dazu zu schenken.

Ich glaube es war der letzte Versuch in der Ehe, Roberstein-Vater und Roberstein-Tochter zu trennen und meine Mutter , die sechs Groddecks geboren hatte, zu einer Groddeck zu machen. Aber sie hat das rotbraune Kleid nicht getragen. Noch lebt das Kleid in meiner Seele. Die Wandfarbe der Bibliothek bezeugt es. – Wie reich doch die Kinder sind. Man gibt ihnen Geld, um etwas zu kaufen, sagt ihnen: „Das schenkst Du der Mutter", und das Kind ist fest überzeugt, davon etwas geschenkt zu haben. Wie viele Kartenspiele habe ich meinem Vater auf diese Weise geschenkt. Und wie oft habe ich später darüber froh gelächelt, wenn die großen und kleinen Kinder meiner Clientel mir Geschenke von dem Gelde machten, das ich ihnen verdient hatte. Gerade solche Geschenke haben lang dauernde Macht. Wir alle, die wir dem Vater Geld abnahmen, um ihm Patience-Karten zu schenken, wurden leidenschaftliche Patience-Spieler, und ich selbst bin ein eifriger Lobredner der Geduld. Ich halte Geduld für die größte Tugend und die stärkste Kraft, weiß aber, daß meine eigene Geduld zum größten Teil Trägheit und Verdrußscheu ist.

Schneewittchen kommt mir wieder in den Sinn, und das weiß wie Schnee, die schwarzen Raben auf dem weißen Schneefelde und daß ich den Schnee mit dem Stecken schlug, als Dr. Raabe zu meinem Vater kam. Ich hasse den Schnee, denn er ist kalt, und Kälte tut weh, und kalte Menschen sind unerträglich, sie bringen mich zur Wut, zur heulenden, unerträglich schmerzenden Wut. Weiß ist die Reinheit und weiß ist die Unschuld, die Taube. Und jetzt weiß ich es auch, daß, ehe das rotbraune Kleid geschenkt wurde, mein Vater in zärtlichen Momenten Taube zu meiner Mutter sagte. Wie eifersüchtig muß ich gewesen sein! Und Mütter sind niemals unschuldig und sind niemals rein. An diesem Fluch, unsere Mutter für unschuldig, rein halten zu müssen, leiden wir unser Leben lang, daran erkranken wir, daran erstarken wir auch, und dieser Glaube ist die Wurzel unserer Kraft und all unseres Könnens und Wirkens. – Seltsam, niemand kann sich die Mutter in Liebeslust denken. Wir wollen alle Kinder der Muttergottes sein, der Mater immaculata.

Ja, ich liebe es, das Strahlende zu schwärzen und das Erhabene in den Staub zu ziehen. Ich mag das Weiße nicht, das Unschuldige, das doch nicht unschuldig ist, das für mich Pharisäertum ist. Ich mache Flecke auf ein reines Tischtuch, muß sie machen, aus innerem Zwang heraus, und seit ich es verlernt habe, meine Taschentücher zu verlieren, verbrauche ich täglich 3 bis 4 und habe doch nie ein reines. Früher war das einfacher, ich hatte nie ein Taschentuch bei mir, verlor sie alle, sodaß sie mir schließlich festgenäht wurden. Ich besinne mich auf die Zeiten, wo ich die Zunge als Taschentuch benutzte. Wer hätte es nicht getan? Oder ist es irgend jemand unbekannt, daß der Geschmack des Nasenschleims angenehm salzig ist? Es weiß ja auch jeder, daß der Urin salzig schmeckt. O, über euch Reinlichkeitsheuchler! Ich begreife, warum Knöpfe an den Ärmeln angebracht sind, denn die Ärmel sind für Kinder bequeme Taschentücher. Genau so, wie für unsere Vorfahren der Pelzbesatz am Ärmel die Nase weich bedienen sollte. Aber wie mag Caesar sich die Nase geschnaubt haben? Und was brauchte Karl der Große an Stelle des Closettpapiers? Der Geschichtsunterricht erzählt uns leider nichts darüber.

So wäre ich denn selber die Harpyie, die der Menschen Denken besudelt. Es mag wohl sein. Wohl dem, der zur rechten Zeit sich taub gegen mich machen kann. Und da ist wieder die Taube. Taube Menschen: die sind erst spät, am spätesten von allen, für mich liebenswert geworden. Irgendwo muß mein Herz im tiefsten, durch nicht gehört werden, verletzt worden sein. Ich habe noch immer Scheu davor, zu bitten. Mein einer Bruder, der für mich verhängnisvolle Wolf, war etwas schwerhörig. Aber ich glaube nicht, daß er viel mit meiner Abneigung gegen Täuberich und Taube zu tun hat. Eher schon meine Schwester, die besaß ein Bilderbuch, die sprechenden Tiere benannt. In dem kam eine Taube vor, die Schornsteinfeger werden mußte, und mit dieser Taube habe ich oft meine Schwester in Gedanken zusammengebracht.

Rot wie Blut, der Ausdruck berauscht mich. Über das Rot könnte ich Bände schreiben. Schon früh, sehr früh fängt die Erinnerung dafür an. Ich weiß noch den Augenblick, wo ich rot als Farbe erkennen lernte. Und als ich einen Malkasten hatte, tuschte ich alle die, deren Bilder ich liebte, rot an. Rhododendron, Rhododaktylos, Eos, solche Worte bezaubern mich. Und Rhode hieß meine erste Knabenliebe und meine erste Mädchenliebe. Nur rote Hosen habe ich immer gehaßt, und diesem Haß bin ich treu geblieben. Wenn ich den Rhein sehe, spucke ich.

Weiß wie Schnee, rot wie Blut, schwarz wie Ebenholz, die drei Farben bezwingen uns alle. Es sind die Farben des Weibes, und Schneewittchen ist das ewig weibliche, das uns hinanzieht, was wörtlich zu verstehen ist und von Goethe auch buchstäblich gemeint ist. Ich hätte sein Lächeln sehen mögen, als er dem biederen Ehrenmann sagte: „Ja, ja, in den Faust habe ich allerlei hineingeheimnist“. Mich hat das Schneewittchen frühzeitig einsam gemacht. Ich habe es mit vollem Bewußsein als vierjähriger Knabe gesehen, als ich mit meiner Mutter gemeinsam in der Badewanne saß. Damals starb es für mich. Denn nicht der stirbt, der die Mutter nackt sieht, sondern die Mutter stirbt für ihn. Solch ein Moment erlebt ein jeder, aber nur wenige wissen darum.

Und es gibt Narren, die das schwarz, weiß, rot des Weibes häßlich nennen. Und das Weib selbst ist so dumm. Habeat sibi!
Schwarz, weiß, rot. Besser als schwarz, weiß, gold, das immer dreckig aussieht, ist es schon noch. Aber ich lobe mir schwarz-weiß. Ich bin ein Preuße, will ein Preuße sein!

Freitag und 13.

Vielleicht, hoffentlich versuchen einige Mitglieder der Arche ihre Einfälle zu Freitag und 13 mitzuteilen. Vorläufig mache ich auf den seltsamen Widerspruch aufmerksam, der zwischen dem Namen „Karfreitag" und der Art, in der dieser Tag gefeiert wird, besteht. Die Silbe Kar kommt aus dem Griechischen und bedeutet Freude, der Karfreitag ist also ein Freudentag, was durchaus dem Empfinden des Christen entspricht. Denn wer glaubt, daß durch Christi Kreuzestod die Menschheit erlöst ist, frevelt gegen sein eignes innerstes Gefühl, wenn er das Größte, was je geschehen ist, mit menschlicher Trauergebärde entweiht. Es ist bezeichnend, wie stumpf das christliche Gewissen geworden ist, daß man den Sieg über Tod und Sünde durch schwarzes Gewand nicht entbehren könne. Frohlocket, ihr Völker! Gott nahm die Sünde von Euch, das ist Karfreitagsstimmung. Was der moderne Christ tut, der ja im Grunde nicht mehr weiß, was Welterlösung bedeutet, und für den Welterlösung ein leeres Wort geworden ist, ist wie alle Trauer Heuchelei, Gewissensangst und Sünde. Denn um es zum tausendsten und abertausendstenmal zu sagen, es gibt nur eine Sünde: Traurigsein.

Ob die böse Bedeutung der Zahl 13 mit dem Zwölferzahlsystem zusammenhängt, das bestanden haben soll, ehe das Dekadensystem eingeführt wurde, und von dem, wie es scheint, noch zahlreiche Reste in unsern Lebens- und Denkgewohnheiten übriggeblieben sind, weiß ich nicht: die Dreizehn würde dann verhängnisvoll sein, weil sie die heilige Zahl Zwölf überschreitet. Die Idee, daß der dreizehnte Tischgast sterben muß, bringt der moderne Europäer, ob mit Recht oder mit Unrecht, kann ich nicht entscheiden, mit der Abendmahlsfeier in Zusammenhang; dabei gilt entweder Judas als der Dreizehnte gegenüber Christus und den elf frommen Jüngern: Judas sowohl wie Christus sterben. Es zeigt sich dabei, wie auch sonst so oft, daß sich der Mensch mit Judas ebensowohl wie mit Christus identifiziert, ja identifizieren muß, weil beide Gestalten zum Menschsein gehören, weil in jedem Judas und Christus lebt, weil jeder Mensch von Natur Menschheitsverräter und Menschheitserlöser ist.

(Für Schulunterricht in der Liebe)

Das Schicksal einer Ehe entscheidet sich meist im Alkoven, sagt Ferenczi und das ist gewiß wahr, so wahr, daß ich mich versucht fühle, das Wort meist fortzulassen; ja, ich möchte noch weiter gehen und sagen, das Schicksal der Ehe entscheidet sich in der Hochzeitsnacht, oder, anders ausgedrückt, beim ersten geschlechtlichen Zusammenkommen der Liebenden, denn nicht alle warten, bis ihnen von Staat und Kirche die Erlaubnis zur Liebe gegeben wird. Der Hauptgrund, warum in den bürgerlichen Kreisen so viele, fast alle Ehen mißlingen, liegt, abgesehen von der von Ferenczi klar hervorgehobenen Verdrängung der Homosexualität, an der unsere gesamte Kultur krankt, in der falschen Einschätzung des Weibes, die seit etwas mehr als einem Jahrhundert Mode geworden ist.

Das Menschenweib, das Weib als Weibchen hat keine Moral, auch keine Ethik; alles Ethos, das es besitzt, ist beschlossen in der Mütterlichkeit, wobei freilich nicht zu vergessen ist, daß, um mütterlich zu sein, für das Weib weder Empfängnis, noch Schwangerschaft, noch Geburt notwendig sind. Bei dem kleinsten Mädchen so gut wie der abgelebten Greisin oder der alten Jungfer, die nie von einem Mann erkannt wurde, lebt, bald wach, bald schlummernd, diese Mütterlichkeit, sie haben ihrem Wesen nach die Möglichkeit, für Stunden, Wochen, Jahre Mutter zu sein, ohne ein Kind geboren zu haben, und in diesen Zeiten besitzen sie das Ethos der Mutter. Als Weibchen aber können sie wohl sittig sein, aber sie sind nicht sittlich: das Weib hat keine Ethik und keine Moral, es hat nur Sitte. Genau dasselbe gilt von der kinderreichen Mutter; sie ist nicht immer Mutter, ist es viel seltener, als man allgemein annimmt; meist – auch ihren Kindern gegenüber ist sie Weib und als solches ohne Sittlichkeit. Das ist kein Vorwurf, sondern nur das Aussprechen einer Tatsache. Ein Vorwurf kann es schon deshalb nicht sein, weil die Sittlichkeit der Mutter, aber nur der Mutter, die Quelle für alles ist, was der Mensch je gut und heilig genannt hat.

Andere Zeiten haben diese völlige Unsittlichkeit, aber Sittsamkeit des Weibes – und selbstverständlich auch des Mädchens – gekannt, und andere Kulturen kennen sie noch und erkennen sie auch an. Bis spät in das Mittelalter hinein sprach man dem Weibe die Möglichkeit des Seligwerdens ab, genau so wie es der germanische Mythus tat und der Islam tut; das Weib war die Sünde an sich. Ein weiblicher Engel war – ganz im Gegensatz zu unserer modernen Denkart, wie sie sich in Kunst und Sprachweise und Leben kundgibt – undenkbar, wohl aber waren die Teufelinnen ein alltäglicher Begriff. Alle Zeiten und alle Kulturen – bis auf das bißchen Kultur des modernen bürgerlichen Denkens – wußten, daß die Verführung zum wollüstig-genitalen Liebeserlebnis von der Frau aus geht, daß genau wie bei den Tieren die Brunst dem Weibe angehört und vom Weibe im Manne geweckt wird. Es wäre eine lohnende Arbeit, historisch nachzuweisen, wie und warum unser modernes bürgerliches Gefühl – nicht das bäuerliche und auch nur zu geringen Teilen das Gefühl des Arbeiters – alles so merkwürdig verschoben hat.

Wenn ich gewiß wüßte, daß meine Leser die absolute Form meiner Aussprüche als das nähmen, was sie ist, eine Schreibweise, daß sie den guten Willen hätten, das absolut Gesagte in das richtige Verhältnis zur Wahrheit zu bringen, würde ich von einem Doppelwesen des Weibes sprechen, dem dann auch ein Doppelwesen des Mannes gegenüberstehen würde: die Frau ist gleichzeitig Weibchen und Mutter, in der Weise, daß zu Zeiten das Weibchenhafte, zu Zeiten das Mütterliche überwiegt, die Sittsamkeit das eine Mal, die Sittlichkeit das andere Mal; der Mann aber ist gleichzeitig Knabe und Mann, überwiegend Knabe, sehr selten Mann, stets aber ist er, selbst wenn er unsittlich lebt, sittlich und nie sittsam. Beim Weibe – selbst beim kleinsten Mädchen – fehlt die Kindlichkeit, an ihrer Stelle steht die Mütterlichkeit, der Mann ist kindlich, selbst wenn er als Männchen tätig ist.

Ist es nun richtig, daß das Weib und auch das Mädchen, – das Mädchen erst recht – wohl in der Liebe Sitte hat, aber keine Sittlichkeit, so besitzt es in der Liebe auch keine Scham; es besitzt Schamhaftigkeit, das heißt, die Möglichkeit, sich zu schämen, aber nur weil die Sitte, oder anders ausgedrückt, der Mitanwesende, der Mann die Scham verlangt und erwartet; die Gründe, warum der Liebende das Sichschämen der Geliebten verlangt und erwartet, gehören nicht hierher, ich möchte nur kurz sagen, daß einer davon das Erröten ist; den anderen erröten sehen weckt Liebeslust und Begehren. Diesen Mangel an Scham in der Liebe zu verbergen ist – oder war vielmehr und ist es zum größten Teile noch – der Sinn der modernen Erziehung unserer Töchter; etwas hat es sich wieder geändert, wofür der deutlichste Beweis die Frauenbewegung ist, im wesentlichen ist aber das Leben der Frauen immer noch Angst, die innerlich brennende Sinnlichkeit, die bei dem Weibe, falls solche Vergleiche möglich wären, heftiger als beim Manne genannt werden müßte, jedenfalls aber, sobald sie erwacht ist, länger andauert, diese Sinnlichkeit zu zeigen. Selbst die freidenkende Frau, die bedenkenlos Mann auf Mann erobert und umarmt, bringt es nicht so weit, unbefangen sich hinzugeben, sie vergißt nicht, auch in den höchsten Momenten der Leidenschaft nicht, den Mann zu beobachten, seine Gedanken zu erraten und zu erspähen, ob er sie nicht ihrer wollüstigen Sehnsucht wegen verachtet. Unsere Töchter nun gar, die angeblich gut erzogen werden, in Wahrheit aber methodisch zur Lüge und Heuchelei, sogar zur Lüge und Heuchelei gegen sich selbst fast zwei Jahrzehnte lang angeleitet werden, gehen in das Ehebett mit einem doppelten Gefühl hinein, einmal: jetzt wirst du das Unglaubliche, das Herrlichste erleben, was es gibt, und dann: jetzt darfst du nicht zeigen, was du begehrst und wie heftig du begehrst, und diesem Doppelgefühl gemäß verhalten sie sich. Der Mann aber, dieser Tolpatsch, hält entweder die erkünstelte Abscheu der Braut vor der Wollust für echt, schämt sich, weil er sie durch sein wildes Begehren zu verletzen fürchtet und verletzt sie in Wahrheit durch seine Schonung tödlich, denn dem Weibe ist von Natur der Grundsatz mitgegeben: lieber tot sein, als ein Weib sein, das nicht reizt; oder er ist dumm genug, das drum und dran des Verführtwerdens, nach dem das Herz des Mädchens lechzt, bei Seite zu schieben und die Braut kraft seines Rechts als Ehemann mehr oder minder roh zu vergewaltigen. Beides ist verhängnisvoll für die zukünftige Ehe. Beides verletzt die junge Frau so tief, daß sie es nie verzeiht. Sie fühlt sich – und mit vollem Recht – um ihr Glück betrogen, um ein Glück, von dem sie sich viele Jahre lang vielleicht falsche, aber jedenfalls sehr hohe Vorstellungen gemacht hat. Das ist alles? ist die verwunderte Frage des Mädchens an sich selbst. Und dabei ist es noch ein seltenes Glück, wenn es dem Manne unserer Erziehung überhaupt gelingt, gleich beim ersten Versuch die Jungfräulichkeit zu zerstören. Und wenn es nicht gelingt, so gesellt sich zum Gefühl der Enttäuschung das der Verachtung.

Der gebildete Europäer ist in Liebessachen ein Tolpatsch, er ist unerlaubt dumm und unwissend darin. Beides, die Schonung wie die Gewalt, hat seine Berechtigung zu seiner Zeit. Ein Weib verachtet in ihrem innersten Innern den Mann nicht, der ihr Gewalt antut, wenn er es wider Gesetze und Sitte tut; die Gewalttat gilt ihr dann als hoher Liebesbeweis, denn sie zeigt Mut und Leidenschaft; wer aber in der Hochzeitsnacht Gewalt gebraucht, der ist der Braut verächtlich, weil er zu dieser von ihr heiß ersehnten Tat die Erlaubnis Fremder abgewartet hat. Die Schonung aber, in der sie vor und nach vollzogener Trauung zu Zeiten eine Huldigung sieht, ist ihr in der Hochzeitsnacht, auch wenn sie nicht mit der üblichen zeitweiligen Impotenz des Bräutigams gepaart ist, ein Zeichen, daß sie verschmäht wird und weil sie stets mit dem schlechten Gewissen der Lüge und Verstellung in das Ehebett geht, so hält sie dies scheinbare Verschmähtwerden für berechtigt und haßt den Mann darum doppelt so stark.

Die Schwierigkeiten der Brautnacht werden auf eigentümliche Weise bekämpft: die Brautleute vereinigen sich schon vor der Hochzeit. Das ist ein uralter Brauch, der auf entlegenen Dörfern immer noch als Sitte fest gewurzelt ist, der aber auch in unseren Kreisen gang und gäbe ist, und es ist gut, daß er geübt wird. „Die späteren Kinder", pflegte eine alte Freundin zu sagen: „kommen, wann sie sollen, die ersten, wann sie wollen." Die Ehe soll aber nicht auf dem Standesamt oder in der Kirche geschlossen werden, sondern im Himmel der Liebe. Und es soll dann auch eine richtige Vereinigung sein, nicht nur so ein Spielen à la demi vierge. Casanova erzählt von solchem Spiel etwas sehr Beachtenswertes.

Im hohen Schwarzwald sind noch die Probenächte gebräuchlich. Die Eltern verabreden die zukünftige Hochzeit, die Kinder werden davon unterrichtet. Der Bursch steigt des Nachts zum offenen Kammerfenster, wo ihn das Mädchen erwartet. Einige Nächte geht es so, daß der Bursch, auf der Leiter stehend, der Zukünftigen den Hof macht. Gefällt er ihr, so fordert sie ihn eines Nachts auf, hereinzusteigen und bald nimmt sie ihn in ihr Bett. Wird sie schwanger, so muß der Bursch sie heiraten. Wird sie es nicht, so brechen beide ihre Beziehungen ab und keinem entsteht ein Vorwurf daraus. Der Bursch sucht eine andere Braut und das Mädchen hat bald einen anderen Bewerber, denn auf dem Land schätzt man die Jungfräulichkeit nicht so übermäßig hoch ein, wie wir es tun oder zu tun behaupten. Ich glaube nicht daran, daß der Mann so großen Wert auf die Unberührtheit seiner Geliebten legt. Meist fragt er gar nicht danach und wenn sie es ihm erzählt, pflegt er es nicht tragisch zu nehmen. Vermutlich ist das immer so gewesen und wird immer so bleiben. Ein rechter Mann ist viel zu selbstbewußt, um sich um Nebenbuhler aus der Vergangenheit zu kümmern. Ja, es hat Zeiten hoher Kultur gegeben – Herodot und andere berichten davon – wo das Mädchen am höchsten geschätzt und am meisten umworben war, das in den Tempelbezirken der Göttin am oftesten für den Liebesrausch der Priester und Wallfahrer gekauft worden war.

Der Mann, der heiratet, muß zwei Dinge wissen: zunächst, daß die Braut, so unwissend und unschuldig sie sich auch stellt, heiß begehrt, wenn sie auch oft nicht wissen mag, welchen Genuß sie begehrt. Kalte sogenannte frigide Frauen sind eine Erfindung der Männer, die ihre Ungeschicklichkeit damit entschuldigen, und diese Erfindung ist von der ärztlichen Wissenschaft gutgläubig hingenommen und verbreitet worden, bis es jetzt so weit ist, daß Frauen, die ähnlich der Corinna Strindbergs handeln, nicht mehr selten sind. Und zweitens muß er wissen, – das ist unumgänglich notwendig –, daß das Begehren der Frau ebensowenig ausschließlich auf die Einführung des Gliedes in die Scheide gerichtet ist wie das des Mannes, ja, bei der Frau ist das noch weniger der Fall. Es kann gar nicht scharf genug gesagt werden, daß Liebende nur ab und zu, unter bestimmten Voraussetzungen, die Vereinigung erstreben, daß aber diese Sehnsucht nach völliger Vereinigung weder das Ziel der Geschlechtsbeziehungen ist noch überhaupt irgendwie den Vorrang vor anderen Liebesspielen hat. Das Begehren der Liebe geht beim Manne nicht nach der Scheide und beim Weib nicht nach dem Gliede, sondern immer nach dem ganzen Menschen und nach tausend Einzelheiten an ihm, unter denen der Geschlechtsteil allerdings auch eine Rolle spielt, aber durchaus nicht öfter, ja seltener, als die Hand oder das Bein oder die Brust oder der Rücken oder die Stimme oder der Glanz der Augen oder der Geruch oder die Haut oder das Entkleiden oder was es sonst an Anreizen zum Liebesspiel geben mag. Die moderne Sexualwissenschaft, besonders die Psychoanalyse, leidet an der Überschätzung des Geschlechtsaktes. Und selbst diesen so über Gebühr beachteten Gechlechtsakt weiß sie nicht richtig zu würdigen. Ein großer Teil der Menschen, die sich mit dem Problem der Geschlechtsvereinigung ernst wissenschaftlich beschäftigen, nimmt an, sie sei den Zwecken der Fortpflanzung dienstbar. Nun, das heißt etwa dasselbe, als ob man behaupten wollte, die Menschen bauten Häuser, um sich vor Regen zu schützen; es ist nur zum tausendsten Teil richtig. Und die anderen denken, der Geschlechtsakt sei der Gipfel der Wollust und diese Wollust sei das Ziel. Auch das ist nicht richtig. Der Höhepunkt der Wollust liegt bald da, bald dort, das Resultat des Geschlechtsaktes aber ist, daß der Mann zum Knaben wird, der im Arme seiner Mutter, die eben noch sein Weib war, ruht. Man soll im Arm des Weibes liegen bleiben, wenn man mit ihm zusammen war.

Noch ein drittes muß der Mann wissen, der zur Frau geht. Die Genußlinie des Weibes ist anders als die des Mannes, sie steigt viel langsamer an und fällt viel langsamer ab. Die Inder, die dieses Phänomen zu würdigen wissen, haben die Bestimmung ihrer Religion, daß der Mann erst dann seine eigene Befriedigung suchen darf, wenn die Frau schon im Genuß taumelt. Der Europäer sollte das zu lernen suchen und endlich das heuchlerische Geschwätz von dem Fortpflanzungstrieb und den perversen Neigungen aufgeben. Thomas Weltlein* ist für den Schulunterricht in der Liebe und darin hat er nicht Unrecht.

Eine Frage an die Tierkundigen

Der Hund, von dessen Traumbellen ich neulich erzählte, leidet seit einiger Zeit an Ohrwurm und Ohrenzwang. Da ich gewöhnt bin, menschliche Ohrenleiden mit dem Wunsch des Es, nicht zu hören, unangenehme Gehörsempfindungen durch Ohrenkrankheit zu verdrängen, ist mir der Gedanke gekommen, ob der Ohrwurm der Hunde eine Widerstands- und Verdrängungs-Maßnahme des Hunde-Es sein könne. An sich hat der Hund eine Menge Neigungen, die ihn für den Verkehr des Menschen unbrauchbar machen, so seine Unsauberkeit, sein Hang zum Stehlen, zum Lautsein, zum Zerbeißen der Dinge. Es wäre doch nicht undenkbar, daß er auf die Dressur, auf das ewige Pfui mit der Ohrenerkrankung reagierte; empfindlich gegen Tadel ist er sicher. Es käme mir zunächst darauf an zu erfahren, ob die Ohrenerkrankungen des Hundes besonders häufig während der Zeit der Erziehung und ob Tiere, die zu bestimmten Zwecken dressiert werden, Jagdhunde zum Beispiel, besonders leicht von solchen Erkrankungen befallen werden.

Reichsgesundheitswoche

Schon bei dem Wort kann einem übel werden. Gesundheitswoche, wer es verstehen will, kommt auf den Gedanken, daß es einen Gegensatz zu Krankheitswoche sei, also ein Zeitabschnitt, in dem man gesund gewesen ist; und der Zusatz Reichs- könnte die Zeit bedeuten, in der das Reich gesund war. Nun, das ist lange her, an die vierzig Jahre ist es her, und vielleicht war es nie gesund. – Aber diese Reichsgesundheitswoche, wie sie nun vom 19. bis 25. April vor sich gegangen ist, hat gar nichts mit dem Gesundheits- oder Krankheitszustand des Reichs zu tun gehabt, sondern mit der Hygiene im Deutschen Reich. Das hygienische Verant-

* Thomas Weltlein ist „Der Seelensucher“.

wortungsgefühl des deutschen Volks, so habe ich es gelesen und verstanden, sollte unter Leitung des „Reichsausschusses für hygienische Volksbelehrung“ gestärkt werden. Sehr schön. Nur leider kommen einem einige Bedenken.

Zunächst weiß ich wieder nicht, was ich mir unter hygienischer Volksbelehrung vorstellen soll. Ist das eine Belehrung, in der es hygienisch zugeht? Ist das Arbeitsfeld dieses Reichsausschusses die Hygiene des Volksunterrichts, wie man dem Wortlaut nach glauben sollte? Nein, es scheint sich um höhere Ziele zu handeln. Offenbar soll das Volk über Hygiene belehrt werden. Es ist sehr erfreulich, zu wissen, daß die Kenntnisse der Berufnen schon so weit fortgeschritten sind, etwas lehren zu können. Hoffentlich ist es auch wahr und nicht nur eine Erlebnisdarstellung des Satzes:

Was sie gestern gelernt, das wollen sie heute schon lehren.
Ach was haben die Herrn doch für ein kurzes Gedärm.

Aber nicht über die Vorteile und Nachteile der Hygiene, ob man wirklich schon genug Material gesammelt hat, zu bestimmen, was der Mensch unsrer Zeit braucht, um gesund zu sein, oder ob wir nur von dem Modewort Hygiene verzaubert im Namen der Volksgesundung Unfug treiben, weil wir uns wichtig vorkommen wollen, nicht über all das spreche ich heute: mögen andre sich mit diesen Fragen beschäftigen. Was mich interessiert, ist, daß dieser Reichsausschuß einen Aufruf an die Ärzte geschickt hat des Inhalts: sie möchten sich an der Reichsgesundheitswoche beteiligen; der Aufruf aber beginnt mit den Worten: „Der Beruf des deutschen Arztes ist Gesundheitsdienst am deutschen Volke.“

Ich könnte es begreifen, wenn dieser Satz, der in China, wo die Ärzte besoldet werden, so lange ihre Schutzbefohlnen gesund sind, ihr Gehalt aber verlieren, sobald die Schutzbefohlnen krank werden, Sinn haben mag, wenn dieser Satz von dem Rechtsausschuß für hygienische Volksbelehrung ersonnen worden wäre; er hat ein Interesse daran, uns Ärzte vor seinen Marktkarren zu spannen, weil seine Ware dadurch eine Art wissenschaftlicher Privilegierung bekommt. Aber leider, der Satz stammt aus dem Gedankenkreise der Ärzte selbst, und noch dazu derer, die uns vor der Öffentlichkeit vertreten: es ist, wie der Aufruf sagt, der 1. Leitsatz zum Entwurf der Standesordnung der deutschen Ärzte.

Zuerst glaubte ich, ich hätte nicht richtig gelesen. Der Beruf des deutschen Arztes ist Gesundheitsdienst am deutschen Volke? Das ist doch barer Unsinn. Der Arzt hat weder etwas mit der Gesundheit noch mit dem deutschen Volke zu tun. Der Beruf des Arztes bezieht sich auf den kranken Menschen, auf die einzelne kranke Persönlichkeit; sobald diese Persönlichkeit gesund ist, hört die Tätigkeit des Arztes auf. Wenn der Arzt in seinen Mußestunden sich mit dem Problem der Volksgesundheit beschäftigen will, so mag er es tun: es ist Sache seines persönlichen Geschmacks. Vielleicht wäre es ihm und dem Volke nützlich, wenn er sich bei diesem Zeitvertreib ab und zu selber sagte: ebenso gut könntest du Billard spielen oder im Garten arbeiten oder auf der Geige kratzen, ja wahrscheinlich würde es deinen Kranken besser bekommen, wenn du, statt in Hygiene zu dilettieren, mit deiner Frau in den Wald gingst, um dein Herz an der Natur zu erfrischen, oder wenn du mit deinen Kindern spieltest. Sicher aber wird er Schaden anrichten, wenn er mit der Anmaßung, auf Grund seiner medizinischen Kenntnisse irgend etwas über Volksgesundheit sagen zu können, was andre Leute nicht oder nicht besser sagen könnten, vor die Öffentlichkeit tritt. Für die Volksgesundheit hat der Staat zu sorgen; wenn er sich einbildet, daß medizinisches Studium seine Gesundheitsbeamten tauglicher für ihr Amt macht, so soll er sie studieren lassen; sie mögen auch, wenn der Staat das nützlich für ihren Beruf findet, in Krankenbehandlung dilettieren, damit sie erfahren, daß man nicht gleichzeitig ein tüchtiger Gesundheitsbeamter und ein tüchtiger Arzt sein kann, damit sie im Stande sind, Atteste zu schreiben und andern ihrer Dienstverpflichtungen gewissenhaft nachzukommen, damit sie einsehen, daß, was für den Gesunden gut zu sein scheint, fast immer für den Kranken nichts taugt. Aber der Arzt als solcher hat, ich wiederhole es, nicht das Geringste mit Gesunden zu tun und nicht das Geringste mit dem Volk. Sein Wirken gilt dem Kranken und weil es dem Kranken gilt und nicht dem Gesunden, der Sorge für den Einzelnen, für das Gesunden des Kranken, wird er täglich und stündlich mit dem Staatsbeamten, der für den Gesunden sorgt, in Konflikt kommen.

Wenn es wirklich wahr ist, daß der erste Leitsatz der kommenden Standesordnung so lauten soll, wie es der Aufruf behauptet, so wäre es tausendmal besser, wir bekämen vorläufig gar keine Standesordnung. Denn ein Stand, der vergessen hat, was seine Aufgabe ist, kann sich nicht ordnen. In ihm herrscht Chaos.

Zur roten Gesundheitswoche

Zur selben Zeit, wo der Reichsausschuß mit dem wunderlichen Zwecknamen „für hygienische Volksbelehrung" seinen Aufruf an uns

Ärzte losließ, fordert der Verein sozialistischer Ärzte zu einer roten Gesundheitswoche auf, er wendet sich aber nicht an die Ärzte, sondern in Gemeinschaft mit einer Reihe andrer Corporationen an die Arbeiter und Genossen. Die rote Gesundheitswoche – abgesehen von dem üblichen Kriegsruf: Fort mit dem Kapitalismus! – soll ein Protest gegen die Reichsgesundheitswoche sein; man geht dabei von der richtigen Erkenntnis aus, daß es weggeworfne Arbeit ist, das Volk über Dinge zu belehren, zu deren Durchführung jede Voraussetzung, ja sogar der gute Wille fehlt. Das Ziel der roten Woche ist deutlich angegeben: Kampf den Lebensmittelsteuern und Lebensmittelzöllen, Kampf der Erwerbslosigkeit, Kampf den Hungerlöhnen! Kampf der Wohnungsnot! Sozialisierung des Heilwesens! Änderung der sozialen Voraussetzungen durch den Sieg des Proletariats im Klassenkampf! Die rote Woche stellt sich also in den Dienst der sozialistischen Partei und wendet sich folgerichtig auch nicht an die deutschen Staatsbürger, sondern an die Weltbürger. Darin liegt ein wesentlicher Unterschied. Und dieser wesentliche Unterschied wird von dem Vorsitzenden des Vereins sozialistischer Ärzte noch besonders hervorgehoben – ob bewußt oder unbewußt, weiß ich nicht. Er schreibt nämlich in seinem Begleitartikel: Welcher Arzt, der seinen Beruf ernst nimmt als „Gesundheitsdienst am deutschen Volk", wie ihn die ärztliche Standesordnung formuliert, wollte sich dem Rufe zur Mitarbeit an dem Feldzuge der Aufklärung entziehen? – Er weiß also, daß es auch Ärzte gibt, die ihren Beruf nicht als „Gesundheitsdienst", sondern als Dienst am einzelnen Kranken auffassen. – Diese Ärzte – und ich wage zu behaupten, daß fast alle Ärzte der Welt ihren Beruf als Dienst am einzelnen Kranken auffassen – geht nach seiner Meinung, so weit ich es verstehe, weder die Reichs- noch die rote Gesundheitswoche ärztlich etwas an, sondern höchstens als eine Angelegenheit menschlicher Meinungsäußerung kann es sie interessieren. Ganz besonders liegen die Dinge für einen Arzt, der wirklich seinen Beruf als Gesundheitsdienst am deutschen Volke auffaßt. Es ist, wie ich vorhin sagte, nicht meine Meinung, aber es scheint die Ansicht der Leute zu sein, die den Mut haben, sich für berufen zu halten, eine Standesordnung für die deutschen Ärzte auszuarbeiten. Diesen Leuten – es scheinen Ärzte zu sein – möchte ich ein Wort zurufen, das derselbe Vorsitzende des Vereins sozialistischer Ärzte vor Jahresfrist drucken ließ: Der Arzt muß, wenn er nicht nur dem einzelnen Kranken helfen, sondern gegen die sozialpathologische Erscheinung des Krankseins überhaupt ankämpfen will, über seine Individualbehandlung hinaus zwangsläufig zum Sozialisten werden. (Ich bemerke hierzu, daß es sich nicht um einen Verein sozialdemokratischer Ärzte handelt, sondern sozialistischer Ärzte.) Der Vorsitzende dieses Vereins hat Recht: wer über die Individualbehandlung hinaus gegen das Kranksein ankämpfen und für das Gesundsein sorgen will, muß zur Sozialisierung des gesamten Heilwesens innerlich ja sagen. Ob er dann noch vor sich selbst das Recht hat, sich als Arzt zu betrachten, ob er nicht besser tut, sich einzugestehen, daß er Gesundheitsbeamter ist , also nicht Freund des Kranken, sondern Feind, ist eine andre Frage. Ein jeder denkt über seinen Beruf, wie er es für Recht hält; niemand hat ihm da dreinzureden. Daß wir aber eine Standesordnung bekommen sollen, die in ihrem ersten Leitsatz dem Denken und Empfinden der meisten Ärzte widerspricht, ist ein starkes Stück. Wird dieser Leitsatz für die Ärzte Gesetz, so berauben sie sich selbst der Würde, die sie bisher hatten. Sie werden etwas andres, etwas was vielleicht nicht minder würdig ist, aber völlig anders geartet. Bisher waren sie Diener der Kranken, sie werden Diener der Gesunden. Das ist nicht Wortklauberei, sondern für mich eine traurige und wie es scheint unvermeidliche Tatsache. Für die Ewigkeit wird es freilich nicht möglich sein, das Theater, als ob der Arzt Menschenfreund sei, durchzuführen. Seinem Wesen nach ist er für die Kranken da. Wenn er sich jetzt aus Eitelkeit dazu verleiten läßt, Menschenliebe im Munde zu führen, während er nur einen Teil der Menschen, die kranken Menschen liebt, so wird er und die kommende Generation schwer unter den Folgen dieser häßlichen Lüge leiden, am Ende aber wird die Besinnung wiederkehren und der Arzt wird das Chinesentum abwerfen. Möge die Erkenntnis kommen, so lange es noch Zeit ist. Ich glaube, daß selbst unter den Redakteuren der Standesordnung die meisten Ärzte bleiben wollen und es ablehnen, Gesundheitsbeamte zu werden. Sie wissen nur nicht, was sie tun.

Kleinigkeiten (Hähnchen und Sparbüchse)

Ein kleines Mädchen macht, wie mir die Mutter mitteilt, folgende Bemerkung: Knaben und Mädchen unterscheiden sich so: die Knaben haben ein Hähnchen, die Mädchen eine Sparbüchse. – Solch ein Ausspruch ist in seiner Ursprünglichkeit und in seiner unergründlichen Tiefe so schön, daß ich ihn durch meine Worte zu schädigen fürchte. Trotzdem – nicht jeder, der die Arche liest, ist gewöhnt aufzuhorchen, wenn Kinder sprechen – gebe ich dem Zitat ein paar Worte mit.

Die Bezeichnung Hähnchen für das Instrument, mit dem Mutter Natur den Knaben zum Zweck des Wasserlassens und des Liebesspiels und Liebesernstes ausgestattet hat, ist in Deutschland sehr gebräuchlich. Die eben berichtete Mitteilung stammt von einem holländischen Kinde, es ist also dort ebenso. Im Französischen besteht dieselbe Bezeichnung, und alle modernen Sprachen haben vom Französischen den Ausdruck „koket" übernommen, der trotz seiner unterweltlichen Abstammung unbedenklich von jeder Dame gebraucht wird. Vielleicht weiß der eine oder andre Archenleser aus andern Sprachen Gleiches zu erzählen.

Im Deutschen wird das Wort Hahn für den Wasserhahn gebraucht, das Symbolspielen hat also beide Eigentümlichkeiten des männlichen Gliedes benutzt. Französisch und Englisch haben anders symbolisiert, sie bringen den Ausfluß einer Wasserleitung mit dem Spatz zusammen, der freilich ebenso wie der Hahn ein Vogel ist und noch dazu bekannt als besonders geschlechtstüchtig. Im Schwedischen spricht man ohne weiteres von dem „Fogel", wenn man mit einem Kinde über den Geschlechtsteil sprechen will, ein Gedanke, der sich im Deutschen in dem vulgären Ausdruck „Vögeln" erhalten hat. Ich setze als bekannt voraus, daß die Leser wissen, wie alle Träume vom Fliegen Liebesträume sind, ja ich darf wohl annehmen, daß die meisten Freuds Abhandlung über Leonardos Versuche mit Flugmaschinen* gelesen haben. Ich gehe, wie meine Leser wissen, so weit zu behaupten, daß die ganze moderne Flugtechnik ein Kind des Eros ist, daß der Mensch das alles scheinbar mit seinem Denken erfunden hat, daß es in Wahrheit von dem Symbolisierungszwang, von dem natürlichen Muß des Eros, unter dem wir stehen, geschaffen worden ist. Der Vorgang ist derselbe wie das Nestbauen der Vögel. – Genauso nehme ich an, daß der Brunnen, die Fassung der Quelle in dem Ansatzrohr, durch den Symbolisierungszwang entstanden ist, der von dem Hähnchen des Knaben ausgeht. – Boccaccio, der allerlei hübsche und tiefsinnige Symbole in Sprache und Erzählung braucht – unter anderm sagt er einmal: Ein Hahn kann sechs Hennen befriedigen, aber sechs Männer nicht eine Frau – braucht in einer seiner Novellen für den Liebesverkehr eines Pärchens den Ausdruck: sie ließ die Nachtigall singen. – Auch der Wetterhahn, der den Turm der Kirche schmückt, steht in enger symbolischer Beziehung zu dem Eros und hat nur indirekt mit Petrus zu tun. Petrus ist nach der Volkssage der Besitzer des Himmelstorschlüssels; der Himmel aber, das

* Freud, Eine Kindheitserinnerung des Leonardo da Vinci, im Kapitel V.

feste Firmament, wie sich der Naive den Himmel vorstellt, ist der Frauenleib, die Gebärmutter, das Innen und Außen, und der Schlüssel dazu ist der Hahn des Mannes. – Freuds Gedanken haben einen unerschöpflichen Reichtum über die Menschen ausgeschüttet. Alle Wissenschaften werden seine Schüler werden. Wo bleibt der Nobelpreis für ihn? Nie war jemand würdiger ihn zu empfangen als Freud. –

Origineller, aber nicht weniger tiefsinnig ist der Ausdruck daß das Mädchen eine Sparbüchse hat. Daß der Vergleich auf der äußeren Ähnlichkeit, dem Spalt beruht, läßt sich annehmen. Die Sparbüchse ist aber selbst für ein kleines Kind eine Büchse, in die Geld hineingetan wird. Das wird eine Weile darin aufbewahrt und kommt später wieder zum Vorschein, gewöhnlich allerdings nicht in Gestalt von Geld, sondern von Gegenständen, die mit dem Gelde gekauft worden sind. Wenn das Kind seinen Geschlechtsteil mit der Sparbüchse vergleicht, so hat es die Vorstellung, daß etwas hineingetan wird, was sich nach und nach in seiner Masse vergrößert, um in veränderter Form wieder zu erscheinen. Das Weibliche ist also schon für dieses Kind das Empfangende, Vermehrende und Umformende. Während dieses Kind bei dem Knaben zunächst an die Eigentümlichkeiten des Wasserhahns denkt, der auf- und abgestellt werden kann, also an das Phänomen des Urinlassens anknüpft und nur in zweiter Linie und unbewußt den Samenerguß anklingen läßt, sieht es beim Mädchen von der Urinabsonderung ab und beschäftigt sich nur mit der Tatsache der Empfängnis und der Geburt. Daß dies kleine Mädchen dabei zu der Symbolgleichung Geld und Samen greift, derselben Gleichung, die die Sprache in den Ausdrücken „unvermögend, impotent" und anderen mehr verwendet und die in tausendfachen Lebensformen tausendfache Erscheinungen darstellt, beweist, wie unabhängig vom bewußten Denken der Symbolisierungszwang waltet; dasselbe gilt ja auch für den Ausdruck Hahn, nur daß der nicht so individuell gefärbt ist. Leider bin ich nicht dazu gekommen, mich bei der Mutter danach zu erkundigen, welche Ereignisse das Kind zu dem seltsamen Vergleich gebracht haben mögen, besonders, wodurch es veranlaßt wurde, sich mit Schwangerschafts- und Geburts-Problemen zu beschäftigen.

Zahn und Maus)

An einem der Samstagabende in der Marienhöhe erzählt eine Dame von ihrer Enkelin, die habe beim Zahnwechsel ihr gesagt: „Ich werfe den ausgefallenen Zahn in ein Mauseloch, damit mir das Mäuschen einen neuen Zahn bringt." – Von mehreren Seiten wird mir sofort bestätigt, daß das ein weit verbreiteter Volksbrauch ist, es wird auch ein Vers, den ich leider vergessen habe, mitgeteilt: er müsse in einigen Gegenden bei der Handlung des Hineinwerfens hergesagt werden. Man erinnert gleichzeitig an den Ausdruck „Mausezähne" für die ersten Zähne des Kindes. Allgemein wird dann behauptet, diese Bezeichnung sei von der Ähnlichkeit der Mause- und Kinderzähne hergeleitet, es stellt sich aber heraus, daß nur drei der Anwesenden die Zähne von Mäusen gesehen haben. Ich kann auch in der äußeren Ähnlichkeit nicht den ausreichenden Grund für den Volksbrauch sehen, dem zufolge der ausgefallne Zahn in das Mauseloch geworfen wir, damit ein neuer Zahn entstehe. Dagegen halte ich es für erlaubt, einige andre Seltsamkeiten in den Beziehungen des Menschen zur Maus zur Erklärung zu verwerten. – Da ist zunächst die Angst des weiblichen Geschlechts vor den Mäusen: bei sehr vielen Frauen und Mädchen besteht die Idee, daß die Maus unter die Röcke und die Beine in die Höhe laufen könnte, sie klettern infolgedessen sofort auf die Stühle, sobald eine Maus erscheint. Die Angst ist verständlich, wenn man weiß, daß die Maus ein Symbol des kleinen Anhängsel ist, das das männliche Geschlecht trägt. Das Mädchen hat statt dessen das Mauseloch, dem die Maus von Natur aus zustrebt. Als eine weitere Bestimmung hiervon ist zu erwähnen, daß die Maus von der Katze gefressen wird, und das Kätzchen ist ein bekanntes Symbol des weiblichen Geschlechtsteil bei vielen Völkern. Diese Tatsache, daß die Maus von der Katze gefressen wird, also im Leib der Katze verschwindet, führt ein wenig weiter: es symbolisiert den Gedanken, daß das Mäuschen des Männchens, der Geschlechtsteil, zur Erzeugung des Kindes abfallen und in dem Innern der Katze, des Weibchens, stecken bleiben muß. Die Schwangerschaftstheorie des Kindes verbindet sich hier mit der Kastrationsidee. Wiederum einen Schritt weiter bringt dann der Sprachgebrauch das Kind Mäuschen zu nennen. Aus dem von dem Kätzchen verzehrten Mäuschen, dem Gliede, wird das Kind. Der Eindruck, daß das Kind ein Mäuschen ist, wird nun verstärkt durch die Tatsache, daß die ersten. Zähne des Kindes, die Vorderzähne nagend gebraucht werden, also wirklich an das kleine Nagetier erinnern. – Damit ist schon der Übergang zu dem Ausfallen der Zähne und der Volkssitte gegeben. Der Zahn versinnbildlicht das Kind, so wie der Mund, in dem er wächst, den Mutterleib symbolisiert. (Lippen – Schamlippen. Mund – Muttermund.) Alle Zahnerkrankungen haben nachweisbare Verbindungen mit Schwangerschaftskomplexen, nicht bloß die bekannten Zahnschmerzen der Schwangeren, sondern alle

Zahnleiden. Auch mit der Geburt bestehen Symbolverbindungen starker Art (z. B. Zahnziehen, Zangengeburt), und ebensolche Verbindungen leiten zu dem Kastrationskomplex (Ausfallen der Zähne) und damit zu der Empfängnis und den geheimnisvollen Liebesbeziehungen der Menschen. Jedermann sollte wissen, ein großer Teil aller Zahnleiden und Zahnarztängste würde verschwinden, wenn man mit den Symbolen vertrauter wäre; vor allem Mütter kleiner Kinder könnten ihre Sprößlinge über die Angst vor dem Ausfallen der Zähne hinwegbringen, wenn sie ihre Kenntnisse in geeigneter Form den Kindern übermittelten.

Nach alle dem würde der Volksbrauch, den ausgefallnen Kinderzahn in das Mauseloch zu werfen die Darstellung des primitiven Gedankens über Empfängnis und Schwangerschaft und Geburt sein: der männliche Geschlechtsteil fällt ab und verschwindet in dem Mauseloch (Weib), um nach einiger Zeit als neuer Zahn (ausgetragnes Kind, Geburt) wieder zu erscheinen.

Während ich diese Zeilen schreibe, teilt man mir eine Stelle aus einem Roman* des Franzosen Romain Rolland mit. Er läßt eine schwangere Frau zu ihrer Leibesfrucht sprechen: Nun zehre von mir, du kleines Nagetier, nage, nage! – Das ist wieder die Symbolgleichung Kind-Maus, nur tritt eine andre Beziehung hervor: die Idee, daß sich die Leibesfrucht von der Mutter nähre, an ihr nage, von ihr zehre. Das ist ein verhängnisvoller Irrtum, doppelt verhängnisvoll, weil er so gern von den Müttern geglaubt wird; die Mutter ist stolz darauf, daß sie das Kind mit ihrem Fleisch und Blut nährt, daß sie sich dem Kind opfert – und sie begründet damit vor sich und vor andern die anmaßenden und ungerechten Forderungen, die sie später an des Kindes Dankbarkeit stellen will und tatsächlich stellt. Ich erkläre nochmals, wie ich es mündlich fast täglich tun muß, daß das Kind in gar keiner Weise sich von der Mutter nährt, sondern nur durch sie genährt wird; von ihrem eignen Organismus gibt sie dem Kinde nichts, sondern nur von dem Überfluß, der in ihr kreist. Ebensowenig, wie eine einzelne Maus irgend etwas in einem wohl gefüllten Kornspeicher bedeutet, ebensowenig kann die Mutter dadurch geschädigt werden, daß die Natur sie als Köchin der Speisen benutzt, die in überreichem Maße in die Küche geliefert werden. Die Vorstellung, die Ernährung der Frau könne dadurch leiden, daß sie, der Behälter, in dem das Kind aufbewahrt ist, ein Kind trägt, ist so abenteuerlich, wie die wäre, die unendliche Fülle der Atmosphäre könne dadurch verringert werden, daß ein einzelner Mensch daraus seinen

*im „Jean Christophe“.

Sauerstoffbedarf deckt. Eine ähnliche unsinnige Vorstellung haben die Menschen von der Gefahr durch Eingeweidewürmer aufgefressen zu werden. Immerhin sind die Wirte bestimmter Eingeweidewürmer, vor allem Bandwürmer, krank, die schwangeren Frauen dagegen sind gesund, ja man könnte mit besserem Schein der Wahrheit behaupten, alle weiblichen Wesen, die nicht alljährlich ein Kind tragen, die nicht jedesmal beim Erscheinen der Periode sofort wieder in andre Umstände geraten, leben in abnormen Umständen; womit ich durchaus nicht sagen will, daß es für jede Zeit, etwa für unsre, wünschenswert sei, viele Kinder in die Welt zu setzen. Was ist, ist richtig, da es ist.

(Eine Neujahrspredigt über das Arbeiten)

Das Vertrauen der Menschen zu den Menschen wird wiederkehren, wenn sie sich selbst vertrauen. Oder anders ausgedrückt, wer Vertrauen zu sich selber hat, hat Vertrauen zu den Andern, weil er nicht auf den Gedanken kommt, irgend ein Andrer könne ihm helfen, weil er keine Hilfe erwartet.

Mit der wirtschaftlichen Not hat diese Frage nichts zu tun. Michael Pichler* weiß das auch: für ihn beginnt die Vertrauenskrise schon vor dem Kriege und er spricht auch von der geistigen Not so eindringlich, daß ein jeder, der zu lesen versteht, merkt, er spricht von Wirtschaftsnöten, aber er meint die Seelennot. Warum braucht er das Wort: Wirtschaftliche Not? Weil er einen Beruf, – unseliges Wort; viele sind berufen, aber wenige sind auserwählt – also weil er eine Beschäftigung hat, die ihn immer wieder mit den Nahrungs- und Geldsorgen der Menschen zusammenführt, weil er sich auf Grund dieser Beschäftigung, die ihm den Lebensunterhalt gibt, für verpflichtet hält, diese Sorgen zu lindern und zu mindern und weil er sich Mühe gibt, zu glauben, er könne sie auch lindern. Das kann niemand; niemand kann einem andern helfen, und das Beste ist auch nicht helfen zu wollen. Dann ist man gleich einer Naturkraft, gleich dem Wasser oder der Sonne oder der Erde; man ist da und wer sich unsrer bedienen will, mag es tun.

Der Beruf? Wer sich seinen Beruf als Lebensaufgabe setzt, wer vorgibt, für seinen Beruf zu leben, der lügt sicht etwas vor. Wir arbeiten, weil wir uns zuweilen langweilen und weil für viele Menschen, durchaus

*Patient Groddecks. Sein Augenleiden beschreibt Magda Knoch. Pichler berichtet über seine Wanderjahre in der Arche. Krankenkontrolleur der Ortskrankenkasse Baden-Baden. Seine Erinnerungen an den Sozialreformer Groddeck sind enthalten in: Groddeck, Der Mensch und sein Es, Hrsg. M. Honegger, Limes Verlag 1970.

nicht für alle, das Arbeiten der leichteste, bequemste, best bekannte und best beherrschte Zeitvertreib ist, bei dem er sich noch dazu wichtig vorkommen kann. Aber für unser wirkliches inneres Leben hat die Arbeit nicht mehr Bedeutung als jede andre Beschäftigung und sie hat so gut wie gar keine Bedeutung, sobald man sie mit den wirklichen Aufgaben des Lebens vergleicht, als da sind: Atmen, Essen, Trinken, Schlafen, sich Bewegen, Fröhlichsein. Ein Mensch, der nie mit ganzer Seele, mit aller Vernunft und allen Sinnen sich dem Leben, diesem Leben, von dem die Gernegroße verächtlich sprechen, hingeben kann, verdient nicht zu leben, versteht nichts vom Leben und frevelt gegen Gott und die Welt. Wozu leben wir? Ach, was ist das für eine dumme Frage. Gewiß nicht, um uns vorzuschwatzen, so, daß wir es selber glauben, wir seien da, um andern zu helfen.

Ist denn eine wirtschaftliche Not da? Die Menschen vergessen rasch. Vor acht Jahren gab es keine Milch, keine Eier, keine Butter, kein Fleisch, keine Leinwand, keine Baumwolle, keine Kleider, kein Licht. Und haben wir nicht gelebt? Wir schämten uns sogar zu klagen, denn wir wußten, draußen im Felde standen Leute, die wirklich Not litten, denen es ans Leben ging. Wir haben die Scham verlernt, damit wir nicht zu lernen brauchen, wie man mit Würde Entbehrungen trägt.

Man kann vom Arbeiter nicht verlangen, daß er einen Vergleich seiner Lage ziehen soll; ihm fehlen die Kenntnisse, um einen solchen Vergleich zu ziehen. Denn den Erzählungen alter Leute lauscht er doch nur wie man einem Märchen lauscht, das einen im Grunde nichts angeht. Von dem Volksschullehrer könnte man eher erwarten, daß er ein wenig Geschichte kennt und so in der Lage wäre, seine Schüler darüber aufzuklären, was wirkliche wirtschaftliche Not ist; aber leider bekommen die Lehrer in den Seminarien nie das zu hören, was sie nötig hätten, um Volkserzieher zu sein. Sie werden darauf abgerichtet, tote Kenntnisse zu vermitteln statt lebendigen Wissens des Weltlaufs. Wenn aber Menschen, denen die tausendjährigen Erfahrungen aller Weltteile zu Gebote stehen, anfangen von der wirtschaftlichen Not der Zeit zu sprechen, so sollte man sie zu ihrer Erleuchtung einige Wochen lang in einen Schützengraben sperren und den mit schweren Granaten beschießen lassen. Oder man sollte für sie ein Dorf bauen, wie es vor zweihundert Jahren in den deutschen Landen anzutreffen war und sie dort unter einem harten Vogt Frohndienste tun lassen. Ja nicht einmal das wäre nötig; man könnte ihnen das Einkommen und die Macht der üppigsten römischen Cäsaren einräumen, ihnen aber gleichzeitig verbieten, irgend etwas zu benutzen, was später erfunden worden ist. Der erste Schritt auf die

Straße würde sie belehren, daß es nicht wirtschaftliche Not ist, um die es sich handelt, sondern seelische, daß es unser eigner hundserbärmlicher Neid ist, der uns solch Geschwätz anhören und nachschwatzen läßt. Oder glaubt jemand im ernst, daß der Besitz der Cäsarenmacht ihn darüber trösten würde, sich in die Finger schneuzen zu müssen statt in ein Taschentuch? Und wo läßt er in einem modernen Klosett das Linnenstück oder den Strohwisch, mit dem er sich das Allzumenschliche abgewischt hat?

Wozu das alles ausführen? Daran zu erinnern genügt schon, um den Gesichtswinkel zu ändern, unter dem man das Wort Not betrachtet. Man sei doch kühn genug und nenne die Dinge beim Namen. Es ist ganz selbstverständlich, daß es dem einen Menschen wirtschaftlich gut geht und dem andern schlecht; wir können daran nichts ändern, wir Freunde der Arche, wir wollen auch nichts daran ändern, überlassen solch unfruchtbares Bemühen vielmehr denen, die sich Götter dünken, weil sie das Wort soziale Fürsorge in ihrem Wortschatz haben und damit sich und andern etwas vorreden können. Unsre Aufgabe ist es, selbstsicher zu sein, uns fest auf festgegründeten Boden zu stellen. So lange wir selbst nicht unerschütterlich fest stehen, jeden Augenblick des Lebens als gesetzmäßig und durch unsern Wunsch herbeigeführt hinnehmen können, so lange sollten wir uns hüten, helfen zu wollen, sollten, wenn uns je ein solcher Gedanke verführerisch finge, uns unsrer Anmaßung schämen und uns rasch darauf besinnen, daß wir willenlose Werkzeuge unseres Es sind, die weder Verdienst noch Schuld haben. Wenn wir aber erst so weit sind, daß wir selbst fest stehen, brauchen wir nicht mehr helfen zu wollen; von allen Seiten werden sich andre an uns anklammern und es wird ihnen geholfen werden, lediglich weil wir da sind und fest stehen und es nicht nötig haben, die Umklammerung abzuschütteln, aus Furcht, wir könnten selber fallen.

Soziale Pflichten, Hygiene, Tuberkulosenheime, Volksschulen und Volkshochschulen, Versicherungen, Teuerungsmaßnahmen und Preisabbau, Siedelungswesen, Arbeiter- und Mittelstandsnot, Erwerbslosenfürsorge, was geht uns das an? Sie werden schon kommen, wenn sie sehen, daß wir fest stehen, daß wir in uns geordnet sind, nicht nach dem Schema und dem System, sondern in lebendig wechselnder Wahrheit, sie werden alle kommen und sich die Hilfe nehmen, die sie brauchen können; wir brauchen sie dazu nicht aufzufordern.

Es gibt keine wirtschaftliche Not außerhalb der Phraseologie derer, die nicht den Mut haben zu sich selbst. Denn um auch das laut und deutlich zu sagen: Wer an sich selbst glaubt, wem es Eigentum ist, daß er ein Werkzeug ist, ohne freien Willen, ohne Verantwortung, ohne Verdienst und ohne Schuld, dem tragen die andern, falls er in Not gerät, von selbst die Hilfe zu. Er ist gefeit gegen die Not. Darum

Sehe jeder, wie ers treibe,
Sehe jeder, wo er bleibe,
Und wer steht, daß er nicht falle!

So wäre denn die Neujahrspredigt fertig, und ich wundre mich nur, daß ich so etwas schreiben kann. Silvester – ich glaube, es ist das erste Mal in meinem Leben, daß ich dabei an etwas andres als an Punsch, Heringssalat und Kartenspiel gedacht habe. Selbst das Aufreißen der Fenster, um den Glockenklang zu hören, war mir immer unangenehm, durchaus nicht feierlich, und über die Gewohnheit, sich am Jahresschluß noch einmal gründlich zu bespiegeln, lache ich, genau so, wie ich über die Menschen lache, die sich im Bett statt gleich einzuschlafen, Rechenschaft über das Gute und Böse geben, das sie getan zu haben glauben. Ach, habe ich immer gedacht, ihr guten Leute, glaubt ihr denn wirklich, daß ihr euch ändern werdet, wenn ihr einseht, daß ihr ebensolche Menschen seid wie andre? Im Grunde seht ihr doch nur in dem Spiegel eurer Betrachtungen, wie ihr so ganz anders als andre seid, da viel schlechter und da viel besser, aber zuletzt doch immer besonders. Und ihr geht so tief in euch hinein, daß ihr ganz vergeßt, zu sehen, wie ihr wohl eine Stumpfnase oder eine große Nase habt, daß es aber immer eine menschliche Nase ist und daß ihr, so wichtig Euch Eure Seele vorkommt, doch wie der schändlichste Lump mit Lungen atmet und Gehirnen denkt, wie ihr eurer Menschennatur nach atmen müßt und denken müßt.

Streben sich zu bessern? Mich will bedünken, es sei rätlicher zu wissen, was man ist.

(Über Tränen)

„Die alten Ägypter (das Volk) glaubten sich, alter Sage gemäß, entstanden aus den Tränen des Sonnengottes Re.“

Ich muß wiederum die Mitteilung meines Gewährsmanns auf Treu und Glauben hinnehmen, nachprüfen kann und will ich sie nicht. Sie erinnert mich aber an ein kleines Erlebnis in Darmstadt*, das einen Ein-

*Groddeck beteiligte sich an den Tagungen der von Hermann Keyserling gegründeten Schule für freie Philosophie.

druck auf mich machte. Ich hatte durch irgend welche Zufälle einen Platz in der Nähe der ganz Großen erobert und lauschte, wie immer staunend, der Leichtigkeit, mit der der Verstand der Verständigen Dinge als verständlich und verstanden behandelt, die mir unverständlich und unverstanden vorkommen. Irgend jemand erzählte, daß demnächst eine Arbeit über das Weinen und Lachen erscheinen werde. Man sprach darüber zwei Minuten lang und ich sammelte Mut, um auch etwas zu sagen, da war die Angelegenheit schon erledigt. Das Papier ist geduldiger, es wartet bis es vollgeschrieben ist. Was ich über das Weinen zu sagen habe, ist nicht eigne Weisheit, es ist die Zusammenstellung von allerlei Mitteilungen meiner Klienten und Freunde.

Die meisten gehen dabei von dem Phänomen der Tränen aus. Wenn man das Wort Träne aufgreift und fragt, wann das Auge tränt, erfolgt stets dieselbe Antwort: wenn irgend etwas hineingekommen ist, ein Staubkörnchen, ein Stück Kohle, ein Tierchen. Wenn man sie dann weiter fragt, was sie sich dabei dächten, daß das Auge tränt, wenn Ruß hineinkommt, sagen sie: das Stäubchen soll weggespült werden. Daran schließt sich regelmäßig die etwas zögernd vorgebrachte Bemerkung: Also bedeutet das Weinen den Versuch, etwas fortzuspülen, was in das Auge hineingeraten ist. In das Auge fällt aber vor allem Licht. Wenn die Sache ihre Richtigkeit hätte, müßte das Auge tränen, wenn Licht hineinfällt, das heißt beim Sehen; das ist Unsinn: „Tränen die Augen nie beim Einfallen von Licht?" – Doch, wenn das Licht blendet. Auch wenn das Auge übermüdet ist. Das würde also heißen, daß das Auge auch tränt, wenn es das Hineinkommen eines Eindrucks verhindern will. Allerdings ist das schließlich dasselbe. Wenn wir gar nichts sehen wollen, schließen wir die Augen, dann hört die Blendung und die Übermüdung auf. Das Tränen und weiterhin das Weinen ließe sich auch in diesen Fällen als Versuch ein Zuviel zu beseitigen, also einen Fremdkörper, etwas, was nicht in das Auge hineingehört, deuten. Damit stimmt auch der Sprachgebrauch überein. Ich sehe, sagen wir, das heißt, wir haben den Gedanken dabei, daß wir aktiv sehen, Subjekt des Sehens sind, wir gehen sogar soweit, daß wir sagen: mein Blick fällt auf das Bild, nicht das Bild fällt in mein Auge. Dagegen gerät ein Fremdkörper in das Auge, das Auge wird geblendet, es erblindet nicht – Erblindung ist ein aktiver Vorgang –, das Auge ist übermüdet. All diese Ausdrücke beweisen, daß Tränen der Augen nur dann eintritt, wenn etwas Fremdes aus dem Auge entfernt werden soll. Es ließe sich erörtern, ob das Weinen gleichbedeutend mit Wegspülen von Fremdkörpern aus dem Auge ist. Man müßte dann nur annehmen, daß das Auge auch auf Phantasiebilder so reagiert, als ob sie körperlich wären, eine Annahme, die wohl gerechtfertigt ist. Allerdings sind ja die Phantasiebilder beim Weinen aus sogenannten seelischen Ursachen meist nicht im Bewußtsein, aber man kann leicht beweisen, daß sie im Unbewußten sind, ebenso wie bei dem Geblendetwerden das Zuviel des Lichts im Auge ist, ohne daß es uns bewußt wird, da das Tränen ja eben den Zweck hat, das Bewußtwerden zu verhindern, das Zuviel wegzuspülen. Betrachtet man das Weinen so, so verliert die Tatsache, daß man auch aus Freude weinen kann, alle Seltsamkeit; es versteht sich von selbst, daß auch Freude übergroß sein kann, als Fremdkörper wirkt.

Man kann das Phänomen des Weinens natürlich in der verschiedensten Weise betrachten, und ich bilde mir nicht ein, auf ein paar Druckseiten mehr als Anregung geben zu können. Ich vermute nur, daß den meisten Menschen, namentlich exakt forschenden Männern gerade solche Dinge, wie ich sie hier zum besten gebe, nicht beachtenswert sind.

Wenn man bei der Untersuchung des Weinens vom Auge ausgeht, lohnt sich vielleicht, herauszufinden, was das Auge unserm unbewußten Denken bedeuten kann. Wir sagen: ich sehe, oder anders ausgedrückt, ich empfange einen Gesichtseindruck. Das Wort „Empfangen" leitet zu der Idee des Weiblichen über, zur Empfängnis, zur Schwangerschaft. Von dieser Idee aus wird erst eine Bezeichnung der Anatomie und des täglichen Lebens verständlich, der Ausdruck Pupille. Pupille heißt Kindchen, kleines Kindchen. Wie kommt man darauf, einen Teil des Auges Kindchen zu nennen? Die Sache scheint mir ganz einfach zu sein: Wenn man aufmerksam in das Auge eines andern Menschen hineinsieht, erscheint in der Pupille des andern unser eignes Abbild in verkleinerter Form. Das Auge wird dadurch zum Mutterleibe, in dem wir sitzen, das Auge wird unsre leibliche Mutter, wird das Mutterauge. Um das zu verstehen, müssen wir uns erinnern, daß wir einmal große Mühe darauf verwendet haben, richtig sehen zu lernen, als kleine Kinder nämlich, daß uns damals nichts so selbstverständlich war wie später nach der Verdummung durch das Heranwachsen, daß wir auch viel genauer die Dinge ansahen und daß wir den Schluß gezogen haben müssen: ich sitze im Auge des andern, wie ich im Mutterschoß gesessen habe: das Kind zieht denselben Schluß wie der Affe, der sich im Spiegel sieht, nur daß der Affe den Spiegel umdreht, weil er sein Ebenbild auf der andern Seite des Spiegel vermutet. Übrigens tun das auch Kinder. – Das Auge also die Mutter, weiterhin die Frau. Was bedeutet nun, so gesehen, das Weinen? Das Auge wird feucht, es wird naß, schließlich strömt es über. Da es gleichzeitig das Organ des Empfangens ist, so ist eine neue Verbindung zum Verständnis der unbewußten Vorgänge beim Weinen da: man weint bei der Erregung, das Weinen ist eine Parallelerscheinung der Genitalerregung des Weibes. Wie weit das geht, lehrt die tägliche Erfahrung, die in der Lehre der Indier ihren Ausdruck findet, daß das Weib den höchsten Grad der Erregung leichter erreicht, wenn sie vorher geweint hat. Hiernach wäre das Weinen eine Vorbereitung der Empfängnis, ein Sicheinstellen auf die Schwangerschaft des Auges zum Zwecke des Sehens und des Aufbewahrens des Gesehenen. Wer geweint hat, müßte danach besser sehen. Das ist wohl so.

Wie aber reimt sich diese Aufgabe des Weinens als Steigerung der Erregung mit dem vorhin Besprochenen des Wegspülens von Fremdkörpern zusammen. Ich glaube, daß wenigstens in unsrer Zeit genug Fremdes weggeschafft werden muß, ehe das Unbewußte bereit zur Empfängnis wird, oft, sehr oft ist und war das von jeher bei der Empfängnis im engeren Sinne, sehr häufig ist und war es ebenso notwendig bei der Empfängnis des Gesichtseindrucks.

Im übrigen muß man etwas andres bedenken: nicht jedem Samen ist der Schoß des Weibes empfänglich, er vernichtet weitaus den größten Teil dessen, was ihm geboten wird, vernichtet es mit seinen Abscheidungen. Das könnte auch vom Auge und vom Weinen gelten. Wie der Same, wenn es dem Weibesschoße paßt, als Fremdkörper weggeschafft wird, so ist dem Auge unter Umständen auch die Möglichkeit gegeben, das Gesehene mit Weinen als Fremdkörper fortzuspülen, die Empfängnis zu verweigern.

Das alles bringt uns aber noch nicht dem Verständnis der ägyptischen Sage näher, daß das Volk aus den Tränen des Sonnengottes entsteht. Da es ein Gott ist, der die befruchtenden Tränen vergießt, so muß mit dem Weinen sich auch das Männliche ausdrücken lassen. Es fragt sich, ob dafür irgend eine anatomische und physiologische Parallele zu finden ist.

Tränen kommen aus dem Tränensack, es wäre denkbar, daß die Assoziation über Tränen- und Hodensack ginge, wobei dann Träne zu Samen hinüberführte. Wahrscheinlich knüpft die Symbolisierung aber an das Doppeltsein der Augen an. Die obere Hälfte des Gesichts gilt bestimmten Betrachtungsweisen des Unbewußten als männlich, die Nase als Glied, die Augen als Hoden. So wäre das Weinen als Samenerguß aufzufassen, als etwas besonders Männliches. Das will unserm verschrobenen Zeitalter nicht einleuchten, es sieht auf das Weinen des Mannes als auf etwas Weibisches herab. Aber andere, viel männlichere Zeiten haben anders gedacht: Achill weint so laut, daß seine Mutter es in den Meerestiefen hört, der Kriegsgott heult, als er verwundet ist, wie zehntausend Männer. In der Wertherzeit und vorher galt es geradezu als roh, nicht täglich und stündlich zu weinen, und von Bismarck, der doch allenfalls den Anspruch machen durfte, für einen Mann genommen zu werden, erzählte man sich, wie er Tränen der Rührung vergoß. Schweninger behauptete allerdings, das habe nichts mit Rührung zu tun gehabt, es sei ein anantomischer Grund für das Tränen seiner Augen da gewesen. Aber für meine Auffassung ist das dasselbe, ob jemand mit Bewußtsein weint oder ob er sich anatomische Verhältnisse schafft, die ihm gestatten, das unbewußt zu tun. Da ich selber bei jeder Rührszene heule, kann man von mir nicht verlangen, daß ich es für weibisch halten soll; ich bin ganz einverstanden damit, daß man, der Mode entsprechend, seine Tränen verbirgt, wer aber nicht weinen kann, leicht weinen kann, hat nach meiner Meinung einen Defekt, den er gut machen sollte.

Es kommt noch etwas anders bei der Männlichkeit des Auges in Betracht: unser Blick dringt in das Innere des Nebenmenschen ein, unser Auge ist, wenn wir in das Auge des andern sehen, männlich, unter Umständen wird unser Blick sogar hart und groß, ja auch starr. Wenn wir aber lange genug starren, füllt sich das Auge mit Tränen und fließt schließlich über. Man könnte noch allerlei erzählen, vielleicht tue ich oder ein andrer des gelegentlich*. Heute will ich nur hinzufügen – was eigentlich nicht zum Thema gehört – daß das Weinen, mindestens heutzutage, mit einer reichlichen Dosis Heuchelei verknüpft ist: wir pressen die Tränen oft heraus oder vergießen sie wenigstens. Vergießen – die Silbe „ver" ist immer ver-dächtig. Bei Kindern ist es leicht zu beobachten: sie weinen viel leichter, wenn ein Zuschauer ihres Weinens da ist, Exhibitionisten, wie sie nun einmal von Natur sind. Es läßt sich auch nicht bestreiten, daß Weinen eine hervorragende Waffe der Heuchelei ist. Das Auge trübt sich beim Weinen, der andre kann nicht hineinsehen, nicht darin lesen; und gleichzeitig wird es schön und entwaffnet den Gegner. Was könnte es schöneres geben als ein Auge, das sich langsam mit Tränen füllt. Es ist das Weib in der Erregung.

Wie heißt es doch in dem unsterblichen Struwwelpeter von en Katzen? „Und ihre Tränen fließen wie's Bächlein auf der Wiesen." Oh Hoffmann, du Weisester aller Weisen, die Menschen glauben, du hättest ein Bilderbuch für Kinder gemacht, und hast doch das Hohe Lied des Unbewußten für die Großen gedichtet und gemalt.

* 1932: „Vom Sehen, von der Welt des Auges und vom Sehen ohne Augen." In den Schriften zur Psychosomatik.

(Die Sieben)

Mir sind von jeher die Bezeichnungen „heilige Sieben“ und „böse Sieben“ aufgefallen. Dabei kam es mir merkwürdig vor, daß die böse Sieben nur vom Weibe, nie vom Manne gebraucht wird. Ich habe gefolgert, daß die Sieben als gute Zahl dem Manne zugehört, als böse dem Weibe; ob das richtig ist, lasse ich dahingestellt. Für mich ist folgende Erfahrung wichtig: Fragt man jemanden nach der Zahl der Körperteile des Menschen, so wird die Frage nicht ohne Weiteres beantwortet, sondern regelmäßig beginnt ein Aufzählen: zwei Arme, zwei Beine, Kopf und Rumpf, also sechs, und nach einer kurzen Pause: beim Manne kann man auch sagen sieben, wenn man sein Geschlechtsteil mitrechnet. Wer sich ein wenig mit dem Unbewußten des Menschen beschäftigt hat, weiß, welche Bedeutung der männliche Geschlechtsteil dort hat, und für ihn verliert die Behauptung, die Heiligung der Sieben beruhe darauf, daß das männliche Szepter die Sieben ist, das Überraschende. Ist die Sieben aber der männliche Geschlechtsteil, so ist die böse Sieben der böse, das heißt vereiterte Geschlechtsteil; darnach würde in dem Ausdruck böse Sieben sich der allbekannte Gedanke darstellen, daß es nur ein Geschlecht, das männliche gibt und daß das Weib diesen Geschlechtsteil verliert, weil sie eine Schuld auf sich geladen hat und infolge dessen der Geschlechtsteil weggeeitert ist. Ich habe diese Idee schon mehrmals mitgeteilt; dadurch wird sie freilich nicht richtig, es wird aber dadurch deutlich, daß ich persönlich großen Wert darauf lege, sonst würde ich nicht so hartnäckig wiederholen, was ich schon oft gesagt habe.

Die Sieben kommt noch in andrem Zusammenhang beim Menschen vor: sein Gesicht hat sieben Öffnungen, die siebente Öffnung ist der Mund. Das Unbewußte denkt oft so, daß es Mund und weibliches Geschlechtsorgan gleichbedeutend braucht. Und beim Munde kommt dann eine andre Gedankenverbindung: Im Munde ist die Zunge, die „böse Zunge“. Man spricht nicht von einer guten Zunge. – Das Böse versteckt sich; die Zunge versteckt sich in der Höhlung des Mundes. Bei dem weiblichen Organ ist die Parallelerscheinung: Der Mann trägt seine Zeugungsorgane, seine Zeugen offen zur Schau, das Glied und die Hoden; beim Weibe sind diese Teile dem Unbewußten böse, sie verstekken sich, die Eier des Mannes, die Zeugen, sind beim Weibe im Dunkel des Bauchs verborgen (die Eierstöcke), das Glied hat sich in die Tiefe als Gebärmutter zurückgezogen. Das Weib ist als Weib dem Unbewußten böse, es wird entsühnt durch den Sohn.

Natürlich, so kann nur ein Mann denken, solche verruchten und verrückten Gedanken sind echt Mann. Vielleicht, nach meiner Ansicht sicher, würde es für Gesundheit und Glücksgefühl des Weibes gut sein, wenn sie derlei Gedanken, statt sie gleich zu verdrängen, nachsänne.

Die Zunge ist böse, die Zunge als Symbol des männlichen Gliedes: dann ist also, von einem andern Gedankengang aus das männliche Glied in der Höhlung des Weibes das Böse, das sich verstecken muß. Mit andern Worten, der Geschlechtsverkehr ist das Böse, die Sünde. So scheint es zu sein: das Menschengeschlecht ist von Natur aus so gestaltet, daß es seine stärkste Funktion und Kraft für Sünde halten muß, daß es immer wieder den Mythus vom Sündenfall erfindet.

Anders gestaltet sich die Idee der Sieben, wenn man von der Natur des Weibes ausgeht. 4 x 7 ist 28, das ist die Zahl der weiblichen Periode. Die Sieben wird dadurch in ein Verhältnis zu der Blutung des Weibes gebracht. Wie der Geschlechtsverkehr der Menschen als geheimnisvoll, böse gilt, so wird von jeher und überall die periodische Blutung des Weibes für unrein gehalten, ohne jeden physiologischen Grund, nur aus dem Urteil des Unbewußten heraus; wie mächtig aber diese Verurteilung des Unbewußten ist, geht daraus hervor, daß der Glaube, die Blutung sei eine Reinigung des Weibes, noch jetzt ebenso verbreitet ist wie vor Jahrtausenden. Der Schluß, daß das Eintreten der Periode die böse Sieben ist, vier mal sieben, liegt nahe. Nimmt man das an, so ist die heilige Sieben das Ausbleiben der Blutung, die Schwangerschaft, das Kind. In dem Kinde, durch das Eintreten der Schwangerschaft erneuert sich der Mensch: es ist nicht weiter sonderbar, daß sich an den Gedanken, das Kind, das Neue entsteht unter dem Zeichen der Sieben, der Glaube angeschlossen hat, daß sich alle Gewebe des Menschen im siebenjährigen Rhythmus erneuern.

Das Spiel mit „vier mal sieben" läßt sich weiter fortspinnen. Wenn die Sieben als männliches Symbol aufgefaßt werden kann, so ist es auch möglich die vier als weibliches Symbol anzusehen, als die vier Glieder, mit denen der Mann beim Liebesakt vom Weibe umfaßt wird, die Vier wäre dann die Zahl des empfangenden Weibes, vier mal sieben aber die Vereinigung von Mann und Weib. Bringt diese Vereinigung die Schwangerschaft, so wird die Sieben durch die Vier geheiligt, es entsteht das heilige Kind – wobei zu bedenken ist, daß das entstehende Kind für das Unbewußte stets der Knabe ist, wiederum also die Sieben. Bleibt die Schwangerschaft aus, kommt es statt dessen zur periodischen Blutung, so ist die sieben böse; sie wird dann, da die Blutung als Zeichen der Entmannung, der Kastration vom Unbewußten aufgefaßt wird, das Symbol der Sünde; denn Kastration und Blutung ist Strafe für die Sünde. – Hier reiht sich die unausrottbare Idee des Menschen an, daß die Lust durch das Kind entsühnt werde, daß Lust ohne Schwangerschaft böse sei, daß der Sinn der Geschlechtsvereinigung das Kind, der Sinn und Zweck der Begierde die Geschlechtsvereinigung sei, eine unsinnige Annahme, die aber tief im Wesen des Menschen wurzelt und, tausendmal widerlegt, immer von neuem zur Geltung kommt, selbst dort wieder sich durchsetzt, wo sie mit Mühe vernichtet worden war, in der Lehre der Psychoanalyse. Schon ein flüchtiger Blick auf die Literatur der letzten fünfzehn Jahre zeigt, daß die Psychoanalyse wieder bei der Lehre vom Fortpflanzungstriebe angelangt ist. Gott bessere es!

Vier mal sieben, achtundzwanzig gibt in der Quersumme zehn, zehn mal 28 ist 280, das ist gleich der Zeitdauer der Schwagerschaft. Man könnte von hier aus, wenn einem die nötigen Kenntnisse zur Verfügung ständen – was bei mir nicht der Fall ist – danach forschen, ob nicht ursprünglich das Jahr nach der Dauer der Schwangerschaft berechnet worden ist, oder ob man nicht wenigstens versucht hat, Mondwechsel und Periode, Mondjahr und Schwangerschaft in Übereinstimmung zu bringen. Zwei Dinge sind mir bekannt, die solche Annahme nicht ganz unwahrscheinlich machen: die Zeitrechnung nach Mondjahren ist bei vielen Völkern älter als die nach Sonnenjahren und zwar wurde das Mondjahr zu zehn Monaten gerechnet, was den zehn Perioden entsprechen würde, dann aber bestehen Verbindungen zwischen Mond und Schwangerschaft in den Mythen verschiedener Völker. Ob man annehmen will, daß das Phänomen der Blutungen und der Schwangerschaften das Interesse des Menschen früher auf sich gelenkt hat als der Wechsel des Mondes und andre Himmelserscheinungen, mag ein jeder entscheiden, wie es ihm beliebt; für mich ist es meiner ganzen Denkweise nach keine Frage, daß dem primitiven Menschen – und auch dem kultivierten, die Dinge nur dann wirklich werden, wenn er sie in seinem Mikrokosmos wirksam gemacht hat, daß also Schwangerschaft und Blutung ihm eher bekannt sind als die Vorgänge am Himmel, ja daß er diese nur soweit beachtet hat und beachtet, als sie die Lebensäußerungen seines Es beeinflussen.

Für die Vier als Symbol des Weiblichen gibt es noch einen andern Anhalt: der weibliche Geschlechtsteil wird von Alters her als Viereck, als Rhombus dagestellt. Worin das seinen Grund hat weiß ich nicht; Ferenczi behauptet, es seien damit die Verhältnisse dargestellt, die sich darbieten, wenn man das Weib von unten her sieht. Jedenfalls bleibt die Tatsache, daß für die bildliche Darstellung das Weibliche als Viereck aufgefaßt wird, während, noch seltsamer, das Männliche in der Form des Dreiecks gezeichnet wird. Die männliche Drei vereint mit der weiblichen Vier bilden die Sieben.

Der siebente Tag hat in der biblischen Schöpfungsgeschichte eine besondere Stellung: am siebten Tag werden Mann und Weib geschaffen, besser Mann und Männin. Die beiden Geschlechter sind zusammen und diesem Zusammensein folgt der Tag der Ruhe. Das entspricht deutlich dem Geschlechtsverkehr als dem sechsten Tage, während der siebente die Schwangerschaft bedeuten würde.

Ich gebe alle diese Kombinationen nicht in der Absicht zu belehren, – dazu halte ich sie selber für zu unsicher –, sondern um andre, besser Wissende zur Meinungsäußerung zu veranlassen. Die Arche soll nicht belehren, wenn es auch manchmal so aussieht, als ob sie Wissen zu vermitteln suche, sie will den Menschen die feige Vorsicht abgewöhnen, die ihnen verbietet, drauflos zu reden, gleichgültig, ob es mit der Wissenschaft übereinstimmt oder nicht. Wissen und Wissenschaft sind durchaus subjektiv: was ich weiß, was ich denke, was ich träume, ist das einzige Wissen, Denken, Träumen, das Wert hat. Das gilt von mir, das gilt von allen Menschen. Und in einer Zeit, in der alle das Modewort der Objektivität anbeten, kann es nicht oft genug gesagt werden, daß der Mensch das Maß aller Dinge ist.

(Wir sollen nicht, wir sind)

Wer in der Arche Meinungen kundgibt, setzt – so nehme ich an – voraus, daß wenigstens der Führer des Schiffs diese Meinung anhört und zu verstehen, wohl auch darauf zu antworten sucht. In der Stimmung, in der ich jetzt schreibe, sind es zwei Worte, die immer wieder in meinem Gehirn auftauchen: Verantwortlickeit und Erziehung: dagegen weckt das Wort „Willensfreiheit“ keinen Widerhall in mir, heut nicht, obwohl ich einsehe, daß es einen Sinn hat, Verantwortlichkeit und Erziehung mit Willensfreiheit in Verbindung zu bringen.

Wie ist es nun eigentlich mit der Erziehung? Das ist eine Frage, die mir tausendfach gestellt wird, oft genug mit dem Zusatz: soll man versuchen zu erziehen oder soll man es nicht? Und ab und zu nimmt man mir die Antwort vorweg und sagt: es scheint, daß Sie nichts von Erziehung halten.

Soll man erziehen? Da ist das verhängnisvolle „Du sollst“. Nein, du sollst eben nicht, aber du erziehst, du kannst gar nicht anders als erziehen. Du sollst tun, das bedeutet, du bist Herr der Zukunft oder wenigstens, du lebst in Zukunftsgedanken mit der bewußten Idee, daß du Einfluß auf die Gestaltung der Zukunft hast; du tust, diese beiden Worte enthalten eine Betrachtung, sind Erkenntnis, Gegenwart. Meiner Denkweise nach bin ich auf das „du tust" eingestellt, nicht auf das „du sollst tun". Für mich ist die Frage: soll man erziehen oder soll man nicht erziehen unbedeutend, mir bedeutet es etwas, daß man erzieht, daß das Erziehen eine notwendige wesentliche Eigenschaft des Menschen ist, daß er, ebenso wie er eine Haut hat und ein Herz, auch das Erziehen als Eigenschaft besitzt. Und ebenso, wie ihm das Wesen der Haut oder des Herzens unverständlich ist, wie er nur ihre Existenz feststellen und je nach seinen Kenntnissen, nach der Beschaffenheit seines Es sich irgendwelche Zusammenhänge zurechtdenkt, sich irgend ein Bild macht von Haut und Herz, wobei er sich nur selten klar macht und klar machen kann, daß ein Bild etwas andres ist als der Gegenstand, den es darstellt, ebenso denkt er sich irgend etwas über den Wert seiner erzieherischen Tätigkeit zurecht, macht er sich ein Bild von den Wirkungen, die er auf andre Menschen, auf seine Zöglinge, zu denen alle ihm begegnenden Menschen gehören, ausübt. – Wir wissen nichts über unser erziehendes Wirken, wir können nichts darüber wissen, aber wir erziehen ohne Unterlaß: ob es zum Guten oder zum Bösen für unsre Zöglinge ausgeht, können wir, so sehr wir uns Mühe geben, nicht beurteilen. Wir erziehen nicht, weil wir Gutes tun, nützlich sein wollen, sondern weil es unsre Natur ist, ausnahmslos jedes Menschen Natur.

Die Frage lautet, richtig gestellt, nicht, wie soll man erziehen, sondern wie erziehe ich, wie wirkt dieses Wesen, das sich mir unter dem Wort Ich darstellt, auf den andern im gegebenen Moment und am gegebenen Ort; wie ist dieses Ich beschaffen, handelt es nach Vernunft und mit Bewußtsein, planmäßig oder geleitet von unbekannten Kräften? Die Antwort, die ich geben kann, ist die eine, einzige Antwort, die überhaupt gegeben werden kann: Nicht mein Wille, sondern dein Wille geschieht.

Erkenne dich selbst! Der Form nach ist es eine Aufforderung, eine Mahnung, nach Selbsterkenntnis zu streben; in Wahrheit ist es aber nur eine Feststellung der Tatsachen, daß der, der einige Kenntnis von sich hat, ein besonderes Instrument in der Hand des Alls, Gottnaturs ist, daß er besondere Kräfte hat, Wirkensmöglichkeiten, die ähnlich allen Menschen in einem bestimmten Alter verliehen sind, den Kindern. Die besten Erzieher sind die Kinder, und: So Ihr nicht werdet wie die Kinder, so werdet Ihr nicht in das Himmelreich kommen.

Selbsterkenntnis ist nicht Kenntnis unsers Ichs, sondern unsers Selbsts, unsers Es, und es besteht für mich kein Zweifel, daß der Mensch, so lange sein Ichbewußtsein noch schwach ist, mehr von seinem Selbst, von seinem Es weiß, als von dem Zeitpunkt an, wo er das verhängnisvolle Wort „Ich“ gebraucht. Das Wort Ich ist eine Brille – eine unentbehrliche, nicht zu vermeidende Brille, die uns zwingt, alle Dinge, vor allem unser Selbst verzerrt, entstellt oder verschönert zu sehen, die Gottnatur uns gab, damit wir nicht sind wie Gott.

Es ist nicht jedem gegeben, kindlich zu sein, und die, denen ein gewisses Maß der Kindlichkeit gegeben wurde, haben kein Verdienst daran, ebensowenig wie der Hammer ein Verdienst daran hat, daß er Hammer und nicht Glocke ist. Es ist nicht zu allen Zeiten erlaubt, sich selbst zu kennen. Freue sich ein jeder, der Augenblicke der Selbsterkenntnis hat. Wenn das, was mir zuweilen zu Teil geworden ist, Augenblicke der Selbsterkenntnis gewesen sind und nicht etwa solche der Selbsttäuschung, so kann ich nur sagen, daß in solchen Augenblicken Dinge enthalten sind, die zum Glauben zwingen, zum Glauben an sich selbst; nicht an das Ich, es ist nicht ein stolzer selbstzufriedener Glauben, sondern eine Einsicht, die wohl einzig und allein mit dem Wort Glauben wiedergegeben werden kann.

Der größte König der Menschheit ist das Kind. Wer mächtig zu werden wünscht, – und wer wünschte das nicht – der geht zu den Kindern und läßt sich von ihnen erziehen; denn ihrer ist das Himmelreich.

Habe ich damit eine Antwort darauf gegeben, ob man erziehen soll und wie man erziehen soll? Nach meinem Empfinden: ja. Man soll nicht erziehen, man erzieht fortwährend; darin besteht das Leben. Wie man erzieht, wissen wir nicht, da wir aber ohne Unterlaß erziehen, in jedem Augenblick des Lebens, in jeder Sekunde, ohne es zu merken oder zu bedenken, so hat es nur für die Sinn, sich über die beste Art der Erziehung den Kopf schwer zu machen, die sich aus irgend welchem Mißverstehen des Lebens haraus berufen fühlen, das Ich als den Lebensführer zu betrachten, gut zu sein, nach dem Guten zu streben. Aber es ist nicht wahr, daß wir wissen, was gut und böse ist; die Schlange hat uns das weiß gemacht. Für unser tiefstes Wesen bleibt es dabei: an sich ist nichts weder gut noch böse, das Denken macht es erst dazu; und in der Marienhöhe, wo sonst wenig verboten wird, ist das Denken verboten.

Und nun die Verantwortlichkeit. Mit der ist es dasselbe: sie ist eine Eigenschaft des Menschen; das Gefühl, verantwortlich zu sein, gehört zum Menschen; lediglich die Form des Verantwortungsgefühls wechselt, so daß sich der eine so, der andre anders verantwortlich fühlt, genau so, wie der eine eine helle und der andre eine dunkle Haut hat. Man versuche es doch einmal, sich nicht verantwortlich zu fühlen: es geht nicht. Bis zu einem gewissen Grade kann man diese Eigenschaft menschlichen Seins verdrängen, aber es ist kein wesentlicher Unterschied, ob das Verantwortungsgefühl sich in Gewissensbissen oder im Streben äußert, im Kranksein oder in der Musik, in einem Laster oder in einer Tugend. Das Alles sind lediglich Namen, Aufschriften, mit denen wir ungefähr bezeichnen, ob der Inhalt des Gefäßes berauscht oder erquickt, ob Wein darin enthalten ist oder ein Digitalisdekokt, Gewohntes oder Ungewöhnliches.

Mein Beruf ist nicht zu erziehen, ist auch nicht zu helfen, ist auch nicht, Verantwortung zu geben oder zu nehmen: der ärztliche Beruf hat nur mit dem Augenblick zu tun, der Arzt hat zu sein, nicht zu handeln. Je mehr das Sein hervortritt, je mehr er ist, statt zu handeln, um so leichter wird es dem Kranken sich seiner zu bedienen.

Wir sollen nicht, wir sind.

Femdwörter

Ich bin mir nicht sicher, ob das, was ich mitteile, von richtigen Voraussetzungen ausgeht; dazu verstehe ich zu wenig Latein. Aber ein Schuft gibt mehr, als er kann, und ich kann nichts andres als Anregungen geben.

Es handelt sich um das Wort Intelligenz mit seinen verschiedenen Ableitungen, als da sind: Intelligent, intelligibel, Intellekt, intellektuell. All diese Wörter hört und liest man täglich, mir kommt es aber vor, als ob die meisten nicht wüßten, was das Wort intelligere bedeutet, und daß die andern, die die Bedeutung kennen, sie vergessen haben. Nun wissen wir ja, daß es kein Vergessen gibt, sondern nur ein Verdrängen, und daß das Verdrängte die Eigentümlichkeit hat, sich in irgendeiner Form geltend zu machen. Dafür ist der Gebrauch des Worts Intelligenz und seiner Ableitungen ein komisches Beispiel. Intelligere heißt dazwischenlesen, wer Intelligenz besitzt, hat also die Gabe, zwischen den Buchstaben, Worten und Sätzen eines Textes – mag es nun ein geschriebener oder ein gedachter oder ein lebender und handelnder, also ein Mensch sein, – etwas zu lesen, und wer Intellekt besitzt, hat außer dieser Gabe auch noch die Gewohnheit, sie dauernd zu benutzen. Der intelligente Mensch ist also der, der etwas, was nicht dasteht, herausliest. Jedenfalls und unter allen Umständen ist intelligent sein der scharfe Gegensatz zu der Modenarrheit unsrer Zeit, zu dem objektiven und exakten Denken. Die Intelligenz hat sehr viel Ähnlichkeit mit der Intuition, ist ein Kind der Phantasie, sie hat mit dem Buchstaben des Lebens nichts zu tun, sondern treibt ihr Wesen zwischen diesen Buchstaben; sie ist in jeder Beziehung subjektiv. Der bitterste Gegensatz zu ihr ist die Logik. Ihr Arbeitsfeld ist nicht die bewußte Psyche, sondern die unbewußte. Intelligent ist der Mensch nur dann, wenn er sich nicht an den objektiven Befund, an den Wortlaut hält, sondern diesem Wortlaut etwas aus seinem eignen hinzufügt. Danach hat es in der historischen Zeit vielleicht niemals ein unintelligenteres Geschlecht gegeben, als das der verflossenen Jahrzehnte und der Gegenwart. Und in diesem Sinne ist es für mich komisch, daß man gerade diese Menschen und diese Zeit intellektuell nennt, während gerade der Intellekt vollständig fehlt; das Verdrängte macht sich als unverstandenes Wort geltend. Wie tief die Verdrängung wirkt, sieht man am besten in den philosophischen und psychologischen Schulen, nicht zum wenigsten in der psychoanalytischen Lehre. Überall nennt man intelligent den, der sich mit den Buchstaben beschäftigt und ihn begreift. Daß man den Buchstaben beiseite lassen muß und aus eignem etwas hinzufügen muß, wenn man Wert darauf legt, für intelligent gehalten zu werden, kommt nicht zum Bewußtsein. Man begnügt sich mit Begreifen, daß man verstehen soll, das heißt, etwas, was steht, in andre Zusammenhänge, in eigne Gedankenzusammenhänge bringen muß, so daß man ver-steht, anders steht, als der, dessen Gedanken man verstehen will, wird gar nicht in Betracht gezogen. Etwas verstehen ist Umändern des Objekts dadurch, daß man es zu seinem Eigentum macht. Intelligenz und Verstand haben nicht das Geringste mit Dummheit zu tun, obwohl sie dauernd damit verwechselt werden.

Geistiges Eigentum

Im deutschen Reich besteht eine Schutzfrist des geistigen Eigentums für die Zeitdauer von dreißig Jahren nach dem Todes des Schöpfers dieses Eigentums, während bei den meisten andern Nationen diese Schutzfrist fünfzig Jahre währt. Von Zeit zu Zeit erheben sich Stimmen, die eine Verlängerung des Schutzes auch im deutschen Reich fordern. Daß jetzt nach langer Pause diese berechtigte und notwendige Forderung von neuem gestellt wird, ist mir ein Beweis dafür – einer unter vielen –

daß vornehme Gewohnheiten wieder denkbar sind, immerhin eine angenehme Empfindung. Besser wäre es, wenn sich die vornehmen Gewohnheiten auch einbürgerten, wenn wirklich die Schutzfrist auf fünfzig Jahre verlängert würde. Keyserling, der, so viel ich weiß, als Erster seit dem Kriege die Frage angeregt hat – seine Vorschläge gehen viel weiter – setzt voraus, daß eine Verlängerung der Schutzfrist in kurzer Zeit eintreten werde. Ich teile seine Ansicht, obwohl mir nicht unbekannt ist, daß einflußreiche Leute sich mit allen Kräften der notwendigen gesetzlichen Regelung widersetzen werden. In einem offenen Brief an einen durch seine Stellung besonders beachtenswerten Gegner, an den jetzigen Reichsgerichtspräsidenten bespricht W. Vesper den Haupteinwand, der gegen die Verlängerung der Schutzfrist erhoben wird: daß nämlich dadurch die große Masse des Volks zu lange verhindert werde, die Schöpfungen der geistigen Führer kennen zu lernen. Diese Annahme sei falsch. Die Vermittlerin zwischen Dichtung und Volk sei in erster Linie die Schule – man kann ohne Übertreibung sagen, daß sie die einzige Vermittlerin ist, die Presse kommt nicht dafür in Betracht, da sie es entweder für unvornehm hält, ihren Lesern Dichtungen zuzumuten, die schon dreißig und mehr Jahre vorher veröffentlicht worden sind, oder nur solche Werke abdruckt, die sich mit ihrem beschränkten Parteistandpunkte vertragen. Der Schule aber, sagt Vesper, sei es von jeher gestattet, in den Schulbüchern geeignete Stücke aus Dichtungen lebender Schriftsteller abgabenlos abzudrucken.

Damit fällt das Hauptbeweismittel der Gegner in sich zusammen. Man wird in ganz Deutschland keine zehn Schriftsteller finden, die fähig sind, für die Masse des Volkes zu schreiben, die im Stande sind, so zu dichten, daß die Masse mehr als Bruchstücke lesen möchte. Und gerade diese zehn Schriftsteller, die zu der Tagesmasse eindringlich sprechen, sind längst, ehe dreißig Jahre nach ihrem Tode vergangen sind, auch für die Masse langweilig geworden, ihre Werke sind dann für alle unlesbar und bedürfen somit nicht mehr des Schutzes.

Noch etwas führt Vesper an: er macht darauf aufmerksam, daß nur wenige Verleger noch den Mut haben, jungen Dichtern auch gegen den Geschmack des Tages zur Geltung zu verhelfen. Um einen solchen Verlag zu führen, muß der Verleger neben einer großen Kühnheit des eigenen Urteils finanziell so geschützt sein, daß er zehn Werke herausgeben kann, weil vielleicht eins darunter ist, das die unvermeidlichen Verluste der andern neun wieder wett macht. Das kann er aber nur riskieren, wenn er für dieses eine einträgliche Werk einen langen Zeitraum des Gewinns vor sich sieht. Vesper meint, die Schwierigkeiten des unbekannten, noch nicht berühmten Schriftstellers, einen Verleger zu finden, müßten von Jahr zu Jahr steigen, so lange die Schutzfrist so kurz bemessen sei. Ich weiß nicht, ob diese Verhältnisse sich durch Verlängerung des Schutzes bessern werden, das aber weiß ich aus bittrer Erfahrung, daß es sehr schwer ist, für ein außergewöhnliches Buch einen Verleger zu finden. Der Seelensucher ist von über zwanzig Verlagsanstalten abgewiesen worden und würde vermutlich noch heutigen Tages in der Schublade liegen, wenn nicht Freud sich seiner erbarmt hätte.

Die fünfzigjährige Schutzfrist wird kommen, sagt Keyserling, und ich glaube es mit ihm. Er will aber mehr und Besseres, er will etwas, was er den

„Peterspfennig der Literatur"

nennt und was er in dem Satz formuliert: „Geistiges Eigentum darf nie ganz frei werden, ein bestimmter Prozentsatz dessen, was es einbringt, muß der Allgemeinheit vorbehalten bleiben. Und zwar", fährt er fort, „soll der Gewinn nicht etwa dem Staat anheimfallen, der ihn dann beliebig verwendet – etwa zur Erhaltung von Idioten –, sondern einer neu zu schaffenden eigenen, der Kirche analogen Institution, die nur dem Geistigen dient und die dank dem „Peterspfennig der Literatur" im selben Sinne aus eigenem Recht erhalten und von sich aus wiederum das Geistige sichern würde, wie der echte Peterspfennig die katholische Kirche erhält, die dann von sich aus das Fortbestehen des katholischen Glaubens sichert." (Abgedruckt unter anderm im „Weg zur Vollendung", Heft 13.)

Keyserling begründet diesen Vorschlag, der keiner Begründung bedürfte, wenn das deutsche Volk auch nur eine Spur von Achtung für Geist hätte, mit der Tatsache, daß das Goetheerbe sich kaum noch halten könne und daß das Nietzsche-Archiv kurz vor dem Zusammenbruch steht.

Es ist eine Schande, eine Schande ist es, es ist eine Schande.

Das Es und die Evangelien

Wenn das Es aus sich heraus nach unbekannten, nur wenig kenntlichen Gesetzen Kunst und Wissenschaft aufbaut, so muß auch die Religion von ihm geschaffen sein, auch sie ist dem Menschsein unterworfen, kann keinen andern Zug an sich haben, als was menschlich ist.

Für unsre Betrachtung kommt nur das christliche Evangelium in Betracht. Es ist Mode, so zu tun, als ob die Evangelien nicht mehr die Grundlage unsers Lebens seien: die einen glauben an Wissen und Können genug zu haben, und suchen sich und andre zu überreden, es ginge auch ohne Gottheit; dabei bedenken sie nicht, daß sie mit ihrem Reden nur laut die eigne schlimme Unwahrhaftigkeit ihres von Verdrängungen des Kindlichen gestörten Wesens verkünden, da das Menschliche auf den Glauben an Ursachen gestellt ist und immer an dem Unbegreiflichen festhält, so sehr der einzelne auch die Fähigkeit zum Atheisten für sich ersehnt; andre belieben, uns neues Heil aus dem Osten zu verkünden, wollen uns bei Indern und Chinesen in die Lehre schicken. Es mag ja sein, ja, es ist sicher so, daß das Heil nicht in dem Christsein allein enthalten ist; ein jeder wird auf seine Fasson selig, ein jeder muß für das eintreten, sehr oft ohne daß er selbst es ahnt, wozu sein tiefstes Wesen ihn treibt; da alle Religion menschliche Schöpfung ist, nur durch unser Menschsein existiert, so entspricht auch jede dem Wesen dessen, der sie hat. Aber ich glaube persönlich nicht, daß der Europäer, dessen Wesen sich seit Jahrtausenden mit den Evangelien und der Gestalt Christi verschmolzen hat, das Bedürfnis fühlt, etwas aus seinem Herzen zu reißen, was seinem Menschsein, seinem tiefsten Wesen so entspricht wie Christus, lediglich, um etwas an dessen Stelle zu setzen, was ihm vollständig wesensfremd ist, was nicht die geringste Verbindung mit seiner Kindheit hat. Allerdings mag die junge Generation dem Mythus vom Erlöser ferner gerückt sein, aber darum versteht sich noch längst nicht, was der Asiaten Eigenart ist, man wird es bei uns auch nicht eher verstehen, als bis die Selbstvernichtung des Europäers, die er mit so viel dummstolzer Klugheit betreibt, weiter gediehen ist als jetzt. Und selbst dann wird es nicht möglich sein, den Christus selbst, der in ihm ist, zu verdrängen. Christus nennt sich wieder und wieder des Menschen Sohn, und wer die Evangelien unbefangen liest, wird sehr rasch verstehen, weshalb er das tat, und wird ihn gern mit diesem selbstgewählten Namen nennen.

Man hat sich in den letzten Jahrzehnten viel damit beschäftigt, herauszufinden, ob Christus gelebt hat, ob seine Existenz geschichtlich nachweisbar ist. Wenn man den Zeitungen trauen darf, ist endlich eine Art von Beweis gefunden worden. Bisher bestand die Schwierigkeit, daß der Historiker der jüdischen Geschichte, Josephus, der die Geschehnisse der damaligen Zeit erzählt, nichts von einem Auftreten Jesu berichtet. Jetzt will man eine Ausgabe des Josephus gefunden haben, in der Jesus erwähnt und beschrieben ist. Nach meiner Ansicht ist es unwesentlich, ob es einen Jesus gegeben hat oder nicht; es handelt sich nicht um Jesus, sondern um Christus, und Christus ist nicht historisch wahr, er ist menschlich war, steht jenseits der Geschichtsforschung, ist kein Wesen der Wirklichkeit, was man so Wirklichkeit nennt, er ist die Wahrheit, was etwas ganz andres als Wirklichkeit ist. – „Ehe denn Abraham war, bin ich“, sagt er von sich. Hält man das mit dem Ausdruck „des Menschen Sohn“ zusammen, so begreift man, daß er sich als den Menschen an sich nimmt. Die Frage ist dann, ob er der Mensch an sich ist, ob er bei uns oder in uns, wie es wohl übersetzt werden müßte, bis an der Welt Ende ist; mit andern Worten, ob ohne weiteres in jedem Christus enthalten ist, mehr: ob ein jeder Christus ist und sein muß.

Christus hat das ewig Menschliche, er ist, wie der Mensch ist, weder gut noch böse, er ist jenseits von Gut und Böse: menschlich. Und neben ihm gehen zwei, die, wenn auch nicht in demselben Maße, so doch ausreichend, um das Interesse aller, die die Bibel kennen, im höchsten Grade zu fesseln, Repräsentanten des Menschlichen sind, Judas und Petrus; beide Gestalten sind am sorgfältigsten in den Evangelien charakterisiert, beide Gestalten haben von jeher die Menschen am meisten angezogen. Der Grund dafür ist, daß in jedem Menschen, ebenso wie Christus, auch Judas und Petrus lebendig sind. In gewissem Sinne sind Christus und Judas Gegensätze, sie zeigen die Extreme des menschlichen Wesens, das äußerste Rechts und das äußerste Links, jedoch so, daß beide innerhalb des allen Menschen Gemeinsamen sind: im Menschen ist der Erlöser und der Verräter des Erlösers. Zwischen beiden liegt das Wesen des Petrus, des Menschen, der stets in Worten gläubig und stets in der Tat kleingläubig ist, ein echter Darsteller menschlicher Art; und es ist nicht Zufall, daß die Legendenbildung gerade ihm so häufig eine Komik verleiht, die den andern Jüngern fehlt. Des Menschen Sohn, der, der das Menschliche haßt und verrät, und der, der das Menschliche verleugnet, weil er nicht stark genug daran glaubt und mehr als Mensch zu sein wünscht, ein besonderer Mensch sein will, ein guter Mensch – sie sind wir selber.

Christus will nicht gut sein, er erkennt den Begriff „gut“ nicht an. „Was nennest du mich gut“, sagt er. „Niemand ist gut, denn der einige Gott.“ Es ist eine seltsame Ironie des Geschehens, daß man sich den Christus ausgesucht hat, um eine Moral zu stützen. Er denkt über Moral, wie er über den Staat denkt: „Gebet dem Kaiser, was des Kaisers ist“, gebet der Sitte, was der Sitte ist, aber glaubt nicht, daß ihr euch irgendeinen Anspruch auf das Himmelreich dadurch erwerbt, daß ihr nach menschlichen Begriffen gut zu sein strebt. „So Ihr nicht werdet wie die Kinder, werdet ihr nicht in das Himmelreich kommen." Wann hätte wohl je jemand ein Kind gesehen, auf das das Wort „gut" anwendbar gewesen wäre; ein Kind ist ein Kind, weder gut noch schlecht, sondern eben ein Kind; niemand verlangt von dem Kinde etwas andres als Kindliches. So wird auch vom Menschen nichts andres erwartet, als daß er sein Kindsein anerkennen soll, sich bewußt bleiben soll, daß kein andres Leben irgendeinen Wert hat, als das kindlich geführte.

Man kann sehr wohl verstehen, daß die menschliche Gesellschaft, die ohne Ordnung nicht leben kann, diese im Laufe der Jahrhunderte aufgebaute Ordnung heilig und unverletzlich spricht und daß sie, um dem, was sie sittlich nennt, den Wert des absolut Guten zu geben, die herrschende Religion zu Hilfe nimmt, es würde mir aber schwer verständlich geblieben sein, wie es möglich war, daß sich vortreffliche und kluge Männer fast zwei Jahrtausende mit heißem Bemühen mit der Lehre Christi von Berufs wegen befassen konnten, ohne zuzugeben, daß Sittlichkeit im moralischen Sinne nicht das geringste mit Christus zu tun habe. Ein jetzt kaum noch bekanntes Werk eines in dem vorigen Jahrhundert lebenden Arztes, Rademacher mit Namen, hat mir weitergeholfen. Rademacher stand sein Leben lang in einem lebhaften Kampf mit den damals gültigen Lehren der medizinischen Fakultät; er ging seine eigenen Wege, die, so seltsam sie uns jetzt vorkommen mögen, für ihn und seine zahlreichen Anhänger die richtigen waren, vermutlich, weil sie das kindliche Vertrauen dazu hatten; da er aber nichts weniger als dumm war, so suchte seine Kindlichkeit nach einer Begründung dafür, daß die Medizin so falsche, nach seiner Ansicht falsche Wege gegangen war und noch ging. Er kam zu dem Schluß, daß die Beschäftigung mit gelehrter Wissenschaft notwendig das Verstehen einfacher Verhältnisse – er nennt es den Verstand schlechthin – verkrüppeln müsse, eine Ansicht, die viel für sich hat: man sieht eben den Wald vor lauter Bäumen nicht, man sieht ihn nicht, wenn man mitten darin ist. Um seine Ansicht sich selbst und andern glaubhaft zu machen, untersucht er die einzelnen Wissenschaften: Medizin, Jura usw. daraufhin, ob sich in ihnen eine solche Verstandesverkrüppelung durch die Gelehrsamkeit nachweisen lasse. Und bei der Theologie macht er darauf aufmerksam, daß Christus ja zu ganz ungelehrten Leuten spricht, zu Fischern und Zöllnern, zu Leuten, die gewiß nur einfache, klare Lehren fassen konnten. Irgendwie muß es die Theologie fertig gebracht haben, diese einfache Lehre so umzumodeln, daß es jetzt langer Studien bedarf, um auszufinden, was hier oder da gemeint sei. Gemeint? Gemeint ist das, was gesagt ist, kindlich gesagt ist, damit es kindlich aufgefaßt werde. – Rademachers Buch hat mich gelehrt, daß man alles vergessen muß, was über die Evangelien gelehrt wird, wenn man etwas davon verstehen will.

Christus und Moral haben nichts miteinander zu tun. „Ein neu Gebot gebe ich Euch, daß ihr Euch untereinader liebet.“ Liebe hat nichts mit Moral zu tun, es ist ein kindliches Lieben gemeint, und zu den Kindern muß gehen, wer den Ausdruck Agape in sich lebendig werden lassen will. Nochmals, was hat das Kind an Moral? Sein ganzes Gesetz ist Neigung und Abneigung und Äußerung dieser Moral ist unbedingtes Vertrauen und unbedingtes Mißtrauen, beide unabhängig von verständigem, bewußtem Urteil gegeben und genommen, aus Gründen geschenkt und entzogen, die jenseits des Urteils über gut und böse liegen. Das Kind hat etwas von der wahren Gerechtigkeit, die ihre Sonne über Gerechte und Ungerechte scheinen läßt, die es regnen läßt über Gute und Böse. Und „So Ihr nicht werdet wie die Kinder, so werdet Ihr nicht in das Himmelreich kommen.“

Man könnte es kaum verstehen, wie des Menschen Sohn, dessen ganzes Wesen ein einziger Protest gegen die Rechtfertigung aus der Gerechtigkeit war, als Lehrer unserer moralischen Halbheiten angerufen wird, wenn es nicht so bequem wäre, das Gesetz der Gesellschaft mit Hilfe religiöser Halbheit zu befestigen. Menschen kommen zu Christus und fragen ihn: „Meister, was soll ich tun, daß ich selig werde?“ Er antwortet: „Haltet die Gebote!“ Und als der Frager abweisend erwidert, das habe er all sein Leben lang getan, werden Worte schwermütiger Ironie von des Menschen Sohn gesprochen: „Verkaufe, was Du hast und gib es den Armen!“ Und beide, der Jüngling wie der Christus, sind von Trauer erfüllt.

Alle kindlichen Menschen haben, genau wie die Kinder selbst, die Gabe der Ironie. Es ist nicht Spott, hat nicht die fernste Verwandtschaft mit Spott. Es ist die Gabe, mehr und freier zu sehen als andre, gleichzeitig viele Seiten des Lebens zu sehen. Solche kindlichen Menschen sind, wie man es in der Ausdrucksweise der Psychoanalyse zu nennen pflegt, ambivalent den Dingen gegenüber. Es gibt für sie nichts Heiliges und nichts Unheiliges, alles ist heilig, alles ist unheilig, die Worte „heilig, unheilig“ sind kein Maßstab, sie sind sinnlos. Richtet nicht!

„Euch ist gesagt worden: Du sollst nicht ehebrechen. Ich aber sage Euch: Wer ein Weib ansiehet, ihrer zu begehren der hat mit selbiger die Ehe gebrochen.“ Ist es ernst gemeint? Gewiß, aber in einem andern Sinne. „Was schwatzt Ihr vom Halten der Gebote?“ bedeutet es, „sie sind nicht zu erfüllen, so kann das Streben, ihnen gemäß zu leben, auch nicht Erlösung sein.“ Erlöst seid Ihr, so Ihr wie die Kinder werdet, so

Ihr das neue Gebot haltet, so Ihr Euch untereinander liebet. Noch nie, so lange die Welt steht, war ein Mensch, der nicht ein Weib ansah, ihrer zu begehren; das ist das Menschliche, daß zwei Geschlechter da sind, darauf ruht des Menschen Leben von Kindesbeginnen an, daß er den anderen ansieht, seiner zu begehren, ihn sich zu erwerben; das tut das Kind, das tut Mann und Weib und tut auch der Greis, der dicht am Grabe steht. Gefallen und Mißfallen zu empfinden, ist menschliches Schicksal, ist Grundlage alles Menschlichen. Wie wollt Ihr die Gebote halten, wenn es Euer Schicksal ist, Euer Wesen, in Gedanken die Ehe zu brechen? Ihr Heuchler und Pharisäer. Ihr seid gleich übertünchten Gräbern. Und nicht nur Ihr; der Mensch ist übertünchtes Grab, ein Madensack, der die Verwesung in seinem Bauche trägt und es doch immer vergißt, wie der Schmutz in ihm angehäuft ist, das, was die Konvention Schmutz nennt, ein Heuchler, der im Tempel des Lebens steht und sich brüstet: Ich bin nicht so wie jener, ich danke Dir, Gott, daß ich nicht bin wie jener. Nur wenige Augenblicke im Leben ist es dem Menschen, infolge seines Menschseins, erlaubt, sich ehrlich an die Brust zu schlagen und zu rufen: Gott, sei mir Sünder gnädig! Selten ist das dem Menschen gestattet, denn alles würde vergehen, wenn der Mensch an sich dauernd zweifelte, wenn er nicht das stolze pharisäische Gefühl des Ich hätte. Denn das ist es: wir glauben und müssen meinen, daß wir Schuld und Verdienst haben, trotz des Katechismus mit seinem Wort: ohn all mein Verdienst und Würdigkeit. Wir kommen nicht los vom Ich, dürfen es nicht. Auch Christus nicht, der trotz des verweisenden: Niemand ist gut denn der Einige Gott, die Worte braucht: „Ich bin die Wahrheit und das Licht". Aber – mitunter sagt er es – sein Ich ist mit dem Vater eins, sein Ich ist wie das jedes Menschen und jedes Wesens ewig: Ehe denn Abraham war, bin ich. Das alles ist einfach, es muß nur einfach genommen werden, jenseits der Moral des Erwachsenen, kindlich.

Das Evangelium erzählt, – neuerdings hat ein weises Theologiestudium die Stelle als unecht gestrichen – daß eine Ehebrecherin vor Christus gebracht wird, die man auf frischer Tat ergriff, und die sie vor ihn bringen, fragen Christus, was mit ihr geschehen solle. Er, der angeblich in allem Ernst schon das Begehren strafen will, kümmert sich um die Frager nicht, so törig erscheint ihm ihr Fragen; er zeichnet in den Sand, und als man in ihn dringt, sagt er die seltsamen, so ganz im Widerspruch zu seiner strengen Auffassung stehenden Worte: „Wer sich ohne Sünde fühlt, der hebe den ersten Stein auf sie." Da gehen sie alle davon, von dem ältesten bis zu dem jüngsten, und Christus sagt zu der Ehebrecherin: „Da sie dich nicht verdammen, so verdamme ich dich auch nicht." Richtet nicht!

„Ihr richtet nach dem Fleisch", sagt Christus. „Ich richte niemand." Und an einer andern Stelle: „Ich bin nicht gekommen, daß ich die Welt richte, sondern daß ich die Welt selig mache." – Und doch verflucht er den Feigenbaum, und doch ruft er wehe über Jerusalem. Und doch schilt er im höchsten Zorn und mit der heftigsten Leidenschaft die Pharisäer und Schriftgelehrten und nennt sie Otterngezücht. Und doch spricht er von der Sünde wider den Geist, die nicht vergeben wird. Und warum sollte er keine Widersprüche in sich haben, da er doch des Menschen Sohn ist? Soll er, der Mensch, keine Leidenschaft haben, soll er, der Gott, menschlich gerecht und menschlich sündlos sein? Gott läßt die Sonne aufgehen über Gerechte und Ungerechte: es ist albern, an ihn das Maß der menschlichen Moral anzusetzen; wer das tut, kann nicht anders als Gott schelten und sich selbst besser dünken. „Ist denn Gott nicht ganz allmächtig?" fragt höhnisch einer, der nicht zu den Schlechtesten gehörte. „Oder treibt er selbst den Unfug?" Gewiß treibt er selbst den Unfug, es fragt sich nur, ob es ein Unfug ist; ob nicht bloß wir es Unfug nennen, weil wir gar nicht anders können als annehmen, daß die Welt nach unserm Denken, nach unsrer Gerechtigkeit und unsrer Moral gelenkt werden müsse, zum Nutzen des Menschen und im Grunde zu unserm ganz persönlichen Eigennutz: denn gerecht sind wir nur, wenn es den andern betrifft, wenn es gilt, bei dem andern Unrecht zu finden. Das ist so, und es ist gut, daß es so ist. Wir sollen Menschen sein, der Mensch aber lebt nur, einzig und allein nur für sich, für sein eignes Wohl, für das der andern sorgt das All, der Gott. Wir können gar nicht dafür sorgen. Oder ist Gott nicht ganz allmächtig?

Christus sagt von sich, daß er gekommen sei, die Welt zu erlösen; er nennt auch den Weg, auf dem der Mensch sich erlösen kann – sich selbst, denn der Mensch ist Christus, Christus ist in ihm, ist des Menschen Sohn, und Vater und Sohn ist eins. Wie das Kind muß der Mensch werden, dann hat er das Himmelreich, das ja nicht ein Jenseits, sondern ein Diesseits ist, das nicht außerhalb, sondern im Menschen ist. Christus hat nie von sich gesagt, daß er ohne Sünde sei, er weist die Anrede „Guter Meister" auf das Schärfste zurück. Wie kam die Menschheit darauf, ihn sündlos zu sprechen? Ist denn das Kind sündlos? Es ist grausam im selben Maße, wie es liebevoll ist, es lügt mit derselben Unbefangenheit, wie es die Wahrheit sagt, es stiehlt und bricht die Ehe, ist schmutzig und schamlos, eigennützig und launisch, liebt heute, was es morgen haßt. Das Kind ist nicht sündlos, wenn man den Begriff Sünde überhaupt anerkennen will. Mit welchem Recht nennt man Christus sündlos? Er ist weder sündlos noch sündig, er ist des Menschen Sohn, eins mit dem Vater, in dem Menschen, der Mensch selbst, und alles, was den Menschen ausmacht, hat auch er. „Das ist Gottes Lamm, das der Welt Sünde trägt", sagt Johannes der Täufer von ihm. Trägt er sie nur äußerlich, weiß nicht im Herzen, was Sünde ist, weil er sie nie tat?

Wenn uns doch einer von denen, die sich weise nennen, sagen wollte, was Sünde ist. Man erzählt uns immer, unser Gewissen sage es uns genau, was Sünde sei, wann wir sündigen. Das ist ein sehr bequemes, aber sehr oberflächliches Geschwätz: deshalb bequem, weil wir auf Grund dieser Maxime zum Beispiel krank sein können, ohne es als Unrecht zu empfinden, weil wir auf Grund davon tausend Dinge tun können, die andre nicht tun können, weil ihr Gewissen anders organisiert ist, weil wir so auf andre schelten, uns selber aber mit Hilfe von Verdrängen rechtfertigen mögen; oberflächlich, weil ja das geringste Nachdenken uns zeigt, daß das Gewissen in den Jahrtausenden wechselt, daß es im Kriege ein andres ist als im Frieden, daß uns in der Knabenzeit Dinge Gewissensbisse machen, die wir später nicht nur für berechtigt, sondern für Pflicht halten; daß wir als Kinder so handeln, wie es uns als Erwachsenen die Schamröte in das Gesicht treiben würde. Wenn das Gewissen der Richter über Schuld und Sünde sein sollte, so müßte man es dazu erziehen, da die Natur unterlassen hat, es uns mitzugeben. Dann müßten wir aber auch wissen, wozu wir das Gewissen erziehen müßten, und das gerade wissen wir nicht. Wir wissen eben nicht, was allgemein als Sünde gelten sollte. Ein russischer Geistlicher erzählte mir einmal, daß der russische Mystiker nur eine Sünde kenne, die schlechte Stimmung, die Traurigkeit. Das ist wenigstens lebensbrauchbar, denn wenn Verstimmung Sünde ist, so haben wir darin eine Handhabe, uns selbst für unsre Stimmung verantwortlich zu machen, nicht das Schicksal und nicht den andern Menschen. „Schilt nicht auf Mich, schilt nur auf Dich, und fehle Ich, so bessre Dich!" das ist eine gute Lebensregel. Da wäre denn die Sünde mangelnde Ehrlichkeit, Gewohnheit, Unbequemes zu verdrängen, und das hat viel für sich. Aber der Mensch darf nicht immer heiter sein, Verstimmungen sind notwendig und schaffen am Webstuhl, der Gottheit Kleid zu wirken. Und für unsre Frage, ob es statthaft ist, Christus für sündlos zu halten, läßt sich daraus nur das Nein entnehmen, denn er war oft traurig.

Ist also die Sünde nur ein wechselnder Begriff, ist heute Sünde, was morgen Verdienst sein wird? Niemand vermag zu antworten, nicht einmal für sich selber kann man immer antworten. Wenn aber die Moral, wie sie in den Geboten sich ausdrückt, über gut und böse, über Sünde und Sündlosigkeit entscheidet, wo ist der Mensch, der nicht tötet, auch nicht in Gedanken? der nicht verleumdet, auch nicht in Gedanken? der nicht Gott lästert, auch nicht in Gedanken? Oder ist Unzufriedenheit, Klagen und Jammer kein Tadeln der Gerechtigkeit, die es regnen läßt und die Sonne aufgehen läßt über Gute und Böse? „Niemand ist gut denn der Einige Gott." Das ist die Antwort. Niemand, auch des Menschen Sohn nicht. Er kannte den Menschen und kannte wohl auch sich selbst, so weit das dem Menschen erlaubt ist.

Richtet nicht! Auch Euch selbst nicht! Das ist das Gebot. Richtet Euch selbst nicht, denn Ihr wißt nicht, was Ihr tut. Alle Dinge dienen zum Besten, das müßt Ihr glauben, und wenn Ihr nur ein Sandkorn solchen Glaubens habt, so werdet Ihr zum Berge sagen können, falle in das Meer, und er wird fallen. Christus ist nicht gekommen zu richten, vor ihm verschwindet die Sünde, wenn der Glaube da ist. Der Glaube an sich selbst, denn in diesem Glauben liegt alles darin: der Glaube an das Es, das nicht selbstständig ist, sondern dem All gehört; das etwas andres ist, als was wir Ich nennen: das Ich als Spielzeug und Werkzeug benutzt. Des Menschen Sohn steht jenseits aller Moral und aller Bedenken, er glaubt an sich und an Gott.

Nicht immer. Sein Glaube schwankt wie der jedes Menschen; denn der Mensch ist nicht einheitlich und immer derselbe, er ist doppelt, vielfältig, und um am Glauben festhalten zu können, müßte er anders organisiert sein als menschlich. Am Kreuz – Nietzsche hat es hervorgehoben – verläßt ihn der Glaube: er bricht in die Worte aus: „Gott, mein Gott, warum hast du mich verlassen?" Und das ist nicht das Einzige: Christus betet. Das Gebet ist aber für einen, der eins mit Gott ist – Ich und der Vater sind eins – nichts andres, als der Versuch, seinen eignen Zweifel niederzuringen. „Euer Vater weiß, des Ihr bedürfet, ehe denn Ihr bittet." Und das Leidensgebet im Garten von Gethsemane schließt er mit den Worten: „Doch nicht, wie ich will, sondern wie du willst." Er ist des Menschen Sohn, warum sollte er über den Zweifel erhaben sein?

Christus steht jenseits der Moral, er achtet die Sünde nicht, er bestreitet, daß je jemand durch Gutseinwollen irgend etwas erreichen könne. „Wer ist unter Euch, der seiner Länge eine Elle zusetzen möge, ob er gleich darum sorget?" Er achtet die Sünde nicht, sie ist nicht da, wenn der Glaube da ist, daß das Himmelreich in uns ist und daß wir Gottes Kinder sind, Teile des Ganzen, die nur den Willen des Alls befolgen und daran nichts ändern können. Das Leben ist eine Frage des Glaubens an Gott und an die Einheit der Wesen mit Gott. Als er inmitten der Schächer am Kreuze hängt, sagt er dem einen, der glaubt: „Heute wirst du mit mir im Paradies sein." Der eine Moment der Selbsterkenntnis und der Einsicht in Menschliches und Göttliches genügt, um alle Missetaten des Schächers auszulöschen. Was bedeuten Sünden, da sie mit dem menschlichen Wesen untrennbar vereint sind, da sein müssen? da niemand die Gebote halten kann und da wir alle von Natur Mörder und Räuber und Lügner sind und sein müssen? Auf die Einsicht, daß es so sein muß, kommt es an, daß wir einmal in unserm Leben und wenn es in der Stunde der Kreuzigung ist, erkennen: Was geschieht, hat Sinn, was geschieht, muß geschehen, wir können nichts daran ändern, und der Versuch, es zu ändern, liegt wohl in der Natur des Menschen zwangsmäßig begründet, ist aber nichts, dessentwegen wir uns ein Verdienst anrechnen dürften. Daß wir ab und zu, wenn der Nebel unsers Ichgefühls für Augenblicke reißt, an unsre Brust schlagen: Gott sei uns Sündern gnädig, ist genug, um uns zum Himmelreich, das in uns ist, gelangen zu lassen. Gut sein, uns durch Vorsatz bessern, ist uns versagt, schon deshalb versagt, weil wir gar nicht wissen, was der Gott gut und was er böse nennt, weil wir höchstens ahnen können, daß beide Begriffe menschlich, nicht göttlich sind, Abkömmlinge des Ich, nicht echte Kinder des Es. Denn für das Es gibt es ebensowenig Sünde wie für das Kind im Mutterleibe.

Ist es nicht erlaubt, Christi Lehre und Leben nach dem Maßstab der menschlichen Moral zu prüfen? Ich erwähnte schon die Verfluchung des Feigenbaumes; wie will man sie als moralisch auslegen? Und das Wort, daß er nicht in die Welt gekommen ist, um den Frieden zu bringen, sondern das Schwert? Wann hat er je gearbeitet als ein nützliches Glied der sozialen Ordnung, die wir so preisen als unser Bestes? Vergißt man denn, daß er die Bande der Familie, dieser Grundlage unsrer Sittlichkeit, verächtlich beiseite schiebt: „Das ist meine Mutter, das sind meine Brüder?“ Er achtet es nicht, daß Bruder gegen Bruder, Sohn gegen Vater, Kind gegen Mutter stehen wird; daß das Es keine Familie anerkennt, nur sich selbst, nur Gott, so weit er in diesem Selbst offenbart ist. – Das harte, herrliche Wort, das allein, wenn es je beachtet und befolgt werden könnte, Lüge und Leid einengen würde: „Lasset die Toten ihre Toten begraben“, ist gegen die Pietät der Familie mit voller Absichtlichkeit gesprochen. In uns, in uns allein ist alles beschlossen, der Mensch steht nur auf sich, sobald er sich als Einzelwesen auffaßt, der Nächste ist ihm der Fernste und der Fernste der Nächste, der Geringste der Größte, der Größte der Geringste; und nur wer sich selbst verliert, wird sich selbst finden, abseits vom Ich, in Gott dem Vater, der eins ist mit des Menschen Sohn, im Es.

Wenn es Sünde ist, den Menschen zum Mord zu veranlassen, dann ist Christus nicht ohne Sünde. Er weiß, daß, wenn er in Jerusalem bleibt, der Mord geschehen wird. Wie ist es nun, ist solch ein Selbstmord, den man durch andre ausführen läßt, die nicht wissen, was sie tun, Sünde? Oder heiligt der Zweck das Mittel? Oder ist bei des Menschen Sohn nicht Sünde, was bei allen andern Sünde ist? Ist irgendeiner unter den Menschen, der es über sich brächte, so harmlos und frei, wie es des Menschen Sohn tut, Unwissende zu dem Verbrechen des Justizmordes zu benutzen? Wie ist das möglich? „Dein Glaube hat dir geholfen", so ist es möglich. Nur fragt es sich, was man glauben soll. Es ist eine schwere Frage, die durch unser Glaubensbekenntnis fast unlösbar geworden ist. Vielleicht handelt es sich aber gar nicht darum, etwas zu glauben, sondern nur um das Glauben selbst, um den Zustand des Glaubens, um die gewisse Zuversicht dessen, das man hoffet, und Nichtzweifeln an dem, das man nicht siehet; das wäre der Zustand, in dem das Kind im Mutterleibe ist. So Ihr nicht werdet wie die Kinder, so werdet Ihr nicht in das Himmelreich kommen.

Es werden seltsame Dinge in den Evangelien erzählt. Der Verrat des Judas ist von allen das Seltsamste. Judas hat von jeher eine besondere Anziehung auf die Phantasie der Menschen ausgeübt. Man hat sich nicht mit den Motiven zufrieden geben wollen, die in der Bibel angegeben sind, und mancher Dichter hat sich an dem Problem dieses Verrats versucht, mancher gestaltet noch daran herum. Es wird sich aber keine Lösung finden, da für den Dichter keine Möglichkeit vorliegt, die Dinge so einfach wiederzugeben, wie es die Evangelien tun, die ihn schuldig sprechen, zugleich aber berichten, daß der Verrat seine Bestimmung war und daß er den letzten entscheidenden Anstoß zu seiner Tat von Christus selbst bekommt: Christus weiß, daß er verraten werden wird, er weiß auch, wer ihn verraten wird, aber er läßt den Armen schuldig werden, ja, mit den Worten: „Was du tust, das tue bald!" treibt er ihn zur Tat. Judas ist nicht schuldig; wäre er es, so wäre Christus mitschuldig. Aber Christus steht jenseits der Moral, Gott läßt seine Sonne über Gerechte und Ungerechte scheinen, und es heißt: Richtet nicht! Bei dem Kinde handelt es sich nicht um Schuld, bei ihm entscheidet der Glaube. Woran das Kind glaubt, das liebt es, woran es glaubt, ist sein Gott; das Kind glaubt aber an sein Es und hat alle Ursache, daran zu glauben, denn dieses Es schuf ihm die Welt.

Es ist nicht die Mutter, die dem Kinde die Welt schafft, die schafft es sich selbst. Und weil der Christ, des Menschen Sohn, dem nichts Menschliches fremd ist, das weiß, löst er die Bande, die den Menschen an seine Mutter binden, und vielleicht – wäre das der Weg, den Menschen zu erlösen.

Der Mensch steht zwischen Vergangenheit und Zukunft in der Gegenwart. Wenn es möglich wäre, der Gegenwart zu leben – das vermag bis zu einem hohem Grade das Kind, je kleiner es ist, um so mehr –, wenn das möglich wäre, so wären wir wie die Kinder und das Himmelreich wäre in uns. – Die Zukunft? „Sorget nicht für den kommenden Tag! Es ist genug, daß ein jeglicher Tag seine eigne Plage habe." Das ist nicht allzuschwer, wenigstens, wenn man sich mit einem Bruchteil der Forderung begnügt, wie es ja Christus auch tat: die Sorge um das, was kommt, war ihm nicht fremd, er litt in der Voraussicht seines Todes. Aber die Sorge um Geld und Gut: was sollen wir essen, womit sollen wir uns kleiden, die kann man sich weit vom Leibe halten, wenn man nur erst weiß, daß sie ein Vorwand ist, ein Erfolg des Verdrängens; denn in Wahrheit hat man keine Sorgen um Notdurft und Nahrung, selbst die Verhungernden und Erfrierenden haben sie nicht: die Natur ist barmherzig und gaukelt dem Gehirn des Hungernden Gastmähler vor oder stumpft es schließlich gegen das Leid ab. Hinter der Sorge um Nahrung und Kleidung hat sich das verdrängte Schuldgefühl gelagert, sich vor dem Bewußtwerden versteckt. Wer es sich zur Gewohnheit macht, seine eignen Sorgen zu analysieren, sieht immer und immer wieder, daß, kurz bevor sie auftreten, eine Schuld da ist, eine Unzufriedenheit mit sich selbst, ein Gefühl des Nichtkönnens, bedingt durch ein Nichtglauben an sich und an Gott, an das Es und an das All. Und auch die Zukunftsphantasie kann schulen, wem es sein Es erlaubt, und ich bin geneigt, zu meinen, daß man das mit Hilfe des Erforschens des Unbewußten lernen kann. Wer ein paarmal das Entstehen und Werden von Phantasien, frohen und traurigen, verfolgt hat, weiß, daß Phantasien – dazu gehören vor allem Zukunftspläne, wenn sie noch so vernünftig zu sein scheinen – nie etwas andres sind, als Wunscherfüllungen, daß man die Wünsche aber nicht erfüllen kann, wenn man sie nicht genau kennt; es lohnt sich, in den Phantasien den Wunsch aufzusuchen, mitunter, es ist ja nicht ganz einfach – man hat dann Gelegenheit, über sich selber zu lachen, und Schöneres, als über sich selbst lachen zu können, kenne ich nicht.

Mit der Zukunft kann man wohl ohne allzuhäufige Fehlschläge fertig werden, aber mit der Vergangenheit, das ist schwer; denn die Vergangenheit ist die Mutter der Gegenwart, unser vergangener Mensch ist stets dicht an unsern Fersen, sucht uns zu leiten, wird nicht müde, uns zu versichern: ich kenne mein Kind, ich weiß, daß es dies nicht, daß es jenes aber wohl tun wird. Wir haben in der Analyse den Ausdruck „Mutterimago". Damit meinen wir, daß wir uns in ferner Kindheit ein Bild unsrer leiblichen Mutter machen, an dem wir, so falsch es auch ist, festzuhalten suchen, das wir wohl im Laufe der Zeit ein wenig verändern und den Tatsachen anpassen, daß das aber gegen unser Gefühl geht und infolgedessen nur teilweise gelingt; wir wissen aus unsrer Tätigkeit, daß diese Imago den Lauf unsres Lebens in erstaunlicher Weise gestaltet. Man kann aber sehr wohl die Vergangenheit in ihrer Gesamtheit als Mutter auffassen, dann ist die Mutterimago das Bild, das wir von unserm vergangenen Menschen haben, das Bild, das wir von uns haben möchten, nach dem wir, mag es gefällig oder häßlich sein, immer wieder hinstreben. Es ist unsre Mutterimago, unser unentrinnbares Schicksal. Die Vergangenheit steht hindernd neben der Gegenwart, zwingt uns, die Gegenwart mit den Augen der Vergangenheit anzusehen, sie statt mit den eignen Augen, mit der Brille anzusehen, die sie uns als Mutter aufzusetzen beliebt. – Und doch ist es notwendig, der Gegenwart zu leben, die tote Zeit des Gewesenen zu verlassen, ihr abzusagen. – Christus ist Gegenwartsmensch, wünscht es zu sein. Nur selten spricht und denkt er seiner Vergangenheit, und wenn er es tut, wie bei der Klage über Jerusalem, ist es ein Ausbruch der Trauer, ein Fliehen also vor der Gegenwart. Wie brachte er es fertig, sich zu befreien?

Ich vermag keine Antwort darauf zu geben, ich kenne nur die Tatsache, daß für ihn die Vergangenheit tot war und daß er die Toten von den Toten begraben lassen wollte, daß für ihn Gott nicht Gott der Toten, sondern der Lebendigen ist, daß er seine Jünger aus ihrer Vergangenheit zu lösen suchte, daß er aufforderte, Kind zu werden, das ja nicht war, sondern ist, daß er keine Stätte hat, wo er sein Haupt hinlegen kann. Und wer an diesem Worte deuten will, der könnte wohl auf den Gedanken kommen, daß er die Stätte mied, wo der Mensch sein Haupt am liebsten bettet, die Mutter.

In der Tat, es ist auffallend, wie Christus zu seiner Mutter steht. Er ist noch jung – zwölf Jahre alt – da läuft er den Eltern fort und läßt sie drei Tage lang in Angst, und als die Mutter ihn sanft zur Rede stellt, läßt er sie mit einem Wort abfallen, dessen Schärfe für unser Pietätsgefühl erschreckend ist: „Soll ich nicht sein in dem, was meines Vaters ist?" Das ist das einzige, was er erwidert, kein Wort der Entschuldigung, kein Wort des Verständnisses für die Angst der Mutter, nur der versteckte, ihr aber verständliche Hinweis darauf, daß er nicht ihr gehört, ein Hinweis in Gegenwart Josephs, ein Wort, das kaum eine Mutter ungerügt hingehen lassen wird, eine Absage, die sich in viel schärferer Form mehrmals wiederholt, von dem: „Weib, was habe ich mit Dir zu schaffen" an, bis zu der öffentlichen Abwehr: „Das ist meine Mutter", bis zu dem furchtbaren Wort, mit dem er von Maria Abschied nimmt, als er den Tod nahen fühlt: „Weib, siehe, das ist dein Sohn!" Wer hat je ein so fremdes Wort des sterbenden Sohns zu seiner trauernden Mutter gehört? Christus wendet sich noch in der Stunde des Todes ab von der Mutter; sie ist ihm fremd. Johannes faßt das Wort: „Siehe, das ist deine Mutter!" als Mahnung auf, für Maria zu sorgen: er nimmt sie in sein Haus. Aber wie sollte Christus, der die Sorge für den kommenden Tag verachtete und der weder für sich, noch für seine Mutter zu arbeiten suchte, plötzlich in seiner Todesstunde Angst vor der Armut bekommen haben, die seiner Mutter etwa drohte, oder Angst davor, daß sie sich einsam fühlen werde, wenn er nicht mehr da war? Er hatte sie längst verlassen, es war seine Meinung, daß kein Band zwischen Mutter und Sohn bestehe, daß es nichts ausmache, ob sie den oder jenen Menschen als Sohn betrachtete. – Man kann aus Erzählungen nichts andres entnehmen, als was man selbst denkt, und da es meine Überzeugung ist, daß der andre Mensch, mag er nun Vater, Freund, Bruder, Mutter oder Gattin sein, immer der andre bleibt und nur so weit unser ist, als wir ihn in uns neu gebären, als wir uns von ihm ein Bild machen, da es meine Überzeugung ist, daß diese Bilder das Kind in uns zu erdrücken suchen und wir nur frei werden, wenn wir ihre Bildnatur anerkennen, sie als Gebilde unsres Es auffassen, so ist für mich dies Abschiedswort am Kreuz ein Bekenntnis Christi zu sich selber, der letzte Schritt auf dem Wege zum Kindsein. Die Vergangenheit ist für ihn nicht mehr. Christus gibt seine Vergangenheit auf, verliert sich, um sich zu gewinnen. Denn nun empfiehlt er seinen Geist in seines Vaters Hände. In seines Vaters Hände, und Er und der Vater sind eins.

Es ist nicht selten – vielleicht ist es immer so –, daß der Mensch im Tod, in dem Augenblick, wo er sich verliert, sich findet. Es ist schwer, zu glauben, und wohl nicht in der Macht des Menschen. Er vermag vielleicht an Vater und Mutter, an Weib und Kind, an Gut und Böse zu glauben, an Gott und Natur, an alles, was außen ist, aber das ist kein Glauben. Glauben kann man nur sich, aber gerade diesen Glauben vermag kein Mensch zu hegen. Sonst würde er Berge versetzen. Und er vermöchte zu lieben, nicht bloß den einen oder den andern, sondern alle und alles. Des Menschen Sohn liebt erst, wenn er sich selbst verlor. Das ist sein Wesen, das ist seine Notwendigkeit.

Des Menschen Sohn darf der Vergangenheit nicht absagen, er ist das Kind seiner eignen Vergangenheit, und wenn er diese kindliche Verpflichtung ablehnt, verliert er sich selber, stirbt er. Das All duldet es nicht, daß der Mensch frei von der Vergangenheit wird, er stürbe denn daran. Christus stirbt am Kreuz, der Tod packt ihn von hinten, von dem, was hinter ihm steht, von der Vergangenheit aus. Er packt ihn in der Gestalt der Liebe, in der Gestalt eines Menschen aus Holz mit ausgebreiteten, zur Liebe bereiten Armen; aber diese Liebe ist tot, kann wohl die Stellung des Liebenden haben, aber niemals die Arme um den Geliebten schlingen: das Kreuz ist tot. Christus stirbt an dieser falschen, nur bildhaften Liebe, aber er wird vom Kreuz gelöst und steht wieder auf von den Toten, fähig, die Arme, die, weil sie lieben wollten, an das Tote angenagelt wurden, sodaß sie nicht umarmen konnten, frei auszubreiten und die ganze Welt in ihre Umarmung zu ziehen. Das Kreuz bleibt starr in der erlogenen Liebestellung. Nur, wer die Vergangenheit überwindet, vermag zu glauben; wenn er das vermag, muß er lieben.

Das Kreuz. Der Deutsche nennt einen Knochen das Kreuzbein, er nennt einen Körperbezirk Kreuz, und der Lateiner nannte denselben Knochen Os sacrum, den heiligen Knochen. Von dieser Stelle aus fühlt die Mutter die Wehen des Gebärens. – Das Kreuz, das Os sacrum, ist die Mutter: an ihr stirbt der Sohn. Es ist menschliches Gesetz, der Sohn darf seine Mutter nicht menschlich lieben. Mutter und Sohn, das ist zu einer Zeit das engste Liebesgeschehen, das denkbar ist, denn der Sohn lebt in der Mutter. Aber das Menschsein trennt sie voneinander, trennt sie soweit, wie sonst nie Menschen voneinander getrennt sind. Des Menschen Sohn wird mit dem Kreuz, mit der Mutter vereint, aber nur, um zu sterben. Und er wird, zwar mit ausgebreiteten liebenden Armen, an ausgebreitete, scheinbar liebende Arme, an dieses Muttersymbol genagelt, aber als ob das noch nicht genug sei, er wird, mit dem Rücken gegen die Mutter gewendet, gekreuzigt.

Auf daß er wieder geboren werde.

Nochmals das Es und die Evangelien

Unter den Büchern, die man mir zu Weihnachten geschenkt hat, befindet sich eins, das den Titel führt: Jesus, das Dämonische und die Ethik. Der Verfasser ist Hans Hartmann, Licentiat Dr. Hans Hartmann, also ein Theologe. Das Buch, das vor mir liegt, ist ein Exemplar der zweiten völlig umgearbeiteten Auflage aus dem Jahre 1923 (Weißer Ritter-Verlag, Berlin). Es enthält im wesentlichen, in leicht faßliche Form gebracht, die Gedanken, die ich in meinem Berliner Vortrag als meine eignen entwickelt habe. Zunächst war ich verblüfft, daß Ansichten, die ich bis zur Lektüre dieses Buchs für mein ausschließliches Eigentum gehalten hatte, schon seit Jahren, noch dazu von einem Fachgelehrten, veröffentlicht sind; meine Eitelkeit grämte sich eine Weile. Dann hat sie gute Miene zum bösen Spiel gemacht und mit ein wenig sauersüßer Miene gesagt, es sei ein Beweis für die Berechtigung meiner Auffassung, das andre auf denselben Gedanken gekommen sind, sich mit den Worten und Handlungen Christi unbefangen auseinanderzusetzen. Und jetzt bin ich so weit, ohne Groll über das Hartmannsche Buch sprechen zu können. Freilich weiß ich nicht, ob das, was ich zu sagen habe, von einem Rest vergiftender Eitelkeit durchtränkt ist. Die Archeleser werden im Stande sein, die Spreu vom Weizen zu trennen.

Hartmann geht von dem historischen Jesus aus, für ihn gibt es eine menschliche Persönlichkeit, einen wirklichen Menschen Jesus. Dieser Jesus „war" einmal, und wenn ich Hartmann recht verstehe, hat er die Hoffnung, daß eine Zeit kommen wird, in der Jesus wieder sein wird, eine Zeit, in der die Menschen „dämonisch" – man muß selbst nachlesen, was Hartmann unter Dämonisch versteht – „sein werden": eine Zeit, in der wir „von der Wirklichkeit aus dem letzten Winkel getrieben werden, in ein Land, das jenseits und doch inseits aller andern Länder liegt", und für das der dämonische Jesus, wie er in Hartmanns Buch gemeint war, „das Zeichen" sein könnte. Mit dem „es war und es wird sein" macht Hartmann es mir schwer, vielleicht macht er es auch sich selber schwer. Christus sagt von sich: „Ehe denn Abraham war, bin ich." Er war nicht und wird nicht sein, sondern er ist. Er ist nicht nur wirklich, was doch wohl etwas Ähnliches wie wirkend sagt, er ist wahr.

Ich bin nicht imstande, diese Dinge in Worte zu fassen, neige auch zu der Ansicht, daß sie nicht in Worte gefaßt werden können, sie sind unbeschreiblich, sind Gleichnis, sind Symbol. Und das Symbol läßt sich nicht sagen, es lebt und wir werden von ihm gelebt. Man kann davon nur ganz unbestimmt sprechen – das ist wohl der Grund, warum das unbestimmte Wort: Es, das neutrale Neutrum, rasch aufgegriffen worden ist – ein Eigenschaftswort, wie das Wort „dämonisch", ist zu bestimmend und zu bestimmt, man möchte fast sagen, es vernichtet das Symbol. Aus dem Christus wird Jesus, das Unbegreifliche soll begriffen werden, das Es wird zum Er, das Symbol wird Person und persona ist Bezeichnung der Maske im Schauspiel. Da liegt in der Bestimmung durch das Eigenschaftswort ein kaum zu überwindendes Hindernis für das Verständnis dessen, was Hartmann sagen wollte oder – ja, es kann ja sein, daß ich ihm mystische Einsichten andichte, die er nicht zu haben glaubt – oder also, was er sagen konnte.

Christus ist Mysterium und man kann sich ihm nur mystisch nahen, er ist nicht ein Wirkendes, sondern ein Seiendes, etwas was wirkt, weil es ist. Der Versuch, ihn als Person zu sehen, ihn historisch zu geben, muß mißlingen. Um das zu können, müßte man Mensch und Gott sein, Es und All. Man müßte fähig sein, menschlich und göttlich zu schauen und sich auszudrücken. Das geht nicht. Man müßte das Wunder, das die christlichen Bekenntnisse zu glauben sich bemühen, daß Gott Mensch ward, wiederholen können, Christus bewußt sein können. Das geht nicht. Ich glaube, daß der Mensch, jeder Mensch, Christus ist, daß gar nichts Menschliches ist, was nicht Christus ist; aber nur der geringste Teil, nur die Maske des Menschlichen ist dem Bewußtsein mitteilbar, ja, selbst von der Maske können wir nur dies oder jenes wahrnehmen. – Mit einiger Vorsicht läßt sich das, was ich meine, an einer andern mir und den Archelesern bekannten Denkweise näherbringen: Vom Es läßt sich nichts aussagen, es sei denn in der einen Erscheinungsform des Es, die wir mit dem Wort Ich bezeichnen. Das Ich ist die Maske, in der uns das Es gegenüber tritt, die Rolle, in der das Es uns sein Stück vorspielt. Wir können über diese Maske sehr viel aussagen, Wahres aussagen, aber wir müssen uns doch klar darüber bleiben, daß wir eben nur das von der Maske wahrnehmen, was unsrer Menschlichkeit entspricht; wesentliche Teile des Ich, vor allem die Beziehungen zum Es sind nicht wahrnehmbar, sie sind Mysterium genau so wie das Es selbst, genau so wie Christus, genau so wie das All, genau so wie Gott.

Ich mußte mich erst mit der Schwierigkeit des Ausdrucks „dämonisch" auseinandersetzen, ehe ich weiter auf das Thema: das Es und die Evangelien eingehen konnte. Je größer die Ähnlichkeit zwischen dem, was ich zu sagen versucht habe, und dem, was ich aus dem Hartmannschen Buch herauslese, ist, um so wichtiger ist es für mich, hervorzuheben, daß Christus für mich das Menschsymbol ist, weder ein bestimmter Mensch, wie er bei Hartmann geschildert ist, noch ein „Mensch als Sinnbild" im Sinne Keyserlings. (Menschen als Sinnbilder. Graf Hermann Keyserling. Reichlverlag Darmstadt.) Besondere Veranlassung zu dieser Feststellung gab mir ein Aufsatz, in dem eine Archeleserin, wohl in der Erwartung, daß ich ihn abdrucken lassen würde, mir zu beweisen sucht, daß Christus nicht nur des Menschen Sohn sei, sondern Gottes Sohn. Wenn meine Leser aus dem, was ich geschrieben habe, nicht herausgefunden haben, daß das auch meine Meinung ist, so muß ich es wiederholen. Christus ist Menschsymbol und Gottsymbol; denn beides ist eines, Mensch ist Gott, Gott ist Mensch. Wir selbst, jeder einzelne, ist in sich Vater und Sohn, Schöpfer Himmels und der Erden, Richter der Lebendigen und der Toten, Menschseiender Gott, Gottseiender Mensch, Gekreuzigter, Gestorbener, Auferstandener, Welterlöser. Das Es ist das All und das All ist das Es. Gewiß, es ist ein Mysterium, und als solches lebt es nur symbolisch. Aber das ist ja so selbstverständlich, daß ich nicht begreife, wozu es noch gesagt werden muß. In dem Augenblick, wo man einsieht, daß der Teil das Ganze und das Ganze der Teil ist, daß das Ich eine Äußerungsform das Es ist, eine Art Haut, eine Art Wahrnehmungs- und Aktionsorgan, daß der Mensch Gott zu allen möglichen Dingen braucht, unter anderm dazu, mit sich selber lustig und traurig zu spielen, eine Persona zu sein, in dem Augenblick, wo man mit all seinem Wesen erfaßt, daß das Symbol alles ist und nichts außer dem Symbol vorhanden ist, mit andern Worten, in dem Augenblick, wo jemand sich selbst erkennt, wird der Mensch sich bewußt, daß er Christus, der Herr ist, daß er und der Vater eins ist, daß Mensch und Gott zusammen sind, ehe denn Abraham war, daß diese Einheit unzerstörbar ist und nur das Bewußtsein davon verdrängt ist. Solche Selbsterkenntnis erlebt jeder Mensch täglich und stündlich, sie ist so alltäglich für jeden von uns, daß wir uns ihrer kaum je bewußt werden. Und wenn der undurchsichtige Schleier einmal sich bewegt, so daß wir einen Schimmer der Selbsterkenntnis in unser Bewußtsein aufnehmen können, so zwingt uns das Es sogleich wieder zum Verdrängen. Selbsterkenntnis ist Tod, und Verdrängung Leben, das ist die Wahrheit. Das Umgekehrte ist ebenso wahr, daß Verdrängen Tod ist und Selbsterkenntnis Auferstehung und Leben.

Das Mittelalter nannte den Menschen den Mikrokosmos und kannte im Mysterium seine symbolische Identität mit dem, was es Makrokosmos nannte. Wir sind in allzu grellem künstlichem Licht gewandelt Jahrhunderte lang, haben uns selbst und die von uns geschaffne Welt lange gleichsam durch farbige Gläser, durch Mikroskope und Fernrohre und allerlei optische Instrumente angesehen; was wir gesehen haben, ist richtig, aber nur so lange, als wir uns gegenwärtig halten, daß wir, unzufrieden mit der vom Auge geschaffnen Welt, eine andre, eine farbige, eine Mikroskop- und Brillenwelt uns vorschaffen. Wenn wir das begreifen, wird es uns für Momente klar, daß wir selbst Welt sind und außer uns keine Welt ist – wenigstens nicht für uns. Es ist nicht übel, zuweilen aus dem gellen Licht des Verstandes herauszutreten, im Dunkeln zu schwärmen, dort zu handeln, zu leiden und glücklich zu sein. Dort in dem Dunkel ist uns die Selbsterkenntnis näher, dort ahnen wir zuweilen, daß wir Christus sind. Christus ist Symbol. Wer das festhält, für den ist der Mythus seiner Geburt, seines Todes, seiner Auferstehung, seiner Himmelfahrt, der Welterlösung notwendige Forderung. Wer das festhält – es ist nur für Momente möglich, und solcher Momente sind wenige bewußt erlebt – muß notwendig wie Christus sein, jenseits von Gut und Böse, der ist, ehe denn Abraham war, der sagt: Ich und der Vater sind eins.

Symbole sind vieldeutig, ja, sie sind, recht verstanden, alldeutig. Das Symbol, dieses rätselhaften Wesens, das gerade uns in Freuds Lehre vom Unbewußten und durch die Forschungsmethode der Freudschen Psychoanalyse wieder Lebensluft geworden ist, macht das Leben lebendig, ist, wenn man so will, das Leben selbst. Wer leben will, verdrängt es nicht immer, sucht es von Zeit zu Zeit, und ich wüßte nicht einen leichteren Zugang zu seinem Geheimnis, als die Worte Christi: Ich bin die Wahrheit und das Licht. Wahrheit ist Finsternis für den Menschen, Licht ist Licht, so ist denn Christus Licht und Finsternis, ein echtes Symbol des Menschen.

Das alles sind Dinge, die jeder Mensch tagtäglich erlebt, aber sie sind alltäglich und deshalb unbekannt. Wir haben aber seit kurzem einen Weg, das Unbekannte des Alltags hie und da kennenzulernen, das ist die Psychoanalyse. Es ist notwendig, sie zu verwenden, niemand darf mehr an ihr vorübergehen. Wer sich ein wenig mit ihr beschäftigt, dem werden die Evangelien neu lebendig werden, dem wird Christus auferstehen, dem ist des Menschen Sohn Gottes Sohn.

Der Mythus ist Wahrheit, in Wahrheit Wahrheit, symbolische Wahrheit, während die Wirklichkeit Irrtum ist. Wer das Symbol kennt, lacht über das Realitätsprinzip, lacht selbst dann darüber, wenn er Freud schätzt und liebt, wie ich es tue. Die Analyse, weit davon entfernt, irreligiös zu sein, ist ein Weg zur Religion, und das ist mehr als alles, was sie sonst ist.

Warum hat Freud noch nicht den Nobelpreis? Schämen sich die Menschen nicht?

Für den Analytiker ist weder die jungfräuliche Empfängnis, noch der Kreuzestod, weder das Wandeln auf dem Meer, noch das Auferwecken der Toten, weder die Auferstehung noch das Himmelreich, weder das Gute noch das Böse, weder Sünde noch Erlösung, unglaublich, im Gegenteil all das ist für ihn selbstverständliche Realität. Er wagt zu deuten, weiß aber, daß Symbole vieldeutig, alldeutig sind, daß in dem Symbol Gott und die Welt ist.

Nachwort

Otto Jägersberg, Groddeckwitterung

Das Wahre, mit dem Göttlichen identisch, läßt sich niemals von uns direkt erkennen, wir schauen es nur im Abglanz, im Beispiel, Symbol, in einzelnen und verwandten Erscheinungen; wir werden es gewahr als unbegreifliches Leben und können dem Wunsch nicht entsagen, es dennoch zu begreifen.

Dieses gilt von allen Phänomenen der faßlichen Welt, wir aber wollen diesmal nur von der schwer zu fassenden Witterungslehre sprechen.

Goethe

Alles uferlose Gebiete, auf denen Groddeck sich betätigte: Medizin, Seelenforschung, Symbolsuche, Dichtung... Dagegen scheint die Massage, in der er auch ein Meister war, geheimnislos und verläßlich. Nun höre ich, daß die Massage bis heute nicht einmal ein theoretisches Fundament hat! Was die Massage bewirkt, ist wissenschaftlich gar nicht geklärt. Warum das Strecken, Walken oder Kneten eines Muskels zu seiner Entspannung und besseren Durchblutung führt, ist unklar. Ob die Massage auf die Blutgefäße erweiternd einwirkt, wissen wir nicht. Möglich ist, daß der Wirkmechanismus der Massage über eine Erregung der Nervenzellen führt, die die Spannung der Muskelfasern kontrollieren. Möglich.

Groddeck wendet die Massage zeit seines Arzt-Lebens an. Er kann es grob, er kann es sanft. Er heilte, so wie er aussah, erzählt Hermann Graf Keyserling und beschreibt sein „wahrhaft diabolisches, wie aus dem Höllenofen hervorlugendes Gesicht, aus dem zugleich so tiefe Gütigkeit sprach". Groddeck setzt sich dem Patienten auf den Bauch, „die eigentliche Sumpfgegend des Körpers," pufft und kneift ihn, „daß man glaubte, es müsse alles in die Brüche gehen" und er massiert seine Augen, „so zart wie von den Händen eines Kindes." (Michael Pichler) Durch die Massage lernt Groddeck seinen Patienten kennen. (Der blinde Masseur Guiseppe Cavanna erkannte mit seinen Händen bei einem jugendlichen Radamateur besondere Muskelstrukturen und förderte ihn von Stund an bedingungslos. Er hatte Fausto Coppi entdeckt.) Da gibt es unbewußte Regungen und unwillkürliche Bewegungen, die dem Arzt, der die Körpersprache versteht, mehr über die Geschichte und das Wesen des Patienten erzählen, als er jemals über eine wissenschaftliche Methode erfahren kann. Massage und Psychotherapie gehören für Groddeck ganz selbstverständlich zusammen. Die Entdeckung von Übertragung und Widerstand bei der Anwendung der Massage hat er schon in der Kindheit gemacht, im Erlebnis der ersten Liebe: „ Ich bewies ihr die Heftigkeit meiner Neigung dadurch, daß ich sie mit der Faust auf die Arme schlug, um ihre Muskeln zu stärken."

Alles was mit uns zu tun hat und in uns steckt, wächst aus der Kindheit. „Der König der Menschheit ist das Kind. Wer mächtig zu werden wünscht, der geht zu den Kindern und läßt sich von ihnen erziehen, denn ihrer ist das Himmelreich." Was wir bisher den Kindern angetan haben, hat ihnen und uns nur geschadet. Erziehung? „Die einzige Antwort, die überhaupt gegeben werden kann: Nicht mein Wille, sondern dein Wille geschieht." In dem autobiographischen Roman „Ein Kind der Erde" von 1905 entwickelt der an seinem Arzt-Beruf zweifelnde Held das Programm:

> „Ich sehe den Weg der Erkenntnis vor mir. Die Kinder haben ihn mir gezeigt."
> Anna sah ihn verwundert an. „Die Kinder" fragte sie. „Ja. Ist es nicht sonderbar, daß ich nie daran dachte, bei ihnen zu finden, was ich suche, den Weg zum Inneren des Menschen? Sie sind noch unberührt, leicht zu erkennen."
> Anna wurde ernst: „Willst du auch mit denen experimentieren", sagte sie scharf. „Hüte dich..."

Wenn man tief lebt, ist man Kind. Eine Sehnsucht steckt in uns, wieder Kind werden zu dürfen. Gerade der Arzt hat wieder Kind zu werden, um sich und seine Eigentümlichkeiten kennen zu lernen. Nur was man an sich selbst wahrgenommen und akzeptiert hat, kann man am anderen wahrnehmen, verstehen und achten. Groddecks Ideal ist ein zustand kindlich naiver Weltbetrachtung, jenseits von Gut und Böse. In kindlicher Naivität haben wir die Voraussetzung für ungefilterte Mitteilungen, offenes Denken, freies und phantasievolles Gestalten. Groddeck versucht diese kindliche Naivität zu leben. Sie hilft ihm, so assoziativ und direkt zu schreiben, so immoral und schamlos. Ein Kind kennt keinen König außer sich und der Tod bedeutet ihm nichts. Das Kind kennt keine Sünde, obwohl es Dinge treibt, die wir Laster nennen. Lügen zum Beispiel. Alle Kinder lügen, also sollen auch wir lügen, wie es die Kinder tun. „Richte nicht! Denn wie soll man erfahren, was menschlich ist, wenn man in heiligem Eifer an Gut und Böse glaubt."

Dazu hat er endlich die in uns wohnende Kraft benannt, die einer anderen Bestimmung unterliegt, als unserem Willen, das Es. Das Es ist lange da, bevor wir da sind. Das Es ist die Summe all der mencheneigenen Unerklärbarkeiten, es vollbringt chemische und physikalische Wunder, ordnet die Zugehörigkeit der Zellen, bestimmt wie das Blut zu kreisen und die Leber zu arbeiten hat. Und es schafft sich einen seltsamen Diener, das Gehirn.

Der Satz: Ich denke, ist unmöglich zu begründen, sagt Nietzsche, man kommt zu verwegenen Behauptungen, „dass überhaupt ein Etwas es sein muss, das denkt, dass Denken eine Thätigkeit und Wirkung seitens eines Wesens ist, welches als Ursache gedacht wird, dass es ein ‚Ich' giebt. . ."

Der Satz: Ich lebe, ist unmöglich zu behaupten, sagt Groddeck, „der Mensch wird vom Es gelebt." Das Es ist das Eigentliche, es ist untrennbar, es umfaßt das Unbewußte und das Bewußte, Ich und Trieb, Körper, Seele, Geist. „Wer sein Ich bändigt", predigt der Seelensucher, „und seinem Es lauscht, ist Herr des Lebens; er hat die Kraft und die ewige Jugend."

Dieses Es ist schon in der Bibel angekündigt, es steckt in dem Wort El, das man mit Gott übersetzt hat, es klingt in il und al nach, es hat sich in Elisabeth, der Gottgeweihten, erhalten, in Alkohol und Alhambra; Nietzsche hat es aufgespürt und die DaDaisten spielen damit. „Mich kränkt es nämlich immer noch ein bißchen, daß wir das gleichsam vom Groddeck herhaben sollen", beklagt sich Lou Andreas-Salomé bei Freud, der ihr Groddecks Urheberschaft bestätigt: „Groddeck geht weiter und stößt auf Dinge, die unzweifelhaft Anspruch haben, dazu genommen zu werden. Sein ‚Es' ist mehr als unser Ubw, (Freuds Kürzel für das Unbewußte) nicht klar von ihm abgegrenzt, aber es ist etwas Wirkliches dahinter."

Die Sprache ist eine arge Herumtreiberin, von alten Anschauungen verstopft und geschlagen von Ignoranz, die der Gebrauch fixiert hat. In ihren Begriffen herrscht Verwirrung und Unklarheit. Sie ist für die Übertragung unserer Gedanken nur Spielmaterial. Wir können mehr denken als aussprechen, mehr sprechen als mitteilen. „Spricht die Seele, so spricht, ach! schon die Seele nicht mehr", Schiller. Aber da sind die Kinder, für Groddeck die wahren Weltenschöpfer. „Licht und Schall, Baum und Berg, Mann und Maus, alles ist ihr Werk." In ihrer Sprache drückt sich in freier Gestaltung das Es des Menschen aus. Weil ihnen die gelernten Worte so wenig bedeuten, bedienen sie sich des Symbols. Das Symbol erfüllt die Kommunikation des Unbewußten mit dem Bewußten. Durch das Symbol verbindet das Kind Innen- und Außenwelt und setzt sich damit auseinander. Nichts gelangt in das Gedächtnis der Kinder, was nicht durch die Sinne aufgenommen wird. Dem Kind ist am Anfang alles Symbol. Der Stuhl ist ihm ein Pferd oder ein Auto, der Löffel ein Arm, der Rock ein Dach, die Tür ein Mund, das Bett ein Schoß, die Höhle ein Bauch... Und ein wirklich großer Dichter ist Dr. Heinrich Hoffmann, der überall das Symbol sah und damit seinen Struwwelpeter würzte. Die Entdeckungen beflügeln Groddeck, er ist ganz besessen davon, Symbole zu suchen und Äußerungen des Es zu sammeln. Das ist keine neue Haltung, die nur Worte in Worte faßt, Groddecks Symbol- und Esdeutungen brechen die Kompliziertheiten auf und bei aller Unterhaltung gerät der Leser in wachsende Aufregung und folgt angeregt den aufgezeigten verzwickten Wegen in die eigenen Bereiche.

Man müsse ihn ja nicht ernst nehmen, sagt Groddeck. Ich möchte es auch nicht immer müssen, denn neben den gescheiten und befreienden, weniger gescheiten und begrenzten Meinungen, neben den schönen verruchten und verrückten Gedanken, steht auch arger Quatsch über Rassenmischung, Sozialdemokratie und Preußens Gloria. „Unmaßgebliche Meinungen über Sprache und Kunst", verspricht er im Untertitel seines wunderbaren Spätwerks „Der Mensch als Symbol". Er pfeift auf die Wissenschaft und enteilt im Heuschreckenstil ihren Ansprüchen, um desto phantastischer zu spekulieren. Wir verfolgen mit Spannung seine Ideen, die ihn Homers bekannte Wendung vom Ungewissen der Zukunft, „Das liegt im Schoße der Götter", mit „Es liegt in den Knieen der Götter" übersetzen und interpretieren lassen, wobei er alle möglichen Symbolgleichungen und Wortverbindungen genauso mit einbezieht, wie seine Erfahrungen über die analytische Behandlung von Kniegelenksentzündungen. Einen Höhepunkt an Auslegungsgewalt bietet ihm Goethes „Wer immer strebend sich bemüht, den könnnen wir erlösen." (Das zuletzt Malcom Lowry als Motto für seinen Roman „Unter dem Vulkan" diente). Nach Meinung der Germanisten sind die Anführungsstriche an dieser Stelle für die Goethe-Zeit typisch, um den Satz hervorzuheben. Groddeck sieht in ihnen die direkte Rede des vorher Genannten, des Bösen. Nachdem Faust tot ist, schweben die Engel mit seinem Unsterblichen in die höhere Atmosphäre:

Gerettet ist das edle Glied
Der Geisterwelt vom Bösen, (:)
„Wer immer strebend sich bemüht,
Den können wir erlösen."

Für Groddeck wird diese Auffassung zum Schlüssel des Faust: „Der Glaube, wer immer strebend sich bemühe, könnte erlöst werden, ist das Böse.“ Egal, ob man ihn verstehe, „für mich begann mit dieser Erkenntnis ein neuer Lebensabschnitt.“ Auch seinen „hochverehrten Lehrer und innigst geliebten Menschen“ Freud, will er daran teilhaben lassen. „Wenn es wahr ist, was ich annehme, daß dieser Satz das Böse ist, daß der Glaube, man könne durch strebendes Sichbemühen erlöst werden, böse ist, wäre mir sehr geholfen. Ich beabsichtige mit meiner Frage nicht, eine Antwort aus Ihnen herauszulocken, eher möchte ich, daß Sie mich widerlegen. So gern ich es habe würde, wenn Goethe Kronzeuge meiner absonderlichen Ideen wäre, ist mir doch bei meiner Gottähnlichkeit bange.“ Freud weilt in den Ferien und hat seinen Eckermann nicht zur Hand: „Vorläufig verstehe ich den Goethe daselbst nicht besser als den Groddeck.“

Die Sache wird nicht aufgeklärt, kann nicht aufgeklärt werden. Aber Groddeck besteht trotzig darauf, er verabscheut den wie vom Pfarrer gerufenen moralischen Schluß: Wer immer strebend sich bemüht, den wollen wir erlösen! Das hat er schon in der verhaßten Schule gehört und erlebt, was für falsche Brüder sie gerade dann waren , die Schüler und Lehrer, wenn sie sich strebend bemühten. Schluß mit dem Gerede vom Guten, von Moral, diesen Kirchentendenzen. Die Idee verfolgend beschreibt Groddeck Jesus als einen von uns, in dem noch einmal seine wesentlichen Gedanken zusammenfassenden Vortrag: „Das Es und die Evangelien“. Was soll zum Beispiel das Gebot: Wer ein Weib ansieht, ihrer zu begehren, der hat mit selbiger die Ehe gebrochen? Kann es überhaupt ernst gemeint sein, fragt Groddeck, liegt es doch in der Natur des Menschen, seines Nachbarn Weib zu begehren. „Was schwatzt ihr vom Halten der Gebote? bedeutet es, sie sind nicht zu erfüllen, so kann das Streben, ihnen gemäß zu leben, auch nicht Erlösung sein.“ Den Menschen ist es nicht möglich, sich durch Vorsatz zu bessern, denn sie wissen nicht, was der Gott böse und was er gut nennt. „Gott läßt seine Sonne über Gerechte und Ungerechte scheinen, und es heißt: Richtet nicht!... Woran das Kind glaubt, das liebt es, woran es glaubt, ist sein Gott: das Kind glaubt aber an sein Es und hat alle Ursache, daran zu glauben, denn dieses Es schuf ihm die Welt.“ Auch Groddeck will nicht richten, nicht einmal sich selber. Er möchte, daß die Menschen mehr Vertrauen in sich haben, in die Kraft ihres Unbewußten und in die Entschlossenheit, den für sie richtigen Weg zu finden. Nur mit dem Glauben an sich, kann der Mensch Erlösung finden und lernen zu lieben.

Wozu leben wir? Gewiß nicht, daß wir glauben, wir seien da, um anderen zu helfen, sagt Groddeck. Die wirklichen Aufgaben des Lebens sind in seiner Reihenfolge: Atmen, Essen, Trinken, Schlafen, sich Bewegen, Fröhlichsein. Es sind genau die Wichtigkeiten, die Nietzsche am Ende seines letzten Sommers als die Grundangelegenheiten des Lebens begreift, nachdem er die alten falschen Wahrheiten der Philosophien und Wissenschaften losgeworden ist. Es kommt darauf an, wie man diese Angelegenheiten für sein Leben nutzt. Trotz aller Vorbestimmungen und unbeeinflußbarer Abläufe, bleibt doch ein verlockender und manchmal unheimlicher Raum für eigene Entscheidungen und der Humor, der darüber lachen kann, daß wir unfrei sind. O ja, wir sollten naiver sein und gut gelaunt und einen fröhlichen Unterleib haben. So ähnlich reden uns heute auch Werbung und Schulen für Lebensführung an. Damals, als die strenge Miene noch die gefestigte innere Lage würdig zu spiegeln hatte, empfand man diese Vorschläge – so am Ende aller Weisheit –, als starkes Stück. Nietzsche kam nicht mehr dazu, lange ein fröhliches Gesicht zu machen. Die Ärzte griffen ihn im Winter und ließen nicht mehr los. Wir finden Groddeck am Ende seines Lebens mit ähnlichen Ausfallerscheinungen. Wie Nietzsche Erlasse zur Verbesserung Europas an die Regenten richtet (Kinder, das tut nicht gut, wenn man sich mit den verrückten Hohenzollern einläßt), schreibt Groddeck Briefe mit Plänen und Vorschlägen an den neuen Kanzler. Um Groddeck nicht zu gefährden, halten seine Freunde die Botschaften an Hitler zurück.

Ich hatte in einer Zeit Kind zu sein, in der man Widerstand gar nicht mochte. Weil Väter und Mütter ihn nicht geleistet hatten, als er angebracht war, unterdrückten sie die kleinen Abweichungen der Kinder von den neuen Normen mit der Kraft frischer guter Gewissen. Ich wuchs in eine Welt moralischer Begriffe: Westen – Osten, sauber – dreckkig, schön – häßlich, schick – von gestern. Nur durch Bücher habe ich erfahren, daß die Gedanken frei sind. In der Lehrzeit bekam ich über den Suchdienst antiquarischer Bücher „Das Buch vom Es“ in die Hände. Es hatte auf mich die Wirkung, die nur den schönen großen Märchen eigen ist...

So lange es Leser gibt, die Wahrheit, Erkenntnis, Erlösung und Vergnügen suchen, werden die Schriften Georg Groddecks leben.

Der Herausgeber dankt

Die Texte Groddecks stammen (wenn nicht ausdrücklich anders angegeben) aus der „Arche“ 1925 – 1927. In Klammern gesetzte Titel stammen vom Herausgeber. (Knallpots) Nr. 4 /1925, (Automobilwesen) Nr. 13 / 1925, (Der I. Kongreß für Psychotherapie) Nr. 2 / 1926, Naunyn über die Lichtentaler Allee, Nr. 5 / 1926, (So war Baden-Baden) 1926, In eigener Sache, Nr. 2 / 1927, Die Arche, Nr. 1 / 1925, Freitag und 13., Nr. 9 / 1925, (Für Schulunterricht in der Liebe) Nr. 14 / 1925, Eine Frage an die Tierkundigen, Reichsgesundheitswoche und Zur roten Gesundheitswoche, Nr.3/4 / 1926, Kleinigkeiten, Nr. 6 / 1926, (Neujahrspredigt über das Arbeiten) Nr. 18 / 1926, (Sexualität und Weltmaßstab) Nr. 21 / 1926, (Über Tränen) Nr. 3/4 / 1927, (Wir sollen nicht, wir sind) Nr. 19/20 / 1927, Fremdwörter, Nr. 19/20 / 1927, Geistiges Eigentum, Nr. 23/24 / 1927, Das Es und die Evangelien, Nr. 18 / 1926, Nochmals das Es und die Evangelien, Nr. 19/20 / 1927.

Eine Ausgabe der Zeitschrift übergab mir Frau Margaretha Honegger für das Stadtarchiv Baden-Baden (Kann dort eingesehen oder über die Stadtbücherei B.-B. zur Ausleihe bestellt werden). Margaretha Honegger stellte auch die Photographien der Groddeck-Zeit zur Verfügung. Für die Genehmigung zum Abdruck der Erinnerungen von Magda Knoch und Agnes Koch danke ich Frau Spinner-Koch, des Textes aus dem Nachlaß von Ingeborg Bachmann dem Piper Verlag, München, der Kritik des „Seelensuchers“ von Ferenczi dem S. Fischer Verlag, Frankfurt. Robert Erhard half beim Aufspüren der Schwarzwaldhütte und stellte Photos von Baden-Baden durch die stadtgeschichtlichen Sammlungen zur Verfügung. Marlene Buss photographierte die Ooswinkel-Siedlung, Groddecks Haus und Grab. Die „Lebenserinnerungen“ Groddecks sind in dem von Margaretha Honegger herausgegebenen Band „Der Mensch und sein Es“, Limes Verlag, Wiesbaden 1970. Für die Chronik und für das Album habe ich benutzt: Martin Grotjahn, „Die Sprache des Symbols“, Fischer Taschenbuch, und Herbert Will, „Die Geburt der Psychosomatik“, Georg Groddeck, der Mensch und Wissenschaftler, Urban und Schwarzenberg, München 1984.

Ich empfehle noch einmal nachdrücklich, Groddeck zu lesen; zur Zeit sind lieferbar:

Groddeck, G. (1909): Der Pfarrer von Langewiesche. Hrsg. v. W. Groddeck. Basel, Frankfurt: Stroemfeld, Roter Stern 1981.

Groddeck, G. (1913): Die Natur heilt. Mit e. Vorwort v. H. Siefert. Frankfurt: Fischer Taschenbuch Verl. 1984 (= Fischer Taschenbuch. Bd. 6776.)

Groddeck, G. (1921): Der Seelensucher. Ein psychoanalytischer Roman. Wiesbaden: Limes 1981.

Groddeck, G. (1923): Das Buch vom Es. Psychoanalytische Briefe an eine Freundin. Wiesbaden: Limes 1961.

dass. – Neu hrsg. v. .H. Siefert. Frankfurt: Fischer Taschenbuch Verl. 1979 (= Fischer Taschenbuch. Bd. 6367.)

Groddeck, G. (1933): Der Mensch als Symbol. Unmaßgebliche Meinungen über Sprache und Kunst. Frankfurt: Fischer Taschenbuch Verl. 1976 (= Geist und Psyche. Bd. 42174.)

Groddeck, G.: Der Mensch und sein Es. Briefe, Aufsätze, Biographisches. Hrsg. v. M. Honegger. Wiesbaden: Limes 1970. (Enthält die „Lebenserinnerungen")

Groddeck, G.: – Freud, S.: Briefe über das Es. Franfurt: Fischer Taschenbuch Verl. 1974 (= Geist und Psyche. Bd. 42117.)

Groddeck, G.: Verdrängen und Heilen. Aufsätze zur Psychoanalyse und psychosomatischen Medizin. Frankfurt: Fischer Taschenbuch Verl. 1974 (= Geist und Psyche. Bd. 42140.)

Groddeck, G.: Krankheit als Symbol. Schriften zur Psychosomatik. Hrsg. v. H. Siefert. Franfurt: Fischer Taschenbuch Verl. 1983 (= Fischer Taschenbuch. Bd. 6396.)

Groddeck, G.: Psychoanalytische Schriften zur Literatur und Kunst. Wiesbaden: Limes 1964. Vergriffen

dass. – Neu ausgew. u. hrsg. v. H. Siefert. Frankfurt: Fischer Taschenbuch Verl. 1978 (= Fischer Taschenbuch. Bd. 6362.) Vergriffen

Den besten Überblick über Leben und Werk von Georg Groddeck mit einer umfassenden Primär und Sekundär-Bibliographie gibt:

Will, Herbert: Die Geburt der Psychosomatik. Georg Groddeck, der Mensch und Wissenschaftler. München, Wien, Baltimore: Urban & Schwarzenberg 1984.

„Lesen ist, symbolisch aufgefaßt,
Phantasie über das Weibliche."

Groddeck